开启临床科研之门
临床研究设计与分析思路

陈常中　陈星霖　陈　驰

著

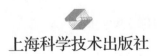

上海科学技术出版社

图书在版编目（CIP）数据

开启临床科研之门：临床研究设计与分析思路 / 陈常中，陈星霖，陈驰著. -- 上海：上海科学技术出版社，2022.8（2025.1 重印）
ISBN 978-7-5478-5702-1

Ⅰ. ①开… Ⅱ. ①陈… ②陈… ③陈… Ⅲ. ①临床医学－科学研究 Ⅳ. ①R4

中国版本图书馆CIP数据核字(2022)第092845号

开启临床科研之门：临床研究设计与分析思路
陈常中　陈星霖　陈　驰　著

上海世纪出版(集团)有限公司
上海科学技术出版社　　出版、发行
(上海市闵行区号景路159弄A座9F-10F)
邮政编码201101　　www.sstp.cn
浙江新华印刷技术有限公司印刷
开本 787×1092　1/16　印张 18.75
字数 360千字
2022年8月第1版　2025年1月第3次印刷
ISBN 978-7-5478-5702-1 / R · 2499
定价：88.00元

谨以此书
献给战斗在临床与科研一线的
医学工作者

内容提要

本书重点介绍临床研究设计原理、统计分析思路和论文写作规范。通过对已发表的高质量SCI临床研究论文中的选题、研究设计、分析思路、关于证据力度的思辨和论文写作逻辑的全面分析、归纳和总结，结合现代流行病学理论，系统阐述临床研究的流行病学原理、因果联系研究思路、数据采集过程中的质量控制、数据整理和统计分析流程、软件操作和论文写作要点。可帮助临床医生及医学生建立正确的、与现代流行病学接轨、与SCI接轨的临床研究思维模式，掌握软件操作，正确解读分析结果，准确做出结论推断，从而提高论文数量和质量。

作者简介

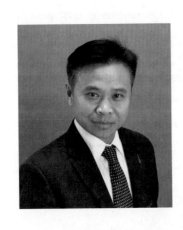

陈常中·1987年毕业于复旦大学公共卫生学院，1987—1993年在安徽医科大学从事卫生统计学教学，1994—1997年在安徽医科大学生物医学研究所从事流行病学现场研究，先后负责和参与了哮喘、高血压、糖尿病、骨质疏松症、尼古丁依赖等流行病学研究现场工作，以及农药、苯、轮班作业等职业和环境因素与生殖健康关系的研究。1997年赴美国哈佛大学公共卫生学院进修学习，2003—2018年在哈佛大学医学院布莱根妇女医院（Brigham and Women's Hospital, BWH）和达纳-法贝尔（Dana-Farber）癌症研究所担任生物信息高级工程师，从事临床研究设计和数据分析咨询工作。2009年创建X&Y Solutions软件公司，现任该公司首席科学家、Empower（易侕）系列软件总设计师。2006年合作主编了《医学科研数据的处理与分析方法》，2016年合作主编了《流行病学数据分析与易侕统计软件实现》。

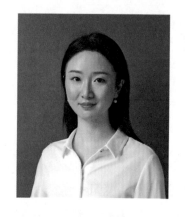

陈星霖·X&Y Solutions 软件公司易俪统计数据分析师，易俪学院讲师。本科毕业于第四军医大学（现空军军医大学），博士毕业于华中科技大学同济医学院附属协和医院老年医学专业。2013 年起跟随陈常中从事临床研究设计与数据分析咨询和教学工作。在全国各大医学院校和医院进行过百余场讲座和培训班辅导。2015 年 11 12 月与 2016 年 4—5月先后在美国波士顿接受流行病学研究设计与数据分析咨询培训。参与了数十项流行病学研究的设计咨询与数据分析工作。在现场资料收集、数据管理与数据分析过程方面积累了丰富的经验。2016 年合作主编了《流行病学数据分析与易俪统计软件实现》。

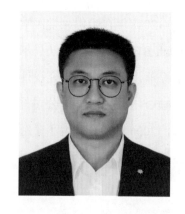

陈驰·X&Y Solutions 软件公司易俪统计数据分析师，易俪学院讲师。本科毕业于贵阳医学院（现贵州医科大学），博士毕业于南方医科大学血液病专业。2016 年起跟随陈常中从事临床研究设计与数据分析咨询和教学工作。在全国各大医学院校和医院进行过百余场讲座和培训班辅导。参与了多项流行病学研究的设计咨询与数据分析工作。在教学、现场资料收集、数据管理与数据分析过程方面积累有丰富的经验。

前　言

　　我国有着世界第一的人口数量、种类繁多的疾病谱，也有着世界最大规模的临床医生队伍。我们的临床医务工作者具有最丰富的临床经验，我们三级医院的医生平均每天门诊量、平均每年手术台数远远高出其他国家。然而，在将临床经验转化为科学证据的临床研究上，却远远落后于发达国家。密歇根大学Marisa Conte等2017年发表在*JCI Insight*上的一篇题为"Globalization and changing trends of biomedical research output"的论文显示，2000年我国的科研经费投入仅为美国的12.2%，这一比例在2015年上升到75.1%，但我们在高端临床医学杂志（如*JAMA, Lancet, New England Journal of Medicine*）上发表的论文数却仍然不到美国的3%[1]。我们很多临床实践指南不是基于本土的研究制定的，而照搬套用国外的指南会对我们的患者带来伤害。我们的医生在冲向国际舞台、将经验转化为科学证据的过程中，不断地被科研设计与分析方法的鸿沟所阻隔，一次次地被拒稿。

一、　什么原因造成我们临床科研的落后

　　我们没有跟上现代临床流行病学的步伐。现代流行病学研究，特别是临床流行病学，已经不局限于人群抽样调查与实验室里的实验观察，而是以在实际人群中开展的观察性研究为主，特别是对病例资料的分析，而这类资料的特点是有众多混杂因素与偏性的干扰。这对研究设计、资料提取、统计分析方法特别是混杂因素的调整与偏性的控制，即对科研分析思路有了更高的要求。

基础课程教授的统计方法和实验设计，如t检验、方差分析、卡方检验、相关分析、非参数检验、随机抽样、随机分组、正交实验设计等，已远远不能满足现代流行病学研究的需求。我们的临床医生大多没有经过现代流行病学科研设计与数据分析思路的培训，很多人所掌握的科研方法与现代流行病学不接轨，看不懂SCI论文，也就做不出有影响力的科研项目，发表不了有影响力的科研论文。

本书基于多年临床科研教学与培训经验，总结初学者在研究设计、数据采集、数据分析和论文写作中常见的问题，凝聚了一批易俪软件设计者和发表过高质量论文的临床科研骨干的学习与实战经验的精华。本书的编著旨在帮助临床科研新手建立现代流行病学科研思维，掌握流行病学研究国际规范，实现与国际高质量研究的接轨。

二、 新手如何跨入临床科研之门

常听人说：不会统计怎么做科研，统计又怎么都学不会，今天懂了，明天又忘了。看到这些"尽管害怕仍然去战斗"的勇士，不禁从心里对他们升起一种无限的敬佩。这里想告诉大家的是：① 统计没有你想象的那么难；② 临床科研不是你想象的那么简单。当你对这两句话开始有感觉的时候，也是你走上正轨、跨入临床科研之门的时候。

1. 统计没有你想象的那么难

首先，请放下"难学的统计"。如果以前上过诸如"卫生统计学"这门课，现在忘了就忘了，有那么一点印象就够了，不需要刻意去重学一遍。相反，我要规劝那些自认为掌握了一些统计方法的新手，首先要倒空。倒空了，新的东西、好的东西才能进得来。就像一个装有脏水的桶，倒进多少美酒仍然是一桶脏水，必须先倒空再装美酒。放下了，就不难了。既然统计一时学不会，就放下它。我们不是要成为一个统计学家，我们要做的是临床科研，何必要抢人家的饭碗。

我们要的是懂统计学原理，不是要会很多统计学方法。譬如，一个人中弹了，懂医的人会去找医生，知道找外科医生把它取出来即可，不需要知道怎么做手术、有几种手术方法。数据分析过程中，我们要知道做出什么样的图表，做出来的结果能回答什么问题，不需要知道怎么做出来。易俪统计软件能帮你把它做出来。懂流行病学原理，才知道提出什么样的问题；懂统计学原理，才能正确解释结果。统计方法只是工具，就像手术台上的钳子、剪子，如果没有你要的型号，可以用另外一个型号代替，能解决问题就行。

如不懂统计学原理，会纠缠于P值是否小于0.05？是否符合正态分布？是否随机？样本有没有代表性？统计方法用得对不对？t值是多少？卡方是多少？等等。会总抱着一刀切和非黑即白的思维模式，如：正态性检验$P=0.049$不符合正态，这个方法就不能用；如$P=0.051$符合正态，这个方法就能用；$P<0.05$就是有差别；$P \geqslant 0.05$就是没有差别；等等。抱着上述这些观念不只是不懂统计学原理，而且缺乏常识。我们不能把统计学会了，把常识学没了。

2. 临床科研不是你想象的那么简单

首先，不是会统计方法就会做科研，如果只会一些统计方法而丢了常识，就根本做不了科研。科研需要我们唤醒常识，静心思考，而不是面对诸多统计方法与计算过程抓狂。

临床科研的实质是流行病学关于因果联系的推断。临床经验实际上就是临床实践者自我建立的一种因果联系，只是尚未经科学证实。临床科研从哪里做起？可从将临床经验上升为科学证据做起。学习临床科研要从打好流行病学根基开始，把根基扎实、扎深，而这个根基就是：① 关于因果联系推断的方法学；② 关于因果联系推断中证据有效性与证据力度的思辨；③ 关于数据分析过程中的去粗取精、去伪存真、深入浅出。希望读者在阅读本书过程中，仔细体会这三点。

具体而言，要会查文献，知道所在领域的研究前沿；要会鉴赏文献，看懂人家的研究设计上的奥秘和亮点；要能提出合理的、有临床意义的、有科学价值的研究假设；要懂得什么是混杂和如何控制混杂；要深刻理解人性，捕捉并防止研究过程中的偏性；要会推理、会思辨、会鉴赏SCI文献中关于证据力度思辨的闪光之处；要能有条理、有节奏、有力度地呈现证据，就像法庭上的辩护律师，说的每一句话都有据可查，让人信服。这一切都是流行病学也即科研方法学的东西，这才是我们最需要学习的。而这些思辨、推理性的东西，都是建立在常识的基础上的。

3. 科研学习的精神

1961年国家发布的《科学十四条》中提到"科技人员要在工作中发扬敢想、敢说、敢干，但又要与严肃性、严格性、严密性结合的'三敢三严'精神"。这"三敢三严"同样是今天我们应倡导的科研和学习的精神。

医学不应该被权威左右，不应该被经验左右，初学者要敢于挑战权威，敢于挑战经验。临床科研目的之一，就是要把经验上升为科学证据，指导临床实践。在具体实践过程中，要遵循严肃性、严格性、严密性。科研来不得半点虚假与浮夸。科研论文区别于散文小说与工作报告，语言表达要求精确、经得起推敲。初学者要从日常工作和生活与人沟通和交流中做起，力求语言表达严谨、规范、清楚明了，养成严谨的习惯。常见到一些初学者，承继其他形式的文风，在呈现研究结论时，为追求效果过度推论、蓄意拔高研究结论的临床意义；在论文前言为什么要做该研究部分，不是基于文献有条有理地呈现研究假设的形成过程，而是用大话、空话煽情；在论文方法学部分，不知道哪些过程与细节重要，该说清楚的地方含糊不清；等等。违背了严肃性、严格性、严密性，结果适得其反，导致被拒稿。

科研人员要学会多问"为什么"，养成一丝不苟、按部就班、不盲进、不躁动、不盲目下结论、不轻易放弃、凡事多做一点努力的习惯，最终习惯成自然，一定做得好。常听到有人问：软件装不上怎么办？数据读不进来怎么办？程序运行不了是什么原因？结果出不来是什么原因？首先，要明白别人一定遇到过与你同样的问题，那就要问自己，为什么别人能自己解决我却不能？要从解决这些小问题开始锻炼，提高自己解决问题的能力。其次，要理解人性、学习沟通。如要寻求帮助，需描述清楚自己遇到的具体问题，做了哪些尝试和努力，卡在哪一步，这样对方才知道如何提供帮助。这也是严格与严密的一种体现。试想，如果有人问你小孩发热了怎么办而没有描述具体过程和有无其他症状，你会怎么回答？

凡事多做一点努力，做到比预期的多那么一点点。如果我们凡事多认真一点，多深入思考一步，多尝试一次，多坚持一下，多走一步，会发现往往99%以上的问题的答案就在这一点点里，很多奇迹就发生在这一点点里。相反，很多人就因为在操作流程上省了那么一小步，软件就是装不上或打不开，数据就是读不进去，结果就是出不来，想快点得到结果反而更慢。如果一步一步来，不浮躁，不打折扣，看上去是慢，实际上就是快。慢是为了快，图快反而慢。如果在沟通的过程中打点折扣，为了省时间少打几个字，或没有仔细看对方的信息，甚至把意思弄反了，导致信息损耗和失真，不仅沟通效率低，而且制造出很多麻烦，这种情况屡见不鲜。这里我们不妨用一个简单的数学运算，来帮助大家体会"一点点"里的奇迹：我们知道1元钱翻一倍变成2元，再翻一倍是4元，翻20次即2的20次方等于100万元多一点。如果每次翻倍过程中有33%的损耗，第一次翻倍的结果不是2元，而是1.67元，第二次翻倍就是1.67的平方，20次下来即1.67的20次方是多少呢？大家不妨根据自己的想象先猜测一下。

1.67的20次方不是60万，不是30万，也不是10万，仅仅是2.8万。比起2的20次方，3%不到，可以说是天壤之别。明白了这个道理，就可以想到如果每次都少那么一点点认真、少那么一点点深入，久而久之，结果是什么，反之亦然。

最后引用一句英文"Middle class is ego driven, world class is spirit driven"与大家共勉。什么是ego driven（彰显自我）？想的只是让自己懂得比别人多，知道的统计方法比别人多，发表的文章比别人多，职称或头衔比别人高，名气比别人大等；而spirit driven（精神驱动）是一种科研精神，一种追求真理、求真求实的精神。不只是为了发表文章，更是为了追求真理，这样才会敢想、敢说、敢干，甚至敢于牺牲，从而能成为一名出色的临床科学家。

陈常中

2021 年 9 月

参考文献

[1] Conte M L, Liu J, Schnell S, et al. Globalization and changing trends of biomedical research output[J]. JCI Insight, 2017, 2(12): e95206.

目录

第二篇 · 数据采集与管理 069

第八章
数据分析思路 131

第一篇
研究设计

第一章
临床研究基本概念

　　临床研究泛指以人为研究对象，以疾病的发生、诊断、治疗、预后、康复、预防和保健等为主要研究内容的科学研究工作。简言之，临床研究是医学研究从基础走向临床的必经之路。任何诊疗和预防措施都需要经临床研究证实。任何临床经验都需要经过临床研究验证后才能上升为科学证据。临床研究证据是进行科学诊疗决策的依据。临床研究对于发现临床问题、总结疾病的临床特点和变化规律、评价诊疗措施的有效性、探索和确定病因，乃至确定恰当的医疗保险政策和卫生行政管理措施等，都起着不可或缺的作用。

　　医学的服务对象是人，而人体是一个非常复杂的系统。人不仅有生物属性还有社会属性。人类对自身的认识总是有限的，而且人类自身又随着自然环境和社会环境发生变化。医学研究是永无止境的，随着人类对自身认识的提高，随着现有自然科学（如数学、物理、化学等）和人文科学水平的提高，人类对自身和疾病的研究角度和研究手段都会有不断的拓展和进步。反之，医学研究的不断深入和拓展又会促进人类对自身认识的不断提高，形成一个不断提高的正反馈循环。

　　流行病学是研究因果联系的方法学，临床研究无论是疾病的诊断、治疗、预后、预防与保健等都离不开因果联系的建立与应用。若用 X 代替因，用 Y 代替果，如何推断 X 与 Y 之间是否有因果联系呢？这就要求掌握流行病学因果联系推断的基本原理与方法，这也是一切研究的基础。初学者应该从因果联系的危险因素研究开始，不建议直接学习预测模型、机器学习、决策树、Meta分析等。掌握了流行病学因果联系的原理与方法，再学习其他的东西就会手到擒来。

　　因果关系是人们熟知的日常概念，通常认为，因果关系是具有必然性的，所以可以通过原因来预测结果，并且可以通过控制原因来控制结果。然而，因果关系还是一个深奥的哲学概念，是哲学认识论的核心问题。18世纪英国哲学家休谟（David Hume）就对因果关系的必然性提出质疑，认为所谓因果关系的必然性并不存在，只不过是两类事件 X 和 Y 的"恒常汇合"，而两类事件的恒常汇合是一种经验的偶然性。

我们无意要成为一位哲学家，却可以从常识角度去理解因果关系。关于因果联系的共识有一因多果、一果多因，有直接原因、间接原因。关于因果联系的推断，可以类比于破案和法庭审判。研究过程相当于破案，提交论文相当于法庭审判提交证据。

描述性研究可以理解为案情描述。一个详细准确的案情描述，特别是对案发现场蛛丝马迹的捕捉，是顺利破案至关重要的一步。一篇甚至多篇高质量的关于某疾病或现象的描述性研究论文亦是如此。

数据挖掘也就是寻找线索的过程，易俪统计软件提供的扫描关联关系、扫描交互作用与诊断数据关联关系模块正是为寻找线索、提出研究假设而设计的。

如何进行临床研究设计？难以直接回答这一问题。首先，什么是"一项临床研究"？一项研究可以很大，就像一场大战役，如辽沈战役、淮海战役；也可以很小，如同几个人参加的一场小战斗。一场大战役又是由很多个小战役组成，一场小战役又是由很多个小战斗组成。临床研究亦是如此，可以把做一篇临床研究论文比作一场小战斗，把一项大型的如针对某病的某治疗措施的疗效评估比作一场战役。一场战役总的来说可能是失败的，但不会是战役中的每场战斗都是失败的。一项大型临床研究，不管最终结果如何，发几篇、几十篇甚至几百篇论文是应该的。

一场大的战役一定有它的战略目的与预期效果，一场小战斗也有其目的和预期结果。临床研究也一样，不管是多中心的大型研究，还是用现有资料做一篇论文，首先要有明确的研究假设。如何设计临床研究，好比如何打一场战役与打一场战斗。一场大战役有大战役总体作战计划和打法，其中的每场战斗有每场战斗的作战计划和打法。一场大型的临床研究可以是随机对照和双盲的临床试验，也可以是队列研究，或横断面调查，或病例对照研究，等等。从一项大型临床研究资料里提取数据做一篇论文，如何提取资料，不一定要与总研究设计一样。把这个从大数据里提取资料回答一个研究假设的设计称为二次科研设计，相当于一场小战斗的作战计划和打法。理解了二次科研设计，有助于进一步理解如何充分利用现有数据开展临床研究，提升数据的科学价值。

第一节 · 明确研究假设

一、什么是研究假设

研究假设就是一个关于因果联系的推断。流行病学常用的一个专业术语是联系（association），通常是假设一个危险因素与一个结局之间有没有联系。通常用 X 代表因，即危险因素；用 Y 代表果，即结局。建立危险因素（X）与疾病或结局（Y）的因果关系是一个非常复杂、漫长和不断深入的过程，这是由多种原因导致的。

（1）所研究的疾病（结局）的发生大多是一个漫长的过程，其因果关系一般不是可以直接观察到的。

（2）受人类当前认知水平的局限，人们所能观察的"因"大多是间接原因，如肥胖导致高血压，肥胖可能只是一种现象，是真正的"因"的一种表现形式，而真正的"因"尚不知。

（3）一果多因，如高血压的发生可以是肥胖引起，也可以由其他原因引起。

因此，人们所见到的临床流行病学论文中很少给出 X 与 Y 有没有明确的因果关系（cause effect）的结论，而更多的是两者之间是否有联系。

要验证 X 与 Y 是否有因果关系，首先是看 X 与 Y 是否有联系。什么叫有联系？不妨基于生活常识来思考这一问题，如果 X 与 Y 是两个人，他们有联系，表现形式是什么？有书信、微信、电子邮件、电话交流。交流的结果是什么呢？两个人的思想、行为相互有影响。判断有没有联系的关键是看有没有影响。一个小孩的长高与一棵小树的长高同时发生，数据上看两者相关，但小孩与小树没有联系。

X 对 Y 的影响程度，也就是作用的大小，是最值得关注的。就像两个人如果有联系，联系是否比较频繁是值得关注的，但更应关注一个人对另一个人的影响有多大。

▪ 二、如何确定 X 与 Y 有因果联系

科研的过程是否定的过程，也即证伪的过程。以按电灯开关（X）导致灯亮（Y）为例，不能因为开开关看到灯亮，就证明这两者有因果联系。首先，在你开开关之后的一刹那，除了灯亮之外，一定还有其他的事情发生，可能正好有一个人走进来，可能有另一个人正好开口说了一句话，等等，这些事情的发生不能说是你开开关导致的，也不能说这些事情的发生导致了灯亮。其次，灯亮可说是偶然发生的，与开开关没有关系，即使重复这样的试验 1 万次，人们都可以争辩说这 1 万次灯亮都是偶然发生的。

虽然无法证明 X 与 Y 有因果联系，但可以否定 X 与 Y 没有因果联系。首先提出一个无效假设，即统计检验过程中的 H_0。假设是开开关（X）与灯亮（Y）没有因果关系；备择假设 H_1 就是 X 与 Y 之间有因果联系。然后计算在 H_0 成立前提下，如果试验 N 次，N 次灯亮都只是偶然发生的概率 P，如果 P 非常小，就可以冒着犯一定错误的风险说这不是偶然的，拒绝 H_0 接受 H_1。这里之所以说冒着犯一定错误的风险，是因为即使 P 再小也是存在的，这个错误的大小即统计上所说的 Ⅰ 类错误概率 α。

从这个角度不难理解样本量的问题，样本量就如同开开关试验次数，如果只试验 2

次，2次偶然灯亮的概率要远远高于1万次偶然灯亮的概率，所以说样本量越大，P值越小。然而，千万不能忽略的是，这有一个前提，那就是开开关与灯亮之间确实有因果关系，如果开的是另外一条线上的开关，开这个开关与灯亮之间没有因果关系，那无论重复多少次，P值都不会因此改变。

因为有样本量影响P值的问题，所以，如果P值比较大不能拒绝H_0，不能单纯地由此就认为H_0是正确的。如果只试验开开关2次，结果出现2次偶然灯亮的概率比较大，就认为开开关与灯亮之间没有因果联系，那显然是错误的。

临床科研入门的第一道门槛就是正确理解P值，正确应用P值。没有跨入这道门槛的表现是$P > 0.05$就认为X与Y没有关系。最常见的表现形式之一是用逐步回归方法根据P值构建多元回归模型，P值比较大的变量就从方程中除掉，就可以不调整，P值小的留下进行调整，然后用多元回归模型分析X对Y有没有独立作用。因为P值受样本量影响，一个混杂因素可能因样本量小P值比较大，但调整它与否对所观察的X的回归系数影响比较大。根据P值判断是否需要调整就会导致小样本的数据分析结果不可信，这显然是不合理的。

▪ 三、为什么要明确研究假设

《爱丽丝漫游奇境记》里有一段爱丽丝和猫的对话，爱丽丝说："请你告诉我，我该走哪条路？"猫说："那要看你想去哪里？"爱丽丝说："去哪儿无所谓。"猫说："那么走哪条路也就无所谓了。"

临床研究亦是如此，如果没有明确的研究假设，那就谈不上研究设计，怎么做都可以。首先要有明确的研究假设，这句话再怎么强调都不过分。许多网站上关于医学研究和生物统计求助中，80%以上的求助都是因为没有明确的研究假设才出现的问题，一旦研究假设明确了，这些问题就不存在了。不妨看两个例子：

问题1：一组患者干预前与干预后不同时间段，能否用单因素方差分析？

问题2：请问等级变量如无、低、中、高剂量染毒与二分类变量患病和不患病可以做相关性分析吗？

这两个求助问题看上去合情合理，在新手中非常常见，然而都跟没有明确的研究假设有关。当研究假设不明确的时候，数据分析很容易陷入组间比较是否有意义中，很容易陷入是否相关的误区，很容易被统计方法纠缠，被P值牵着转。如果先放下组间比较，放下是否有意义，放下是否相关，用常识去理解去分析上面两个问题，会如何呢？

问题1·一组患者干预前与干预后不同时间段，能否用单因素方差分析？不难想象这是个干预试验。不禁要问干预的目的是什么？也就是当初的假设是什么？为什么要收集干预前与干预后不同时间段的数据？

可以想象当初的假设是干预（X）会导致某指标（Y）的变化，想知道Y是怎么变的，所以收集干预后不同时间段（T）的数据。想象一下，Y会怎么变呢？上升，下降，一直上升，一直下降，先升后降，先降后升，等等。数据分析的目的是要回答这些问题，不是组间比较有没有意义。试想一个小孩3年长高了10 cm，他的身高肯定是在变的，而且这3年一直是在上升的，也可能最后一年长得更快一些。不管怎样，如果比较他今天的身高与上周或上个月的身高，会发现没有差异，能说他没有长高吗？如果不能，那这种比较有必要做吗？这个数据该怎么分析呢？本书在后面数据分析部分会介绍这类问题。这里强调的是首先要回到研究假设中，否则就会迷失方向。

问题2·请问等级变量如无、低、中、高剂量染毒与二分类变量患病和不患病可以做相关性分析吗？很显然，这是陷入是否相关的误区。试想一下研究假设是什么，染毒与患病是否有联系，也就是染毒是否提高患病率。① 如果数据能说明染毒的人患病比例高，那就是两者有联系了。② 如果再能说明染毒越多患病的可能性越大，那就是证据更强了。要回答这个问题，X最好收集连续变量（剂量）做曲线拟合，如果存在阈值或饱和作用，可以精准量化安全值范围；X也可以是等级变量（无、低、中、高），看各等级的患病率是否呈梯度变化。从这个例子看出明确了研究假设之后，才能选择对应的X指标和统计方法。

■ 四、何谓明确的假设

不是说有X有Y就有了明确的假设，X与Y是如何定义的，是不是大家可以接受的定义。就像法庭审判的时候，首先要核对当事人姓名、出生日期与籍贯，不能把人搞错了。看一篇论文，首先看的是X是什么、Y是什么？X、Y的定义是否明确？是否合适？以肥胖与高血压为例，可以根据体重指数来定义是否肥胖，也可以直接将X指定为体重指数，把题目改为体重指数与高血压的关系。

假设要明确到什么程度呢？有明确的X与明确的Y只是第一步，第二步是要思考当假设成立的情况下，X对Y有影响，这个有影响的表现形式是什么？打个比喻，如假设某公司老板贪污了，那他会做些什么？会在哪些地方留下特有的痕迹？然后沿着这个思路去收集证据，分析证据，提交证据。

以体重指数对高血压的影响为例，想象一下，表现形式会有哪些呢？体重指数高的人患高血压的比例高，体现在数据上如果用一条曲线描绘就是高血压的患病率随体重指数的增加而升高。这样一条曲线会有多种可能的形态，直线上升只是其中的一种。除此之外，如果把体重指数按是否大于等于25分成两组，这两组的高血压患病率是什么样的？如果按22、25、28三个切点分成4组呢？如果单纯看收缩压或单纯看舒张压，它们与体重指数的关系又会是什么样的呢？这就是从多个方面看同一问题，如果能相互印证，证据力度比较强。如果不能相互印证呢？那就需要给出解释，如果解释不通或无法解释证据链中有相互矛盾的地方，那这里面就有漏洞。如在法庭上证据有漏洞就可能存在冤假错案。

法庭上要推翻对方提交的一个证据往往就是从另一个角度提出与之相矛盾的地方，但如果能解释这个矛盾出现的原因与合理性，这个质疑就不存在了。法庭上，公诉人也罢辩护律师也罢，不只是会收集证据、提交证据，更要会思考对方会从哪些方面提出质疑，提前把对策想到了，才会立于不败之地。提交SCI论文亦是如此，如果论文中有地方没有提前想到，被质疑了，论文的价值可能会大大降低甚至不会被期刊接受。发表科研论文如同法庭宣判，法庭上如果现在不能定罪，可以再收集证据，但如果错判了一个好人死罪，杀错了人就再也回不来了。论文发出来，如果以后发现有错误，需要撤回，那总不是一件好事。

如果把X对Y的影响或者说X与Y的关系的表现形式思考全面了，返璞归真，回归自然，所有关于统计方法的纠结，关于P值的纠结就会烟消云散，后面的数据分析与论文撰写也就会水到渠成。

最后再强调一次：即使是一个神枪手，瞄准的不是靶心，也打不出好成绩；没有明确的研究假设，谁都做不出好的流行病学研究。

第二节 · 流行病学病因通路模型

一、病因通路基本模型

现在试着用系统化的符号和数学表达式，对疾病发生发展过程中的因果联系进行抽象描述，这有助于进一步理解流行病学原理。

简便起见，用二分类的果（Y）和二分类的因（X）为例。试想，在研究人群中一部分人发生了Y，一部分人没有发生，从X与Y的联系角度看，Y的发生可以归纳为两种路径。

$$路径1：D + C + E \Longrightarrow Y$$
$$路径2：X + A + B \Longrightarrow Y$$

X与Y是否有联系，体现在路径2是否存在。有X和无X的人都可能通过路径1发生Y。如果路径2存在，有X的人则不仅可以通过路径1还可以通过路径2发生Y。多了一条路径，发生Y的就多了。联系的强度，或者说X对Y的作用大小，体现在有多少人会通过路径2发生Y。

二、 研究人群选择问题

通过这个模型，分析一下研究人群选择问题，不难理解：

（1）如果所选择的研究人群全都有 $D+C+E$，即所有的人都可以通过路径1发生 Y，就无法观察 X 是否与 Y 有联系。这好比给一批获得数学奥林匹克竞赛奖的中学生考小学生的数学试卷，每个人都会得满分，无法通过考试分出高低。

（2）如果通过路径1发生 Y 的概率越高，越不容易观察出路径2的存在。这好比百米赛跑，成绩越好，再提升就越难。

然而，在理解这个问题的同时，要注意率的两面性现象。发生 Y 的概率高的同时，也就意味着不发生 Y 的概率低。而通过比较有 X 与无 X 两组，检测到不发生 Y 的差别，也就等于检测到发生 Y 的差别，这就是率的两面性。

因此，通过路径1发生 Y 的概率越高，指的是越接近50%，而不是越接近100%。因为当接近50%的时候，发生 Y 与不发生 Y 的概率都相对比较高。相反，当越接近100%的时候，不发生 Y 的概率就越低了，那就意味着检测到不发生 Y 的差别就越容易，也就是越容易检测到发生 Y 的差别。

率的两面性用到检测效能上，好比在枪战中一个人凭借一棵小树做掩护，顾左则顾不到右，顾右则顾不到左，一边暴露越少，另一边暴露就越多。哪一边暴露多都容易被对方击中；只有当两边都差不多的时候暴露目标最小，被击中的机会最低。读者如有兴趣，可用易俪软件统计工具里的"样本量把握度与检测效应"模块验证一下。选择比较两组概率，如果规定两组人数相等，把握度0.9，当对照组概率=0.1，治疗组概率=0.15，需要样本量各组918人；当对照组概率=0.9，治疗组概率=0.85，需样本量各组也是918。然而，如果对照组概率=0.4，治疗组概率=0.45，则各组需样本量2 053。

（3）人群中通过路径2发生 Y 的概率还取决于是否有 A 和 B，如果所有人都有 A 和 B 最好。万事俱备只欠东风（X）的时候，才能显出东风（X）的意义。反之，如果都没有 A 或都没有 B，就观察不出 X 的作用了。万事都不具备的时候，有没有东风都是一个样。

由此，不难理解为什么在不同的人群中做重复性的研究很重要。从不同的人群中得出来的结果如有差异，能启发进一步思考，探讨和发现 A、B、C、D、E 会是什么。

三、 哪个因素最重要

首先要知道的是，重要不重要的衡量标准是什么？物以稀为贵。稀少的东西就显得重要。看路径2，如果 A 和 B 非常常见，几乎人人都具备，那么 X 就显得很重要。也许你会问，路径之间怎么比较呢？哪条路径更重要？用常识来理解，如果现在有两条路可以入城，两条路都完好的时候，你上哪条路都可以。可一旦你上了路径2，路径2上的关卡X能不能过得去，就是你目前最重要的问题了。如果一条路坏了，不通了，那么剩下的一条路就显得很重要了，而且这条路上的关卡能不能过得去，就更为突出了。

人群不同，A、B、C、D、E的分布不同，有可能在人群Ⅰ中X最重要，而在人群Ⅱ中A最重要。理解了这个原理，就知道在针对某特定人群的预防措施研究时，找出哪个因素最重要有指导意义。然而在针对X是否是Y的危险因素研究时，X的重要性实则不是X说了算，而是其他因素（路径中的A、B）说了算，比较哪个因素最重要没有实际意义。

▪ 四、混杂是怎么形成的

如果路径2不存在，有X的人与无X的人都只能通过路径1导致Y。然而，路径一样，不等于发生Y的概率就一样。

看路径1，假设C和E是人人都有的因素，此时D就成了关键因素，有D就会有Y的发生，如果有X的人有D的比较多，也就是说X与D正相关，那么有X的人满足路径1的就比没有X的人多，发生Y的概率就比没有X的高。这时候，即使路径2不存在，仍能观察到有X的人发生Y的概率高。这种差别只是表象，是由D的差别造成的。路径2不存在，X只是借鸡下蛋，借着D通过路径1导致Y的发生率增高。当通过回归模型把D调整到同一水平的时候，有没有X就都一样了。相当于当把D的功劳归给D后，X就没有作用了。

上面说的是完全混杂，即当调整了混杂因素D后，X的作用就消失了。

如果路径2也存在，但同时X与D有相关，即有X的时候有D的增多，这时候，有X的人不仅可以通过路径2导致Y的发生率提高，还因为会有更多的人满足路径1导致Y的发生率提高。同样D是混杂因素，调整D，只是使得通过路径1发生Y的概率相同，会降低有X与无X发生Y的概率差异大小，但差异仍然存在，这就是部分混杂。

▪ 五、协同因素从哪里来

顾名思义，协同就是一起合作，X的协同因素就是路径2中的A和B。看路径2，假设B人人都具备，这时A就显得比较重要，没有A只有X，路径2就不通。现在假定还有两个路径。

$$路径3：A+G+H \Longrightarrow Y$$
$$路径4：X+F+B \Longrightarrow Y$$

无X无A的人只能通过路径1发生Y，有X无A的人能通过路径1和4发生Y，无X

有A的人能通过路径1和3导致Y，有X有A就可以通过路径1、2、3、4导致Y。体现在数据上就是有X有A的人，比只有X或只有A的人，发生Y的概率更高，A是X的协同因素。

协同因素本身是Y的一个病因因素，而且是与X在一条通路上的因素。同理，拮抗因素亦是如此，拮抗与协同就像正面与反面，取决于从哪一面去看它。拮抗或协同，就是常说的交互作用。交互作用之所以是一个亮点，是因为你不仅发现了一个因素，而且知道它与X在同一条通路上。这对于揭示X的作用机制是进了一步。

▪ 六、交互作用是相加模型还是相乘模型

X与A有没有交互作用，就体现在路径2是否存在，如果存在就有人通过路径2发生Y，这样发生Y的概率就因为多了这条通路而增加。因此，分析有没有交互作用，是看Y发生率是否增加，是相加模型，是基于率差的分析。

初学者刚接触交互作用这个概念时，往往会陷入率差与率比的数字游戏中。这个游戏是，从率差的角度看两因素是协同作用，而从率比的角度看可能是拮抗作用，也就是交互作用是建立在相加模型还是相乘模型的问题。希望大家摒弃这个数字游戏，回到病因通路模型上去理解流行病学上的交互作用。

如一项队列研究结果显示体重（分正常、超重、肥胖三个等级）和是否有多囊卵巢综合征联合作用导致2型糖尿病的发病率（每千人年），结果见表1-1。

表1-1　体重与多囊卵巢综合征联合作用导致2型糖尿病的发病率（每千人年）

体　重	无多囊卵巢综合征	有多囊卵巢综合征	率　差	率　比
正常	0.69	3.21	2.52	4.68
超重	1.33	4.67	3.34	3.52
肥胖	3.72	8.80	5.08	2.36

用$X=0$代表无多囊卵巢综合征，$X=1$代表有多囊卵巢综合征，$A=0$代表体重正常，$A=1$代表超重，$A=2$代表肥胖。从率差上看，随A从0到1再到2，率差从2.52增加到3.34再增加到5.08，越来越大，也就是随A增加，X的作用增强，A和X有协同作用。从率比上看，率比从4.68下降到3.52再降到2.36，越来越小，是拮抗作用。到底哪个正确呢？

为简化起见，只看正常和超重两组，当$A=0$，$X=0$时，$R=0.69$，$X=1$时$R=3.21$；当$A=1$，$X=0$时，$R=1.33$，$X=1$时$R=4.67$。

试想，1 000人观察1年，无X无A的人只能通过路径1发生Y，有0.69人，有X无

的人可通过路径1或路径4发生Y，通过路径4发生的有3.21 − 0.69=2.52（人），无X有A的人可通过路径1或路径3发生Y，通过路径3发生的有1.33 − 0.69=0.64（人）。有X有A的人通过上述1、3、4三条路径发生Y的合计为0.69+2.52+0.64=3.85（人），然而实际观察到的4.67人大于3.85人，这多余的0.82（即4.67 − 3.85）人只能是通过路径2发生Y。由此大家应该理解交互作用是基于率差的分析。

然而统计上因为有抽样误差，并不是说4.67不等于3.85就说有路径2存在，需要做统计学检验，也就是对X与A交互作用是否有显著性的检验。看下面的模型 I 和模型 II。

$$模型 I : f(Y) = \beta_0 + \beta_1 X + \beta_2 A + \beta_3 XA$$
$$模型 II : f(Y) = \beta_0 + \beta_1 X + \beta_2 A$$

交互作用检验可从两个角度进行，一是比较含交互作用项的模型（ I ）与不含交互作用项的模型（ II ），如果似然比检验显著，说明有交互作用。试想，有X有A的人由模型 I 估计出来的率是4.67，而由模型 II 估计是3.85，如果4.67显著不等于3.85，那就说明路径2存在，再看β_3是正值还是负值判断是协同还是拮抗。二是检验模型 I 中的XA的交互作用项的回归系数β_3是否显著不等于零。这相当于检验0.82是否等于零，如果不等于零，说明路径2存在。

说到这里，一定有人会想上述模型中的$f(Y)$是对数函数，对数的相加等于乘积的对数，取反对数就是相乘模型，又回到前面说的数字游戏拔不出来了。实则不是这么简单，首先 Logistic 回归方程的左边 ln（odds）与 R（率）在局部范围内呈线性关系（可理解为相互替代）。其次，这个问题涉及率与比值的回归方程拟合方法，比较复杂，不是本书要讨论的范围。也建议初学者放下，重点理解病因通路模型及其应用。

▪ 七、混杂与交互作用的区别

根据上面的分析，混杂因素D与交互因素A都是Y的发生通路上的因素，两者的根本区别是与X在不在一条通路上。与X在一条通路上的是交互因素，不在一条通路上的又与X有相关的才是混杂因素。

再看看上述的路径2与3，对X来说，A到底是什么？既合作又竞争，路径2显示A与X是合作关系，是交互因素。路径3表明A与X有竞争关系，是通过路径2还是路径3发生的Y就看A与X的竞争了。如果A与X有相关，A对X就是混杂因素，A的功劳就可能被记到X头上。X与A就像你与你的同事，常常既竞争又合作。在现实生活中这种既竞争又合作的情况比比皆是，不要把它们绝对地对立起来。一个因素A既可以是X的交互因素，又可以是X的混杂因素，不需要追问到底是混杂还是交互。在数据分析时，呈现按X与A组合分组的效应能帮助分析X与A的竞争与合作关系。如上例体重（正常、超重）和是否有多囊卵巢综合征联合作用导致2型糖尿病的发病率可用表1-2所示。

表1-2　X与A组合分组的效应导致的2型糖尿病发病率（每千人年）

A	X	发病路径	R	RR	P值
0	0	1	0.69	1	
0	1	1+4	3.21	3.21/0.69 = 4.65	P_{01}
1	0	1+3	1.33	1.33/0.69 = 1.93	P_{10}
1	1	1+4+3+2	4.67	4.67/0.69 = 6.77	P_{11}

通常用Logistic或Cox回归模型都可以得出如表1-2的结果。表中，P_{01}显著表示路径4存在，P_{10}显著表示路径3存在，交互作用检验显著（注意不能只看P_{11}是否显著）表示路径2存在；如果P_{10}不显著，则表明路径3不存在，A不构成混杂。如果P_{01}、P_{10}都不显著，表明路径4和路径3都不存在，这时P_{11}显著或交互作用检验显著，则表明路径2存在，A和X有交互作用。需要注意的是，这种根据P值下结论有犯错误的风险，如果P<0.05说显著，有P的概率是错的。如果P>0.05不显著，作阴性结论，就有样本量是否足够大，检验效能是多大的问题。如果检验效能只有60%，也就是有40%的可能本来有差异却检验不出来。易儷软件有针对交互作用模型计算机模拟各项回归系数的检验效能的模块（易儷统计工具计算机模拟检验效能模块）。

最后，还需要保持清醒的是，上面所描绘的X、A、B、C、D、E等因素，可能都是未知的东西，与人们目前所能认知到的、测量到的因素，如血压、血脂、体重指数、性别和年龄等不完全等同。人们所认知的能测量到的如血压、血脂、体重指数、性别和年龄等可能只是表象，是未知的东西的外在表现。就像病毒与宿主，如果蝙蝠是宿主，说蝙蝠有毒，实际上不是蝙蝠感染人，而是蝙蝠所带的病毒感染人。

第三节·流行病学测量

一、测量对象、属性和方法

测量是对非量化实物的量化过程，是按照某种规律，用数据来描述观察到的现象。数据分析所用的所有变量，如是否吸烟？身高多少厘米？收缩压是多少mmHg？等等，都是测量值。统计计算过程中用到的t值、卡方值、P值等也是测量值。最后论文中提交的效应值，如两个率的比（RR）、比值比（OR）、两个率的差（RD）、两个均值的差、回归方程得出来的回归系数等，都可以统称为测量值。

提到测量，离不开测量的对象、测量的属性或特征和测量方法这三个要素。如测量一个人的血压，测量对象就是这个人，测量属性是收缩压和舒张压，测量方法是用血压计。同理，一篇论文最后提交的结果，如OR值，测量对象是所选择的研究人群；测量的属性是发生Y的比值比；测量方法如用多元逻辑回归方程调整A、B、C、D等变量后得出的比值比。

测量的结果是数字，而数字背后是它代表的属性或特征。它是怎么来的，即测量方法是什么？离开了后面的属性和测量方法，数字就失去了活性，数字之间的比较就失去了意义。这是为什么SCI论文在方法部分要对重要变量的测量方法进行详细介绍。

如果是问卷，要列出问题是怎么问的？可选的回答是什么？选择标准是什么？如问，你是否吸烟？选项有是和否，判断为是的标准是什么？如累计吸烟100支为是，否则为否。如果是仪器测量，要列出厂家、品牌、规格、型号等，所用的试剂，测量步骤或操作流程等，或列出相应的参考文献介绍具体的测量方法。如果是效应值，要列出统计方法、使用的模型、调整了哪些变量等。

如果测量的是同一个属性，但测量方法不同，在使用测量结果之前，就需要回答不同方法测出来的结果一致性如何。通常需要抽一部分样本，用两种方法都测一下，看结果是否一致，是否可以相互转换，如何转换。

如果测量的属性不同，数值之间不可以直接比较。一般不会拿身高与体重比，拿血压值与血糖值比，这些数值的单位都不同。然而，一个人的身高值，放到一个人群中，可以转化成百分位数，即在这个人群中，他的身高排在第几个百分位。如20%位数，表示有20%的人身高比他低。同理，体重也可以转化成百分位数。百分位数是没有单位的，可以比较，比较一个人的身高百分位数与体重百分位数，是能提供一些信息的。如一个人的身高百分位数是20%，体重的百分位数是80%，那可以想象，这个人在人群中是偏胖的。

二、测量指标的局限性

测量的目的是用数据描述观察到的现象，从哪个角度去描述就是测量属性或特征，如描述一个人的肥胖程度，可以测体重和身高，然后计算体重指数。然而体重指数是否能全面反映一个人的肥胖程度呢？经过多年的实践后，人们发现不能。所以又出现了测腰围、臀围，测皮脂厚度等。同理，要反映危险因素X的暴露不同，导致Y的发生率的不同，可以用比值比（OR），也可以用率比（RR），还可以用率差（RD）。

每一种测量指标（属性和特征）都有其局限性，都只是从某一个角度去描述所观察到的现象。随着人们认知水平的提高，无论是所用的测量指标还是测量方法，都将有进一步的扩展和提高。

■ 三、变量类型

为什么叫变量？顾名思义，是因为它在"变"。同一个人的血压，每次测量结果都会不一样，测量值会变。不同的人的血压也不一样，也是变。万事万物都在"变"，这是不变的规律。科研的目的，是如何描述这个"变"、掌握这个"变"，以达到让这个"变"为我所用。

变量的类型源自测量方法，把每个测量对象按某种属性归类，给每一类一个数字代码，这就是分类变量。如果这种属性是无序的，就是无序分类变量。

无序分类，反映的是质的不同，如不同的动物、不同的职业、不同的药物等。之所以要冠上无序两字，是因为数字代码本身有大小顺序，人们一见到数字，就会自觉不自觉地按大小把它们排上号。计算机软件亦是如此。所以，在数据分析时，对无序分类变量要特别指明，否则就会大错特错。而犯这种错误的现象在初学者中并不少见，如在用多元回归模型调整职业时，就有人直接将0、1、2、3、4编码的职业分类变量放入模型，把这些数字所代表的职业对 Y 的影响按数字梯度去拟合。试想如果 Y 是收缩压，职业0代表工人，1代表农民，2代表干部，3代表学生，4代表其他，说如果农民收缩压与工人相差 D，干部比工人相差 $2D$，学生比工人相差 $3D$，其他职业比工人相差 $4D$，这显然是错误的。正是因为这一点，易俪统计软件自动将取值数小于20的变量，归为分类变量，在数据分析时，自动将它们按无序分类变量处理。如果对某分类变量，要将它按连续变量处理，有专门的指令可以调用。

有序分类则可看作对某种特征测量方法的精密度不够造成的。试想，如果测量重量用的仪器刻度只到千克，读出来的数字最多是小数点后面加1位，即只到百克。差别不到100克的测量对象都被赋予同一测量值，所有的观察对象就可能只有那么几个取值。但如果换用精密度高的仪器呢，精确到克，相同取值的对象就很少，取值数就很多，就变成连续变量。

二分类变量是分类变量的一种特例。只有两个分类，这就造成了它无所谓是有序还是无序。试想一左一右，一前一后，从哪个方向都可以排序。如果把它们编码成0与1分别代表两类，谁做0谁做1都一样。数据分析时，通常把编码为0的一组作为参照，如果要换一组做参照，在结果前面加一个负号即可。

试想，如果问每天早上几点起床，若精确到几点几分几秒，每个人起床时间都不一样，那就是连续变量；如果只精确到小时，那就可能只有6、7、8、9几个数字，就是有序的分类变量，如果只精确到是7点以前起床还是7点以后起床，那就是二分类变量了。

▪ 四、变量分布

分布，从字面上可以理解为落在什么地方。如果你举起一筐谷子，然后慢慢将谷子倒到地面上，你手的位置不变，地上就会呈现一堆谷子。这个谷堆的形状是，中间高，有个堆尖，两边低，两边对称，这就是谷子的分布。通常说的连续变量取值如果是正态分布，也就是这个谷堆的形状。如果在谷子下落的过程中，有风从一个侧面吹过来，谷堆还会有个堆尖，但两边不对称了，顺风向的一边散得远，这就是偏态分布。

如果地面上有几个斜坑，倒下来的谷子最终都流到了几个坑里，每个坑里的谷子有多有少，这就相当于分类变量的分布，即每一类的频数是多少。

分类变量的分布就是每一类的频数，比较简单。连续变量的分布如谷堆的形状，应该怎么描述呢？谷堆的第一个特征是有堆尖，也就是最高点所在位置，这个位置就好比中位数，如果是两边对称的谷堆，中位数就等于均值。谷堆的第二个特征是两边分散，如果是对称的，衡量分散程度的一个指标就是标准差；如果不对称，则可以从左到右按谷子的多少切成几段，看切点的位置，这就是百分位数。如切成四等分段，Q_1 是第一个25%，Q_2 是50%也就是堆尖的位置，Q_3 是75%的位置。看 Q_1 与 Q_2、Q_2 与 Q_3 的距离，就可以判断是朝那边偏的。

▪ 五、真值和可信区间

这里说的真值是指真正的值，相当于真理。如要知道一个人的收缩压是多少？假设他的收缩压真值是 X_0，这个 X_0 是"不可知"的。如果用血压计测量，测出来的是一个收缩压值 X_1，如果再测一次，又会得到一个 X_2。X_2 与 X_1 会不一样，它们都不是 X_0。

如果多次测量血压，虽然每次的测量值都不是真值，但它们都是围绕真值分布的，就像谷堆，谷子是围绕垂直下落点分布的。多次测量值的平均值更接近于 X_0，次数越多均值越接近真值。这就是说一个人的血压既测不准，又能测得准。

测 n 次，除了计算均值外，还可以推算真值 X_0 的范围，也就是常说的95%可信区间。如测血压100次，得出收缩压平均值是123 mmHg，计算出 X_0 的95%可信区间是119 ～ 127 mmHg。它表示有95%的把握说 X_0 在119 ～ 127 mmHg之间。把握指的是说对了的概率，反过来，说错了的概率就是1 ～ 95%。是不是能给一个100%的可信区间？不能。可以计算99%甚至99.9%的可信区间，但不能计算100%的可信区间。

同理，流行病学上关于效应的测量，如发生某病的比值比（OR）、率比（RR）、率差（RD）、血压差、血糖差等，亦是如此。如果有、无 X 暴露的两组发生高血压的率差的真值是0，率比的真值就是1，率差的95%可信区间就是围绕0分布的，率比的可信区间就是围绕1分布的。

测量次数越多，也就是样本量越大，95%可信区间越窄，也就是结果越精确。这好比一个枪手，训练越多，射击成绩越好，而射击成绩体现在射中的环数，越接近中心，环数越高，成绩越好。

如要知道人的收缩压是早上高还是晚上高，测10个人，早上测一次，晚上测一次，计算早晚的血压差，如得出10个差值的平均值为3 mmHg，95%可信区间下限是－2 mmHg，上限是8 mmHg，区间里包括0，也就是说没有95%的把握说早上血压比晚上的高。

样本量越大，95%可信区间越窄，测量10个人的结果，95%可信区间比较宽，包括0，如果测量100个人是不是95%可信区间变窄了，就会不包括0，譬如是1～5 mmHg了呢，这样不就可以判断早上比晚上血压高了吗？

这个推理看上去有道理，但漏了一个前提，这个前提就是样本量越大，均值越接近真值。也就是说从10个人的样本得出的早晚血压差的均值3 mmHg也会变，如果真值是早晚血压没有差别，那么样本量越大早晚血压差值的均值就越接近0。

俗话说，假的真不了，真的假不了。如果真值是没有差别，就是没有差别，增加样本量还是没有差别；如果真值是有差别呢，样本量小的时候，可能没有测出来有差别，增加样本量就能测出来了。增加样本量相当于换一个更精密的仪器。

一般而言，样本量小的时候，测出来有显著差别那就是有差别，当然，这里是冒着犯Ⅰ类错误的概率来说的，不是绝对的。如果样本量比较小，测出来没有差别呢？就有可能是两种情况：一是真的没有差别；二是有差别，但没有检测出来。通常如果研究结果发现了X与Y有联系（阳性结果），审稿人一般不会问样本量是否足够大的问题；但如果没有发现X与Y有联系（阴性结果）呢？就存在样本量够不够的问题。这好比，如果在常人看来是妖精，那它一定是妖精，没有必要请孙悟空来鉴别了；但如果在常人看来是一个村妇，就需要问了，孙悟空有没有看过？

▪ 六、样本量、把握度和检测效应

（一）样本量计算用到的参数

样本量的计算是一个非常令人头疼的问题，计算公式五花八门，里面所用到的参数不知道代表的是什么，知道了又不知道该如何赋值。通常遇到这样的情况时，应该停下来，静静地用常识去思考它。如果盲目地翻书、查资料、上网搜索答案，即使一时弄明白了，过后又会忘记，下次遇到同一个问题，还会一样的抓狂。

可以拿射击做比喻，试想，在你的前方有一个靶子，你的目的是要射中它。如果靶子比较大，你站在现在这个位置就可以射中；如果靶子比较小呢，你就需要向前走几步，靠近了才能射中；如果你的目的是只要射中靶子即可，你可能不需走近了才射；

但如果你的要求不只是打中靶子，而且要打在9环之内，你就需要走上前，靠近了才能打在9环之内。

靶子就是检测效应，需要上前多少步就是样本量，要打中的环数就是把握度。要检测的效应越大，需要的样本量就越小；要求的把握度越大，需要的样本量也越大。

同理，给定靶子的大小和你与靶子之间的距离，也就决定了你能打中在哪一环内。要检测的效应越大，把握度就越大；样本量越大，把握度也越大。把握度又称为检验效能（power）。

如果固定了要打中的环数和你与靶子之间的距离，也就决定了你能打中的最小的靶子，比能打中最小的靶子大的，当然你也能打中。这就是给定了把握度和样本量，就可以计算出最低检测效应。

理解了样本量、把握度和最低检测效应这三者之间的关系，样本量的计算就不那么复杂了。计算公式也罢，人们编好的计算机程序也罢，里面用到的参数离不开这三者。

如果是两组率的比较，检测效应可能是以对照组和治疗组各自的率的值呈现的，或是有一组的率和两组率的比、比值比或两组的率差。如果只有率比、比值比或率差，没有治疗组或对照组的率，不行。因为在率的不同水平上的率比与率差，对样本量的要求不一样。如果两组率分别是0.15与0.1，相差0.05；如果两组率分别是0.45与0.4，相差也是0.05，虽然率差是一样的，但需要的样本量有很大不同。

如果要比较的是两组均值，看到均值要想到谷堆，均值只是谷堆的堆尖，还有一个属性是分散程度，即标准差或方差。两个谷堆能不能分开，光看两个谷堆的堆尖隔得多远是不够的，还要看谷堆有多宽，也就是分散程度。虽然均值相差大，但如果标准差也比较大，也不容易分开。因此，在计算样本量的时候，不仅需要有两组的均值，还需要有标准差或方差。

参数从哪里来，首选是从预调查中来，预调查的结果比较接近实际。其次从既往资料来，或从参考文献中借别人的调查结果。最后，还有一个办法就是假定几套参数，做出一系列的估计。

（二）样本量计算方法和工具

样本量、检验效能的计算一般都有公式可循，如果牵涉复杂的分析，如交互作用检验、重复测量数据的分析等，没有现成的样本量或检验效能计算公式，都可以用计算机模拟的方法来实现。计算机模拟基本思路是借助随机数发生器，按预定的样本含量与假定的各变量的分布（参数）产生数据，并按照预定的方法对这个随机产生的数据进行统计检验，记录是否拒绝无效假设（H_0），重复以上过程若干次（如1 000次），其中得出拒绝无效假设（H_0）的次数所占的比例即为统计检验效能的估计。设置一系列的样本量参数，就可以得到一系列的检验效能，从而反推需要的样本量。计算机随机模拟回避了样本量与检验效能计算中的数学困难，直接用模拟数据的方法，只要模拟的次数足够多，就可得到一个比较精确的检验效能指标。实际上用任何统计公式计算出来的样本量与检验效能，都可以经随机模拟确认计算结果是否合理。

计算机随机模拟过程中，需要根据预定的参数产生随机数据。至于需要哪些参数，初学者首先要掌握的是回归方程。根据分析目的，设想数据分析时需用到的回归方程表达式，在这个表达式中用到的参数，就是产生随机数据所需要的参数。对随机产生的数据按预定的方法进行检验，也就是用这个回归方程去拟合数据，然后对其回归系数进行检验。譬如，两个二分类的暴露因素 X_1 与 X_2 的交互作用的检验，用到的回归模型为

$$Y = \beta_0 + \beta_1 X_1 + \beta_2 X_2 + \beta_3 X_1 X_2 + e$$

首先要有 X_1 与 X_2 在人群中的率，才能随机产生 X_1 和 X_2。然后要根据 β_0、β_1、β_2、β_3 才能产生 Y，e 是围绕0正态分布的残差，是个随机数。β_0 是 X_1 和 X_2 都无暴露（$X_1=0$、$X_2=0$）的人群 Y 的均值，如果 X_1 和 X_2 在人群中暴露比例比较小，可用一般人群 Y 的均值替代。β_1 是 X_1 的主效应，即 $X_2=0$ 时 X_1 对 Y 的作用大小；β_2 是 X_2 的主效应，即 $X_1=0$ 时 X_2 对 Y 的作用大小；β_3 是 X_1、X_2 都存在时的附加效应，即 X_1 和 X_2 的交互作用。交互作用检验是对 β_3 的显著性的检验。

易俪有丰富的计算机模拟功能，详见统计工具"计算机模拟检验效能"和"计算机模拟可信区间"模块的帮助文件。

（三）什么时候需要计算样本量

在学习如何计算样本量之前，需要从常识的角度思考什么时候需要计算样本量。虽然有"样本量适当即可，过多会浪费资源浪费时间"这样的说法，然而流行病学上几乎未见到哪项研究出现样本量过多的情况。特别是观察性研究，总是样本量越大越好。几乎每项研究之后都给人一种样本量不够大的遗憾。

试验性研究，研究者通过随机分组控制其他因素的混杂干扰，研究 X 与 Y 的联系，在试验开始之前需要计算样本量以确保试验有足够高的检验效能。观察性研究呢？其他因素的混杂在研究之前是未知的，在不知道会有哪些因素混杂以及混杂作用大小的情况下，无法正确估算样本量。在数据分析阶段，要控制混杂和分析交互作用都需要对关键因素进行分层。一旦分层，再大的样本量都显得不够大。试想，按一个因素分层，样本量衰减到亚组样本量最小的那一组，如果最小的一组频数为30%，样本量就降到30%；如果按两个因素、三个因素联合分层呢？样本量的衰减是几何级数的增长，最初的样本量再大都显得不够。

观察性研究如收集某段时间内在某地的某类患者，时间、地点和病种一确定，样本量就确定了。如运用已有的病例资料做研究，在条件许可情况下样本量越大越好。样本

量大可以做各种统计分析，从不同角度看结果，提高证据力度。如要扩大样本量可以加宽时间范围或/和地域范围。如一篇发表在*JAMA*的回顾性队列研究，研究对象是2009年4月1日—2014年3月31日期间，加拿大安大略省的72所医院进行髋部骨折手术的成年人，共42 230例患者。

观察性研究在进行过程中，可以对资料进行初步分析，以确定先前计划的样本量是否足够。如不够，可扩大时间范围或/和地域范围。在最后数据分析阶段，如果研究结果是阳性发现（$P < 0.05$），不存在样本量不够的问题；如果是阴性结果，则需要计算检验效能。

例 一篇发表在*Nutrition, Metabolism and Cardiovascular Diseases*（2015 Jun）的研究[1]，利用医院的定期体检资料分析非高密度脂蛋白胆固醇与高密度脂蛋白胆固醇的比（Non-HDL/HDL）与初发慢性肾脏病（CKD）的关系。该研究采用回顾性的队列研究设计方法，选择基线（第一次体检）没有CKD的人为研究对象，提取基线的危险因素与可能的混杂因素的信息，以及重复体检（随访）资料的CKD信息进行分析。该研究中位随访时间2.8，有2.9%（$n=57$）的参与者新发CKD。调整潜在混杂因素后，最高三分位数的Non-HDLc/HDLc比最低三分位数，新发CKD的风险比[HR]=2.45；95%可信区间1.07～5.61；$P=0.035$。审稿人质疑观察到的阳性事件仅2.9%（$n=57$），样本量不足以支持文章的结论，说Non-HDLc/HDLc与CKD有关。原文：However, the reduced number of observed events (only 2.9%) precludes the possibility to draw definitive conclusions about the relationship between the key exposure (Non-HDLc/HDLc ratio) and the study outcome. 作者在回复时考虑数据已经收集完毕，再增加样本量的可能性不大，要打消审稿人的顾虑只有通过提供检验效能相关数据。采用易俪软件统计工具中的计算机模拟检验效能模块，根据实际样本量1 891，选择输入样本量1 000、1 500、1 900、2 300、2 800，根据实际观察的Non-HDLc/HDLc每增加1，HR=1.51，选择输入风险比1.4、1.5、1.6，再根据观察到*Y*的发生率3%和*X*的均值与标准差，计算检验效能。输入界面设置如图1-1所示。

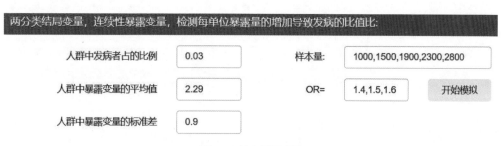

图1-1 输入界面设置

输出结果，如图1-2和图1-3所示。

Power by sample size and effect

	Odds ratio 1.4	Odds ratio 1.5	Odds ratio 1.6
N= 1000	0.359	0.531	0.652
N= 1500	0.509	0.709	0.812
N= 1900	0.607	0.809	0.881
N= 2300	0.702	0.853	0.932
N= 2800	0.781	0.913	0.974

Parameters:

- Prevalence of outcome among general population: 0.03
- Mean of exposure among general population: 2.29
- Standard deviation of exposure among general population: 0.9

图1-2　输出结果（一）

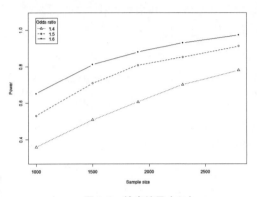

图1-3　输出结果（二）

当OR值为1.5，样本量为1 900时，检验效能为0.809，再增加样本量到2 300或2 800，检验效能增加到0.853或0.913，变化不大，可认为文章所用样本量合适。

（陈常中）

参考文献

[1] Zuo P Y, Chen X L, Liu Y W, et al. Non-HDL-cholesterol to HDL-cholesterol ratio as an independent risk factor for the development of chronic kidney disease[J]. Nutrition, Metabolism and Cardiovascular Diseases, 2015, 25(6): 582−587.

第二章
临床研究选题

第一节 · 概述：将临床问题转化为科学问题

临床研究是将临床经验转化为科学证据的过程。因此临床研究的选题需要与临床经验一致，需要思考如何将经验提炼为临床问题，并且转化为科学问题，也就是落实到选题。

1. **通常高质量的临床研究选题需要具备两个特征：有临床意义和创新性** 这两点似乎是矛盾的，因为临床意义高的研究通常感兴趣的人多，可能已经有不少论文发表了，相同的选题如何体现创新性呢？不用担心，对于相同的选题可以从研究设计、研究对象和数据分析等方面挖掘创新点，具体可以参考后文的论文解读实例。

2. **临床研究选题最重要的是要有临床意义，基于临床问题选题可确保临床意义** 常见的临床问题有病因学、诊断/预测、治疗和预后等问题，可以转化为对应的科学问题，进而提炼出科研论文（标书）的题目，见表2-1。

表2-1 常见临床问题转化为科学问题

临 床 问 题	科 学 问 题	题 目 示 例
病因：什么原因导致发病？	寻找可能与 Y 有关的因素	某疾病发病的危险因素分析
病因：某个指标是否与发病有关？	X 与 Y 的关联分析	X 与某疾病发病的关系研究
诊断：某个新方法对疾病筛查/诊断的价值如何？	X 对于 Y 的诊断价值	X 对于 Y 的诊断价值研究
预测：某个/些指标对疾病预测的价值如何？	X 对于 Y 的预测价值	X 对于 Y 的预测价值研究

（续表）

临 床 问 题	科 学 问 题	题 目 示 例
治疗：某治疗方式对疾病预后改善作用如何？	X与Y的关联分析	某疾病治疗方案A与B相比与预后的关系研究
预后：什么原因导致预后差？	寻找可能与Y有关的因素	某疾病预后的危险因素分析
预后：某个指标是否与预后有关？	X与Y的关联分析	X与某疾病预后的关系研究

例如新冠肺炎刚出现时，临床问题是什么原因导致发病？需要去寻找可能与发病有关的因素。后期需要分别开展危险因素研究，例如分析某个指标（例如高血压）与发病和预后的关系。

关于临床研究创新的误区，有人说临床流行病学研究选题要强调创新，特别是原创，要以原始创新为导向。结果让大家觉得别人研究过的题目就不值得研究了，人人都想找一个没有人研究过的题目。实则不然，临床医生特别是初学者开展临床研究，只需要把临床工作中遇到的科学问题拿出来，查找文献，在别人研究的基础上再研究。医学不应该被权威所左右，临床实践中有很多不确定性，面对这些不确定性，只要敢于思考，敢于挑战经验，敢于挑战权威，多问为什么，有意义的选题就在身边。即使已有同样的选题被发表，用自己的人群重复同样的研究也非常有价值。在本书流行病学病因通路模型部分提到，假设有路径1：$X+A+B$导致Y，路径2：$D+C+E$导致Y，如果人群中没有A或B，或人群中都有$D+C+E$，都无法观察到X与Y的联系，正是因为从不同的人群中观察出来的结果不一致，才促使人们进一步探讨和发现A、B、C、D、E等，科学知识的积累离不开重复。

第二节·三大类常见科学问题

通过表2-1可以看出常见的科学问题有三类：① 寻找可能与Y有关的因素；② X与Y的关联分析；③ X对于Y的诊断/预测价值。

通常回答这三类科学问题所选择的方法不同：研究设计、数据分析思路、论文核心结果、图表设计、论文撰写要点和规范等都不同。学会如何将临床问题转化为这三类科学问题，是选题的重要步骤。除了表2-1列出的常见内容，还有测量方法一致性评价等内容，本章不涉及。

■ 一、寻找可能与 Y 有关的因素

结论通常是描述特征，例如A、B、C、D等都是预后不良的可能影响因素。通常采

用观察性研究设计，选择某疾病人群，结局指标例如死亡或并发症。图表结果以描述人群特征为主，例如年龄分布、病史、症状、生化检查、影像学特征等。统计分析以描述变量分布为主，组间比较得出P值、KM生存曲线、单因素和多因素回归分析等。

对应的临床问题是：**可能导致发病/预后差的因素有哪些？**当初步认识某疾病时，预后情况如何？哪些因素可能与发病/预后有关？是常见的临床问题。就像刚开始调查银行抢劫案时，总共被抢多少钱？可能有哪些人参与抢劫？需要先描述清楚。这一类研究通常属于描述性研究，目的是描述疾病特征，为后续精准的危险因素（关联分析）研究提供初步线索。

▪ 二、X 与 Y 的关联分析

有了描述性研究做基础，初步认识了疾病特征，找到了众多可能的影响因素后。下一步需要精准研究，开展关联分析。关联分析的目的是研究某一个因素（X）与某种结局（Y）间是否有关联，及关联程度大小，重点是考虑到其他因素影响后得出X的独立作用大小。国际规范可以参考STROBE指南。例如研究高血压与脑卒中的关系。银行抢劫案中需要调查每人各抢了多少，用于定罪量刑。**对应的临床问题是：①病因：某个指标是否与发病有关？②治疗：某治疗方式对某疾病预后改善作用如何？③预后：某个指标是否与预后有关？小结关联分析选题切入点：**

（1）**已有同X同Y的论文发表。**表明同行关注，是有临床意义的。通常需要解决的是创新性问题，**常见切入点包括：有争议、换人群（种族、疾病、诊断标准等）、弥补局限性。**其中"有争议"是很好的切入点，因为需要提供新的证据解决争议。临床研究需要在不同人群中重复做**同X同Y的研究**，查看结论是否稳定存在。如果结果相同，证据越多则结论越可靠。如果结果不同，需要找出什么原因导致X和Y的关系改变，是新的研究方向。医学正是这样不断进步的。逐步深入是探索真相的过程。

（2）**目前没有同X同Y的论文发表，需要慎重。**通常是缺乏临床意义，同行不关注。较少情况是同行很关注，然而只有你有条件做。

（3）**其他：**包括换Y或换X；X的变化和Y的关系；X和Y变化的关系等。详见后文实例。

▪ 三、X 对于 Y 的诊断/预测价值

预测模型的目的是对结局指标（Y）进行预测，重点是评价预测价值。国际规范可以参考TRIPOD指南。有单一指标预测的，更常用的是多个因素（人口学指标、疾病特征、影像学、实验室和其他指标等）进行预测，即多个X对一个Y。例如高血压患者10年内心血管死亡风险预测研究。预测模型核心结果是得出预测模型和模型评价的指标

（如AUC、敏感度、特异度、calibration, reclassification等指标）。

从一个样本里得出一个模型，就有抽样误差的问题。另外再抽一个样本，再建一次模型，两个模型是否一样呢？肯定不一样。想象一下，你现在的模型里有一个变量X_1被纳入，换一个样本，就可能没有X_1，取而代之的是X_2。为什么会出现这种情况？因为存在抽样误差，这是为什么易侕软件预测模型与ROC分析模块在构建预测模型的时候增加了一个Bootstrap重采样构建模型，也就是重复采样1 000次，看哪些X出现次数最多。

一个复杂的模型，模型中的参数多，预测效果好，是针对当前样本的预测效果好，这个预测效果中有一部分是对抽样误差或者说对一部分偶然性（即noise)的预测效果。换一个样本，这些针对偶然性的预测结果就是错误的。就如同"守株待兔"的故事，你的数据里有一只兔子撞树死了，你就派一个人（一个变量）守着那棵树，这次是守到了，下次呢？反过来，如果你的模型简单，里面少了一些对当前样本中的偶然性的预测，换一个样本预测能力反而更强了。

用常规方法（如逐步回归、LASSO等）构建出来的预测模型中的X（自变量）不一定都是Y的独立危险因素，换言之，有的X是替罪羊，不是真正的危险因素。为什么替罪羊会代替真凶被纳入模型呢？这个不难理解，因为替罪羊与真凶X相关。

注意：强调先学会关联分析（危险因素研究），也就是先学会把一个X与Y的关系研究清楚了，然后把一个个X与Y的关系研究清楚，再建预测模型，尽量减少把替罪羊放到模型中，要把真正的凶手纳入模型。因为抓了个替罪羊是经不起检验的，随时有可能翻案，而真正的凶手是翻不了案的。

第三节 · 文献解读实例

▪ 一、寻找可能与 Y 有关的因素

例 肺炎患者30天死亡的危险因素研究[1]，2015年发表在 *The Lancet Infectious Diseases* 期刊（SCI IF=25分）原文：Risk factors for 30-day mortality in patients with pneumonia who receive appropriate initial antibiotics: an observational cohort study.

摘要的背景：旨在阐明接受适当初始抗生素治疗患者30天死亡率的危险因素，并确定可从辅助治疗中受益的潜在人群。原文：Background: Appropriate initial antibiotics are essential for the treatment of infectious diseases. However, some patients with pneumonia might develop adverse outcomes, despite receiving appropriate initial antibiotics. We aimed to clarify the risk factors for 30-day mortality in patients who received appropriate initial antibiotics and to identify potential candidates who would benefit from adjunctive therapy.

解读：Y是30天死亡，研究对象是肺炎患者。回答的临床问题是"预后：什么原因导致预后差？"不需要纳入非肺炎患者做对照。如果研究的Y为肺炎（是/否患肺炎），则需要非肺炎患者作为参照。然而从哪里选择非肺炎患者呢？选择偏性可能是一枪毙命的设计问题。

摘要的结果与结论：白蛋白浓度小于30 mg/L，非走动状态，pH小于7.35，呼吸频率至少30次/分钟，血尿素氮至少7.14 mmol/L是给予适当初始抗生素治疗的患者的危险因素。尽管进行了适当的初始抗生素治疗，但在评估的30天内，具有两个或多个危险因素的患者的死亡风险高于没有危险因素或只有一个危险因素的患者。原文：Findings: ... Albumin concentration of less than 30 mg/L (adjusted OR 3.39, 95% CI 1.83-6.28), non-ambulatory status (3.34, 1.84-6.05), pH of less than 7.35 (3.13, 1.52-6.42), respiration rate of at least 30 breaths per min (2.33, 1.28-4.24), and blood urea nitrogen of at least 7.14 mmol/L (2.20, 1.13-4.30) were independent risk factors in patients given appropriate initial antibiotic treatment. ... Interpretation: patients with two or more risk factors were at a higher risk of death during the 30 days assessed than were individuals with no or one risk factor, despite appropriate initial antibiotic treatment ...

解读：核心结果是回归分析的效应值，本文采用OR值和95%CI。列出了A、B、C、D指标和Y有关系。结论是这些指标和Y有关系。可以理解为描述可能与Y有关的因素有哪些，为后期精准研究白蛋白和Y的非线性关系，以及指标间的交互作用提供了参考资料。

▪ 二、同X同Y，有争议

"有争议"是很好的选题，因为同行都关注并且各执一词，需要新的证据。临床意义高、研究设计有模板、数据分析有参考、论文撰写有规范、拒绝意见相反的审稿人审稿。新手可能踩的坑都避开了。推荐优选：同类研究有争议，争议双方近年文章越来越多，出现了Meta分析。

（1）同题目近几年发表论文越来越多，表明同行关注是热点。

（2）同类研究有高分文章且结论不一致，是非常好的选题。有争议才有突破口。

例 维生素D与骨密度关系的研究[2]，2017年发表在 *Lancet Diabetes Endocrinol* 期刊（SCI IF=32分）原文：25-hydroxyvitamin D concentrations during fetal life and bone health in children aged 6 years: a population-based prospective cohort study.

摘要的背景：胎儿期的 25-羟维生素 D 浓度可能对骨骼发育产生长期影响，但之前的研究结果并不一致。作者调查了母婴 25(OH)D 浓度与儿童骨骼健康的关联。原文：Background: 25-hydroxyvitamin D (25[OH]D) concentrations during fetal life might have long-lasting effects on skeletal development, but results from previous studies are inconsistent. We investigated the associations of maternal and fetal 25(OH)D concentrations with childhood bone health.

解读：X 可能影响 Y，然而之前的研究结论**不一致**。因此研究 X 和 Y 的关系。论文撰写模板：X might have effects on Y, but results from previous studies are inconsistent. We investigated the associations of X with Y。

---

⑩ 成人髋部骨折术前等待时间与 30 天死亡的关系研究[3]，2017 年发表在 *JAMA* 期刊（SCI IF=51 分）原文：Association between wait time and 30-day mortality in adults undergoing hip fracture surgery.

1）X：术前等待时间。连续变量（时间，单位：天）。

2）Y：30 天内死亡。二分类（是/否）。

3）研究人群：成人髋部骨折患者。

4）基于人群的回顾性队列研究，population-based, retrospective cohort study。

结果：髋部骨折手术的成人中，术前等待时间的增加与 30 天死亡率和其他并发症的风险相关。术前等待时间超过 24 小时可能是高风险的阈值。

摘要的背景：虽然髋部骨折手术的等待时间与死亡率有关，并且在世界范围内被用作护理质量指标，但关于导致并发症的等待时间**存在争议**。本研究的目的是确定在并发症风险增加之前进行髋部骨折手术的最佳时间窗口。原文：Importance: Although wait times for hip fracture surgery have been linked to mortality and are being used as quality-of-care indicators worldwide, controversy exists about the duration of the wait that leads to complications. Objective: To use population-based wait-time data to identify the optimal time window in which to conduct hip fracture surgery before the risk of complications increases.

解读：对于连续变量 X，同 X 同 Y 的研究已有报道，本研究的创新性为统计分析采用曲线拟合计算 X（术前等待时间）的阈值，分析出非线性关系，更精准指导临床实践。

▪ 三、同 X 同 Y，换研究对象

（一）换人群

⑩ 在医疗保险人群中研究空气污染和死亡率的关系[4]，2017 年发表在 *NEJM* 期

刊，题目原文：Air Pollution and Mortality in the Medicare Population。

摘要的背景：研究表明长期暴露于空气污染会增加死亡率。然而，在空气污染水平已控制为低于最新的国家环境空气质量标准的人群中，空气污染与死亡率关系的证据有限。以前的研究主要涉及城市人口，并且没有能力来估计空气污染对已控制达标人群健康的影响。原文：Studies have shown that long-term exposure to air pollution increases mortality. However, evidence is limited for air-pollution levels below the most recent National Ambient Air Quality Standards. Previous studies involved predominantly urban populations and did not have the statistical power to estimate the health effects in underrepresented groups.

解读：摘要写到同类研究已有发表，然而在空气污染已控制达标的情况下，空气污染与死亡率的关系如何呢？尚缺乏证据。在国际标准的达标范围内，如果仍然发现空气污染与死亡的关系，那么是否提示需要修改国际标准呢？这也是开展本研究的意义。

例 饮用咖啡与死亡率的关系研究[5]，2017年发表在 *Annals of Internal Medicine* 期刊（SCI IF=25.3分）原文：Association of coffee consumption with total and cause-specific mortality among nonwhite populations.

摘要的背景：在前瞻性队列研究中，饮用咖啡与降低死亡风险有关。然而，非白人的数据很少。本研究目的为分析咖啡摄入与总死亡和特定原因死亡风险之间的关联。原文：Coffee consumption has been associated with reduced risk for death in prospective cohort studies; however, data in nonwhites are sparse. Objective: To examine the association of coffee consumption with risk for total and cause-specific death.

解读：X 为咖啡摄入量，Y 是死亡。同 X 同 Y 的研究已有论文发表，本研究在某人群中研究 X 和 Y 的关系。模板：X has been associated with reduced risk for Y in prospective studies; however, data in 研究对象 are sparse. Objective: To examine the association of X with risk for Y.

（二）换病种（亚型）

例 在第一个完整的卵巢刺激周期中女性肥胖对累积活产率的影响[6]，2019年发表在 *Frontiers in Endocrinology* 期刊（SCI IF=5.5分）原文：Impact of female obesity on cumulative live birth rates in the first complete ovarian stimulation cycle.

摘要的背景：之前研究表明女性超重/肥胖与新鲜胚胎移植周期中的妊娠结局不良有关。尚不清楚在第一个卵巢刺激周期移植所有可利用胚胎后的人群中，累积活产率(CLBR)是否会受到不利影响。原文：Female overweight/obesity has been reported to be associated with compromised pregnancy outcomes in fresh embryo transfer cycles. It is unclear whether the cumulative live birth rate (CLBR) is adversely affected after all viable embryos are transferred from the first ovarian stimulation cycle.

解读：*X*和*Y*的关系已有发表。然而在某类人群中还需要研究。论文撰写模板：*X* has been reported to be associated with *Y* in 人群. It is unclear whether the *Y* is affected from 人群.

例 PCI介入治疗后的白细胞计数和主要不良心血管事件的关系研究[7]，2017 年发表在 *Circ Cardiovasc Interv* 期刊（SCI IF=6.5分）原文：White blood cell count and major adverse cardiovascular events after percutaneous coronary intervention in the contemporary era: Insights from the PARIS Study (Patterns of Non-Adherence to Anti-Platelet Regimens in Stented Patients Registry).

摘要的背景：在急性冠脉综合征的患者中，白细胞计数升高与主要不良心血管事件增加有关。本研究的目的是评估在接受 PCI 介入治疗的患者人群中是否存在类似的关联。原文：Elevated white blood cell (WBC) count is associated with increased major adverse cardiovascular events (MACE) in the setting of acute coronary syndrome. The aim of this study was to evaluate whether similar associations persist in an all-comers population of patients undergoing percutaneous coronary intervention in the contemporary era.

解读：*X*和*Y*的关系已有发表。然而在某类人群中还需要研究。论文撰写模板：whether similar associations ... of patients undergoing PCI.

注意：同*X*同*Y*换病种时，这两个病种需要有关系，例如上面例子中将急性冠脉综合征的患者换成接受 PCI 介入治疗的患者，这是可以的，因为均为心脏病患者。同*X*同*Y*的研究，如果将重症监护的脓毒症患者换成慢性疾病（例如高血压）患者，临床意义会有风险，需要慎重考虑。

（三）本研究用了新标准

例 补充 DHEA 可改善卵巢储备减少的高龄患者体外受精周期的预后[8]，2019年发表在 *Frontiers in Endocrinology* 期刊（SCI IF=5.5分）原文：Dehydroepiandrosterone supplementation improves the outcomes of in vitro fertilization cycles in older patients with diminished ovarian reserve.

摘要的背景：据报道，补充 DHEA 对卵巢反应差或卵巢储备减少的患者的体外受精（IVF）结果有益。POSEIDON 是新建立的低预后患者标准。本研究旨在对符合 POSEIDON 标准的患者分析补充 DHEA 对 IVF 结果的潜在影响。原文：Dehydroepiandrosterone (DHEA) supplementation has been reported to have beneficial effects on the in vitro fertilization (IVF) outcomes of patients with poor ovarian response or diminished ovarian reserve. The Patient-Oriented Strategies Encompassing Individualized Oocyte Number (POSEIDON) stratification is a set of newly established criteria for low prognosis patients. The aim of this study was to examine the potential effects of DHEA supplementation on the IVF outcomes of patients who fulfill the POSEIDON group 4 criteria.

解读：X和Y的关系已经被研究过了。POSEIDON标准发布后，同类研究很少。创新点为采用了新的POSEIDON标准。**各疾病的诊断、治疗和亚型的国际标准会不断更新，需要基于新标准开展同X和Y的研究，临床意义在于提供新证据。**

▪ 四、同 X 同 Y，有局限性

找到已发表的同类研究的局限性，研究弥补这一局限性就是很好的选题。例如，之前的研究没有分析非线性关系（曲线拟合）、没有找特殊人群（交互作用）等。表2-2列出了常见的局限性和完善方案。

表 2-2　常见的局限性和完善方案

局 限 性	完善之处（创新点）	举 例
研究设计	研究设计类型	从横断面升级为队列研究
控制混杂	数据分析：控制更多混杂	根据临床意义收集更多可能的影响因素
报道X和Y的关系	数据分析：X通过G影响Y	根据临床意义分析交互作用、中介效应
报道X和Y的关系	数据分析：曲线拟合	找到阈值或饱和效应，发现最佳的治疗时间段
随访时间	数据库：随访更长时间	研究长期预后
指标的测量更完善	数据库	X的评估更全面等

（一）换研究设计类型

研究设计类型不同，证据力度不同。观察性研究得出的结果，需要试验性研究验证，因为试验性研究在控制混杂方面有优势。试验性研究得出的结果，需要观察性研究验证，因为观察性研究通常有样本量的优势，没有RCT那么严格的纳排标准，研究对象的范围更宽。

1. 已有试验性研究，开展观察性研究

例　羟氯喹在Covid-19住院患者中的观察性研究[9]，2020年发表在*NEJM*期刊（SCI IF=91分）原文：Observational study of hydroxychloroquine in hospitalized patients with Covid-19.

前言中写道：迄今为止，还没有可靠的临床试验表明这些药物对这种疾病的疗效，现有的临床试验存在不足……原文：However, to date, there have been no robust clinical trials that have shown efficacy of these agents for this illness, and the data that are available come from small studies that have either been uncontrolled or underpowered to detect meaningful clinical effects.

2. 已有观察性研究，开展试验性研究

例　胚胎移植自然周期与人工周期的随机对照、非劣效性试验[10]，2016年发表在 *Human Reproduction* 期刊（SCI IF=6.9分）原文：A randomized controlled, non-inferiority trial of modified natural versus artificial cycle for cryo-thawed embryo transfer.

摘要的背景：回顾性研究结果表明AC-FET 和 mNC-FET 对妊娠和活产率的影响。然而这些结果尚未得到前瞻性随机试验的证实。原文：What is already known: Pooling prior retrospective studies of AC-FET and mNC-FET results in comparable pregnancy and LBRs. However, these results have not yet been confirmed by a prospective randomized trial.

（二）控制更多混杂因素

例　母乳喂养时长与2型糖尿病关系的研究[11]，2019年发表在 *Maternal & Child Nutrition* 期刊（SCI IF=3.3分）原文：Breastfeeding duration in infancy and adult risks of type 2 diabetes in a high-income country.

摘要的背景：母乳喂养与成年期 2 型糖尿病风险降低的关联可能受混杂因素的影响。在调整了一系列产前和产后风险因素后，作者检查了母乳喂养的持续时间与成年期 2 型糖尿病风险的关系。原文：Observed associations between breastfeeding and reduced risk of type 2 diabetes in adulthood may be confounded. We examined if the duration of breastfeeding in infancy was associated with the risk of type 2 diabetes in adulthood after adjustment for a range of prenatal and postnatal risk factors.

解读：混杂是非常重要的，混杂可以使本来有关的X和Y看上去没有关系，或者使本来没有关系的X和Y看上去有关系。因此同X同Y的研究，需要不断完善对混杂因素的控制，逐渐接近X和Y的真实关系。

（三）随访时间短

例　女性轮班工作和冠心病风险的研究[12]，2016年发表在 *JAMA* 期刊（SCI IF=47.6分）原文：Association between rotating night shift work and risk of coronary heart disease among women.

X 是轮班工作：基线时轮流夜班工作的情况（每月 ≥ 3 夜班）。*Y* 是冠心病（CHD）。研究对象为女性（护士），研究设计是队列研究 Prospective Cohort Study, Nurses' Health Studies (NHS and NHS2)。

摘要的背景：轮班工作与冠心病（CHD）关系的前瞻性研究结果不一致，受到短期随访的限制。本研究旨在确定夜班轮班工作是否与冠心病风险相关。原文：Importance: Prospective studies linking shift work to coronary heart disease (CHD) have been inconsistent and limited by short follow-up. Objective: To determine whether rotating night shift work is associated with CHD risk.

解读：如果之前的研究**结论不一致**：危险因素、保护因素、阴性结果等。可以写 "inconsistent"。查找是否有局限性 "limited"。同 *X* 同 *Y* 的**摘要模板**：之前的同类研究结论不一致，有局限性（随访时间短）。注：*X* 和 *Y* 替换为本研究的指标。Prospective studies linking *X* to *Y* have been inconsistent and limited by short follow-up.

论文的前言是上述内容的扩展，详细介绍了具体争议和局限性。前言第一段：简要罗列与 *X* 有关的研究。**突显 *X* 的重要性**。*Y* 与本研究相同或不同。第二段：简述同 *X* 同 *Y* 的研究，以及不足之处。包括：研究设计、核心结果（写出作用大小，而非单纯列出 *P* 值），以及本研究如何完善上述不足。

结论：在女性护士中轮班工作与 CHD 风险的关系虽然统计上显著，然而对 CHD 风险的增加实际作用小。原文：Conclusions and relevance: Among women who worked as registered nurses, longer duration of rotating night shift work was associated with a statistically significant but small absolute increase in CHD risk.

（四）深入研究交互作用

例 早产儿 Apgar 评分和新生儿死亡风险的观察性研究[13]，一个老生常谈的话题 2020 年发表在 *NEJM*（SCI IF=91 分）。*X* 是 Apgar 评分，*Y* 是新生儿死亡，*G* 是孕周（早产），研究人群是新生儿，研究设计为队列。

摘要的背景：胎龄是早产新生儿死亡（出生后 28 天内死亡）的主要决定因素。胎龄和 Apgar 评分对新生儿死亡风险的联合影响尚不清楚。原文：Gestational age is the major determinant of neonatal death (death within the first 28 days of life) in preterm infants. The joint effect of gestational age and Apgar score on the risk of neonatal death is unknown.

解读：同 *X* 同 *Y* 的研究已有发表，然而孕周对 *X* 和 *Y* 关系的影响尚不知道。从统计分析角度看，孕周是交互作用项，即在不同孕周时 *X* 和 *Y* 的关系是不同的。论文撰写模板：*X* is the major determinant of *Y* in 人群. The joint effect of *G* and *X* on the risk of *Y* is unknown.

临床意义：补充美国儿科学会指南。作者在前言第三段提出了对美国儿科学会目前政策的质疑和理由：美国儿科学会目前的政策声明包括一个总体建议，即"Apgar评分不能预测个体新生儿死亡率或神经系统结局，因此不应用于该目的"，没有关于早产儿使用Apgar评分的具体建议。原文：Nevertheless, a current policy statement of the American Academy of Pediatrics includes an overall recommendation that "the Apgar score does not predict individual neonatal mortality or neurologic outcome and should not be used for that purpose", with no specific recommendation regarding the use of the Apgar score in preterm infants. Because neonatal mortality increases substantially with decreasing gestational age.

（五）深入研究机制：*X*通过*G*影响*Y*

例 母乳喂养史和发生子宫内膜异位症的风险：前瞻性队列研究[14]，2017年发表在*BMJ*期刊（SCI IF=39分）原文：History of breast feeding and risk of incident endometriosis: prospective cohort study。*X*是母乳喂养总时间（连续变量，分类变量）、纯母乳喂养（连续，分类），*Y*是发生子宫内膜异位症（是/否），*G*是产后闭经（是/否），研究人群是女性（护士），队列研究，Prospective Cohort Study, Setting Nurses' Health Study Ⅱ, 1989–2011。

摘要的结果：全母乳喂养与子宫内膜异位症的关系部分受产后闭经的影响［介导的百分比为全母乳喂养的34%（95%可信区间15%～59%）］。原文：The association with total breast feeding and exclusive breast feeding on endometriosis was partially influenced by postpartum amenorrhea [% mediated was 34% (95% confidence interval 15% to 59%) for total breast feeding and 57% (27% to 82%) for exclusive breast feeding].

摘要的结论：在经历至少一次怀孕且持续至少6个月的女性中，母乳喂养与发生子宫内膜异位症的风险呈负向的关联。这种关联受到产后闭经的部分（但不是全部）影响，表明母乳喂养可能通过闭经和其他机制影响子宫内膜异位症的风险。原文：Among women who experienced at least one pregnancy that lasted at least six months, breast feeding was inversely associated with risk of incident endometriosis. This association was partially, but not fully, influenced by postpartum amenorrhea, suggesting that breast feeding could influence the risk of endometriosis both through amenorrhea and other mechanisms.

解读：之前同*X*同*Y*的研究已有发表，本研究深入研究发现*X*通过*G*影响了*Y*。数据分析创新点为发现了中介效应。

（六）X的评估更全面

例 夜班工作和遗传风险与2型糖尿病的关系研究[15]，2018年发表在*Diabetes Care*期刊（SCI IF=13.3分）原文：Night shift work, genetic risk, and type 2 diabetes in the UK Biobank.

在本研究发表前，已有多篇同类文章发表。例如，2015年前有八项前瞻性队列研究和四项横断面研究，总样本量226 652例。然而不同研究结果差异大，推测是因为X的测量不全面。本研究创新点：X（夜班工作）的评估更加全面；方法学部分详细描述夜班工作的测量问卷，包括什么时间测量的？由谁测量的？测量的什么？**选题来源：同X同Y有局限性，本研究X的评估更完善。**

▪ 五、同 X 同 Y，还未被研究过

检索不到同类研究的SCI论文，可以参考这篇文章在摘要的背景里写Has not been studied yet[16]，然而一定要给出一个理由，让审稿人理解你为何写这篇文章。原文中前面的两句话都是在解释这篇研究的临床背景。原文：Elective freezing of all embryos, followed by frozen-thawed ET cycles emerged to prevent risk of ovarian hyperstimulation syndrome and to allow endometrium recovery after controlled ovarian stimulation, leading to better IVF outcomes. Blastocyst freeze-all policy can minimize the number of abnormal embryos and consequently failed ETs, but its efficacy in terms of cumulative rates has not been studied yet.

▪ 六、换 X 或换 Y

例 丹麦一项基于人群的前瞻性研究分析淋巴细胞减少症以及感染和感染相关死亡的风险[17]，2018年发表在*PLoS Med*期刊（SCI IF=11分）原文：Lymphopenia and risk of infection and infection-related death in 98 344 individuals from a prospective Danish population-based study.

摘要的背景：中性粒细胞减少症会增加感染的风险，但尚不清楚这是否也适用于淋巴细胞减少症。因此，作者检验了淋巴细胞减少与普通人群感染和感染相关死亡风险增加有关的假设。原文：Neutropenia increases the risk of infection, but it is unknown if this also applies to lymphopenia. We therefore tested the hypotheses that lymphopenia is associated with increased risk of infection and infection-related death in the general population.

解读：Z和Y的关系已经被研究了，然而X和Y的关系并不清楚。因此本研究假设是：在某人群中X和Y有关系。注意：前提条件是Z和X有关。上例中，Z（中性粒细胞减少症）和Y（感染）的关系已经被研究了，然而X（淋巴细胞减少症）和感染的关系并不清楚。因此本研究假设是：在某人群中X（淋巴细胞减少症）和Y有关系。前提条件是Z（中性粒细胞减少症）和X（淋巴细胞减少症）有关，属于同类血液系统疾病。

例 慢性冠状动脉疾病患者的低舒张压与心绞痛关系研究[18]，2018年发表在*JACC*期刊（SCI IF=24分）原文：Low diastolic blood pressure is associated with angina in patients with chronic coronary artery disease.

摘要的背景：在冠状动脉疾病患者中，低舒张压与心肌梗死风险增加有关，但其与心绞痛的关系尚不清楚。原文：In patients with coronary artery disease (CAD), low diastolic blood pressure (DBP) is associated with increased risk of myocardial infarction, but its association with angina is unknown.

解读：X不变，人群不变，换同类指标Y。撰写参考：but its association with angina is unknown.

七、X的变化和Y的关系

例 从童年到成年早期超重的变化和2型糖尿病的风险关系研究[19]，2018年发表在*NEJM*期刊（SCI IF=91分）原文：Change in overweight from childhood to early adulthood and risk of type 2 diabetes .

摘要的背景：儿童期超重与成年期2型糖尿病风险增加有关。作者调查了在成年早期之前缓解超重是否会降低这种风险。原文：Childhood overweight is associated with an increased risk of type 2 diabetes in adulthood. We investigated whether remission of overweight before early adulthood reduces this risk.

解读：之前的研究是做体重和糖尿病的关系，本研究做体重的变化和糖尿病的关系。思路是：体重和糖尿病有关，那么改善体重（即体重变化）是否与糖尿病有关呢？

八、X和Y变化的关系

例 在CKD人群中低镁血症和全因死亡以及eGFR降低的关系[20]，2013年发表在

American Journal of Medicine 期刊（SCI IF=4.9分）原文：Hypomagnesemia and the risk of death and GFR decline in chronic kidney disease.

摘要的背景：低镁血症可预测一般人群的心血管疾病发病率和死亡率，以及肾移植受者和糖尿病患者的肾功能加速丧失。旨在确定低镁血症对慢性肾病全因死亡率和估计肾小球滤过率 (eGFR) 下降的预后意义。原文：Hypomagnesemia predicts cardiovascular morbidity and mortality in the general population and accelerated loss of kidney function in renal transplant recipients and diabetics. ... We aimed to establish the prognostic significance of hypomagnesemia for all-cause mortality and decline in estimated glomerular filtration rate (eGFR) in chronic kidney disease.

解读：之前的研究是做低镁血症和eGFR的关系，本文研究低镁血症和eGFR变化的关系。

第四节 · 选题的创新性

一、 在现有基础上创新

"新"和"旧"是相对的，创新是在现有研究基础上进行创新。临床研究关于因果联系的推断是逐步建立完善的。通常先开展描述性研究，了解基本特征，再进行关联分析逐步深入。例如美国辅助生殖技术临床信息报告系统系列研究Society for assisted reproductive technology clinic outcomes reporting system (SART CORS)。发表论文70余篇，包括生殖医学的 *Fertil Steril, American Journal of Obstetrics and Gynecology*，以及 *NEJM, JAMA Pediatr* 等顶刊。

自从1981年第一个使用辅助生殖技术（ART）受孕的美国婴儿出生，根据1992年生育诊所认证法案（FCSRCA）的规定，美国CDC于1996年开始收集有关在美国执行的所有ART的数据。1995—2003年的ART数据是从辅助生殖技术协会（SART）通过其专有的临床信息报告系统数据库（SART CORS）获得的。2004年以来，美国CDC与统计调查研究机构Westat, Inc.签订了合同，通过美国CDC开发的基于网络的数据收集系统国家ART监测系统(NASS)从美国的生育诊所获取数据。

先开展描述性研究，核心结果是描述指标分布情况，包括活产、移植胚胎数、单胚胎移植（eSET）率、多胞胎婴儿、低出生体重和早产等。例如ART总数，2009年共向美国CDC报146 244例ART。产生45 870名活产分娩和60 190名婴儿。各州ART总数：加利福尼亚州（18 405）、纽约州（14 539）、伊利诺伊州（10 192）、马萨诸塞州（9 845）、新泽西州（9 146）和得克萨斯州（8 244）的居民中进行了最多的ART手术。

这六个州总共报告了ART导致的活产分娩数量最多，占所有ART的48%、所有ART出生婴儿的46%和所有ART多胎分娩的45%，但仅占美国所有新生儿的34%。在全国范围内，接受ART受孕的婴儿约占所有低出生体重（<2 500 g）婴儿的6%，从密西西比州的1.3%到马萨诸塞州的15%，占所有极低出生体重（<1 500 g）婴儿的6%，从阿拉斯加州的1%到新泽西州的15%[21]。

2009—2011年进行描述性研究，论文题目包括：单胎助孕后代性别比例，双胎辅助妊娠的早期流产，单胎辅助妊娠的早期流产，胚胎的分级，辅助生殖技术的累积活产率（CLBR），美国单胚胎移植的实践模式和结果。**并且在描述特征的基础上开展关联分析**：胚胎移植数和妊娠结局的关系，肥胖对辅助生殖技术疗效的影响，女性肥胖对妊娠和活产率的不利影响，男性因素对辅助生殖技术疗效的影响，种族差异和体重指数对妊娠和活产率的影响，第一个周期治疗情况与后续周期疗效的关系，卵巢过度刺激综合征的影响因素以及对辅助生殖技术疗效的影响。

2012—2015年进行描述性研究，论文题目包括：辅助生殖技术的累计活产率，辅助生殖技术的活产率和出生结局，单卵裂性（MZ）相关的因素以及随后妊娠中复发的风险，不孕症分娩结局，辅助生殖技术治疗与不良事件的关系。**开展关联分析**：活产对下一次移植活产率的影响，胚胎形态质量与活产的关系，父亲年龄对妊娠的影响，辅助生殖技术与癌症的关系，移植胚胎数与不良妊娠结局的关系，辅助生殖技术和早产、低出生体重、胎龄和围产期死亡的关系。从题目中可见研究的指标和精细度逐步深入。**并在此基础上开展预测模型研究**：前三个周期内活产和多胞胎的预测模型，活产和多胎出生率预测模型的验证。

2016—2018年继续开展描述性研究，论文题目包括：不孕症治疗的出生结局，患癌症女性的胚胎库情况，患癌症女性使用已保存胚胎的情况，是否接受辅助生殖技术的女性的住院分娩情况，双胞胎的不良妊娠、分娩和婴儿结局情况，孕产妇状况和妊娠、分娩和婴儿结局情况。**创新性体现在对于较罕见指标的描述，涉及癌症、双胞胎等人群**。**关联分析的研究**：输卵管结扎女性ICSI与妊娠率和活产率的关系，辅助生殖技术和围产期结局的关系，辅助生殖技术和母亲不良事件的关系，患癌症女性辅助生殖技术的使用和结果，辅助生殖技术和出生缺陷的关系，冷冻和新鲜周期与出生体重的关系。**开始涉及不良事件、出生缺陷等指标**。

2019年描述性研究进展到了严重孕产妇疾病领域，论文题目包括：通过孕产妇生育状况调查严重孕产妇疾病的风险，孕产妇生育状况引起的严重孕产妇疾病发生的风险。关联分析的研究也更加深入，更多关注了罕见结局指标，例如儿童癌症等：美国体外受精与儿童癌症的关系研究，体外受精和妊娠高血压疾病的风险研究。

二、从描述性研究到关联分析

开展临床研究是个系统工程，顶层设计很重要，是逐步深入的过程。首先是描述性研究，目的是了解疾病的一般资料，例如某疾病患者人群特征、年龄分布、性别比例、并发症和预后情况等。通常是横断面研究或者开展队列研究，描述随时间变化的变量。对于人们认识疾病是有帮助的。第二步是进行关联分析，例如危险因素研究、治疗方案和预后的研究等。更进一步深入探讨因果关系，及 X 和 Y 的关系。第三步可以进行一些创新，例如进行多次随访的重复测量，进行指标的动态研究，基于分型或预测模型指导临床治疗。

有临床意义的研究通常同行已经在开展，如何体现本研究选题的创新性呢？从数据分析角度看，有两大创新点：① 发现非线性关系，如基于易俪软件"平滑曲线拟合"和"阈值效应分析"模块；② 找到特殊人群，如基于易俪软件"交互作用检验"和"快速扫描交互作用"模块。

第五节·基于数据挖掘选题

选题是临床科研的灵魂。科研假设可以基于专业知识、查阅文献结合实践经验而提出。但很多时候研究者有明确需要研究的结果变量 Y，如某病的发生、发展，但不知道什么因素影响 Y，此时可以运用数据挖掘的方法，基于现有数据，探索数据内部规律和变量间的关系，帮助提出科研假设。

本节介绍如何运用易俪统计软件数据分析菜单下的"诊断数据关联关系""扫描数据关联关系""快速扫描交互作用"三个模块进行数据挖掘。

一、寻找 X：扫描关联关系模块

目的是寻找数据中哪些变量和 Y 有关系。原理可以简单理解为：通过看结果来找原因。比如临床上的一个患者，不知道病灶在哪里时，可以做一个磁共振扫描，从头到脚全部扫一遍，通过看结果并结合临床经验，判断哪里有问题。软件操作：数据分析—快速探查—扫描数据关联关系模块。例如用软件自带的demo数据操作如图2-1所示，设置 Y 为HBP，点击"查看结果"。

结果解读：对数据库中所有变量进行了扫描，并且根据 P 值排序。看第一列的星号，星号越多表明 P 值越小，越显著（图2-2）。

X 的最优选择原则：第一，选与 Y 关系显著的指标，即 P 值小的指标，这个不难理

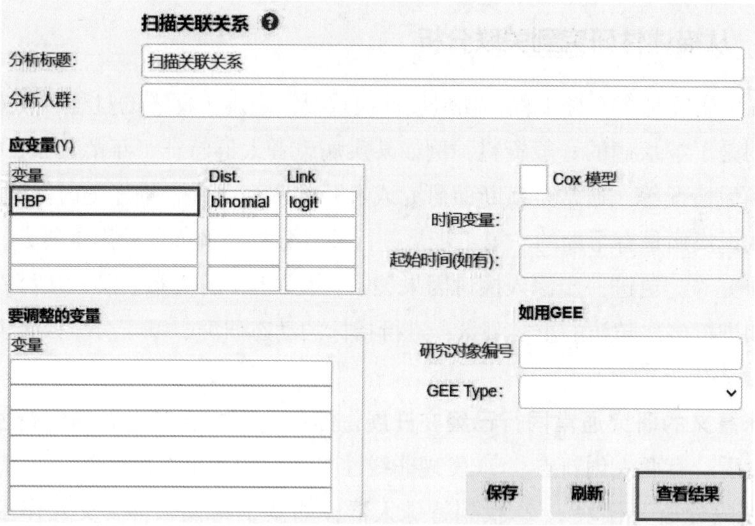

图 2-1 扫描关联关系模块操作设置

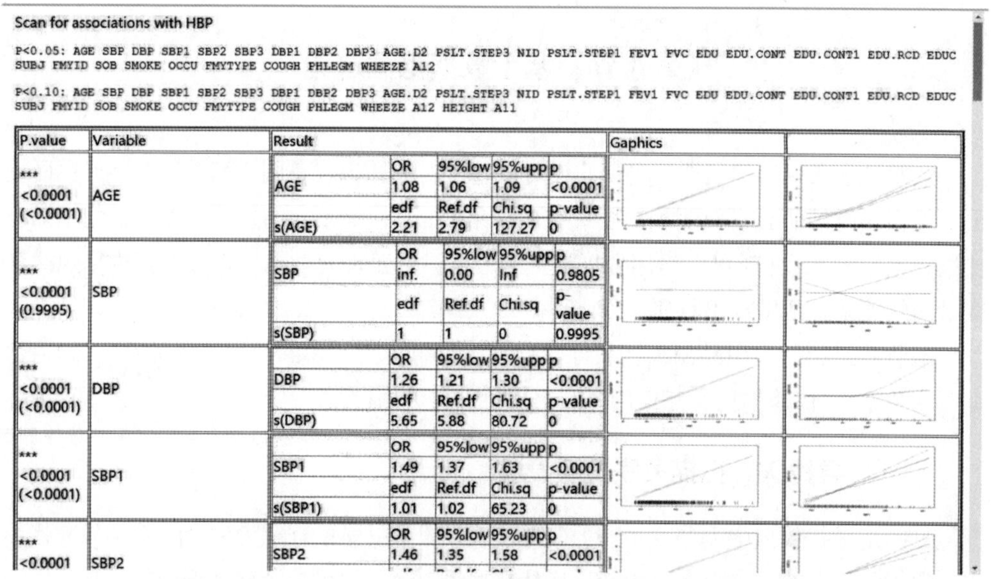

图 2-2 扫描关联关系模块结果界面

解，P值显著是找到了有阳性发现的指标。第二，选实际意义大的变量，有临床意义的变量，例如治疗方案。第三，选可以改变的因素，例如体重指数、血脂等。不建议选年龄、性别等不可改变的因素。如果是辅助生殖等专业方向，年龄也是比较好的X，因为有临床意义。第四，建议选连续变量，可以做曲线拟合，精准地寻找X和Y的关系，这是文章的亮点。

▪ 二、 寻找 G: 快速扫描交互作用模块

如果已经收集好数据，发现同 X 同 Y 的文章已经很多。可以用"快速扫描交互作用"模块挖掘出创新点。深层次地挖掘潜在的关联关系，扫描数据中所有指标，找到对 X 和 Y 关系强的影响因素 G。例：练习项目"demo"，调用"快速扫描交互作用"模块，选择变量（Y）为HBP，如图2-3所示。

点击"查看结果"，将得出两个表，第一个表是概览（图2-4），列出 Y, X 和交互作用 X（modifier）。Min P. terms是交互项分层后每一层 P 值的最小值。P. interaction是交互作用的 P 值。按交互作用 P 值显著性排序。第一列数字是超链接，点击可以跳转到第二张表对应的信息，方便用户快速查询。

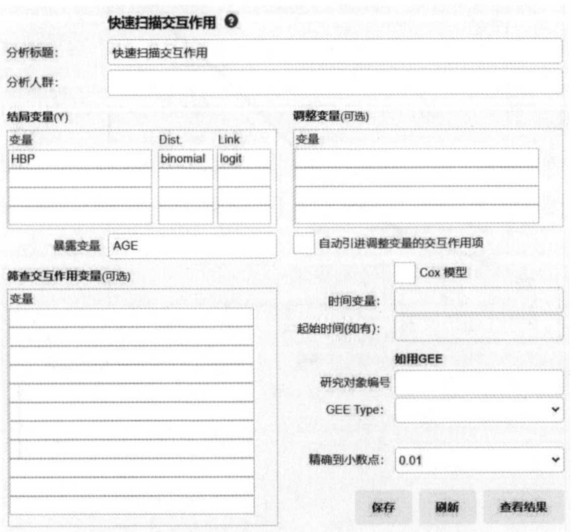

图2-3　快速扫描交互作用模块操作设置

Scan for Interactions

Summary

	Y(Outcome)	X	X(modifier)	Min P. terms	P.interaction
1	HBP	AGE	DBP3 Tertile	<0.0001	0.0009 ***
2	HBP	AGE	SUBJ Tertile	<0.0001	0.0016 **
3	HBP	AGE	FMYID Tertile	<0.0001	0.0018 **
4	HBP	AGE	SEX	<0.0001	0.0028 **
5	HBP	AGE	DBP2 Tertile	<0.0001	0.0037 **
6	HBP	AGE	SBP2 Tertile	<0.0001	0.0091 **
7	HBP	AGE	FEV1 Tertile	<0.0001	0.0238 *
8	HBP	AGE	SMOKE	<0.0001	0.0254 *
9	HBP	AGE	ALH	<0.0001	0.0433 *
10	HBP	AGE	DBP1 Tertile	<0.0001	0.0634
11	HBP	AGE	DBP Tertile	<0.0001	0.0679
12	HBP	AGE	A11	<0.0001	0.0755
13	HBP	AGE	EDU	<0.0001	0.0849
14	HBP	AGE	HEIGHT Tertile	<0.0001	0.0861
15	HBP	AGE	FVC Tertile	<0.0001	0.1041
16	HBP	AGE	A12	<0.0001	0.1213
17	HBP	AGE	WEIGHT Tertile	<0.0001	0.1901
18	HBP	AGE	SMKAMT Tertile	<0.0001	0.2494
19	HBP	AGE	FMYTYPE	<0.0001	0.2527
20	HBP	AGE	SBP3 Tertile	<0.0001	0.3015

图2-4　**快速扫描交互作用模块结果界面**
（汇总）

第二个表是详细的结果，N 是每层样本量，后面列出每层效应值和95%CI和各层 P 值。最后一列是交互作用检验的 P 值。如果 Y 是连续变量，列出的Coeff.是 β（图2-5）。

当 X 是连续变量时，自动给出分层的曲线拟合图，后缀是png格式（图2-6）。

适用条件：

（1）Y 变量类型可以是多种，如正态分布、二项分布、泊松分布等，软件自动识别变量类型，给出默认的分布与联系函数，用户也可以重新定义分布类型与联系函数。

（2）Y 可以是时间依赖的生存状态，此时需要给定时间变量，软件将调用Cox模型分析数据，寻找与生存状态有关的变量。

X (risk variable): AGE

Y: HBP	N	OR	95%CI Low	95%CI High	P value	P(interaction)

FMYTYPE						0.2527
0	88	1.05	1.01	1.10	0.0280 *	
1	707	1.08	1.07	1.10	<0.0001 ***	
Total	795	1.08	1.06	1.09	<0.0001 ***	

图2-5　快速扫描交互作用模块结果界面（详细）

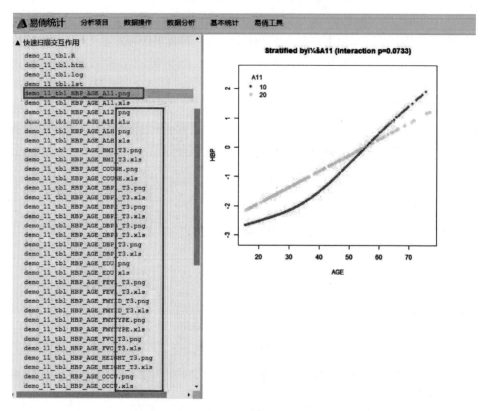

图2-6　快速扫描交互作用模块结果曲线拟合图

（3）可以使用Cox模型分析配对的病例对照研究资料，此时需要给定配对组编号。

（4）如果研究对象之间存在内部相关性，调用广义估计方程（GEE）分析。适用于重复测量数据类型。

（5）可以给出要调整的变量，分析调整这些变量后的交互作用。

交互项的最优选择原则：一是选交互作用显著的，P for interaction值小的。这个不难理解，交互作用P值显著是找到了有阳性发现的指标。二是选实际意义大的变量，有临床意义的变量，例如治疗方案。三是选可以改变的因素，例如体重指数、血脂和吸烟等，不建议选年龄、性别等不可改变的因素。如果是辅助生殖等专业方向，年龄也是比较好的X，因为有临床意义。

▪ 三、寻找特殊人群：诊断数据关联关系模块

运用"诊断数据关联关系"模块，分析人员只需给出想要研究的一个Y，结果就会输出数据库中与之有关的所有变量；如果同时还给出了一个X，结果输出的是在曲线拟合调整了X后，还有哪些因素与Y有关。

该模块输出X与Y的散点与曲线拟合图，进行可视化数据分析，即可直接在图形上重新圈出研究对象，进行分组比较，挖掘潜在的有科研价值的信息。

例 打开易侕软件自带的练习项目"demo"，调用数据分析—快速探查菜单下的"诊断数据关联关系"模块。选择变量（X）为AGE；选择变量（Y）为SBP，点击"递交"，结果如图2-7所示。这是两变量的散点加曲线拟合图，散点分成红、黑、蓝三种颜色，分别表示Y的残差高、中、低三组。

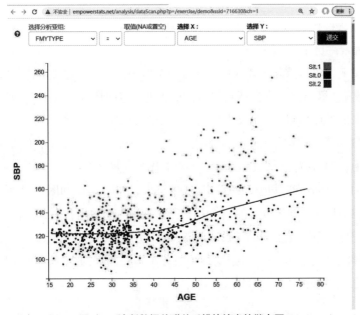

图2-7　诊断数据关联关系模块输出的散点图

散点图的下方列出残差高、中、低三组人数，及其对应的X值与Y值的范围。对这三组进行比较，可以发现在调整了X的作用后，还有哪些变量与Y有关。模块自动输出了每个变量三组间的比较结果，如图2-8所示。

Selected points:

Name	Select 1: (N=199)	Select 0: (N=397)	Select 2: (N=199)
AGE	42.41 (15.17) [15.7 - 77]	33.94 (11.69) [15.6 - 76.1]	41.19 (15.22) [16 - 75.9]
SBP	159.12 (23.5) [133 - 255]	125.1 (8.29) [113 - 155]	111.83 (10.84) [88 - 148]

Scan variables for associations with SBP

Name	P value			Select 1	Select 0	Select 2	Total
DBP	< 0.00001		(N) Mean ± SD Median (Q1 - Q3) Min - Max	(199) 79.73 ± 13.39 78 (71 - 84) 60 - 149	(397) 66.43 ± 8.19 67 (60 - 73) 50 - 80	(199) 65.31 ± 7.6 66 (60 - 71) 50 - 79	(795) 69.48 ± 11.31 69 (62 - 76) 50 - 149
A11	< 0.00001		10 20	137 (69.2%) 61 (30.8%)	302 (77.2%) 89 (22.8%)	173 (89.6%) 20 (10.4%)	612 (78.3%) 170 (21.7%)
HBP	< 0.00001		0 1	38 (19.1%) 161 (80.9%)	370 (93.2%) 27 (6.8%)	192 (96.5%) 7 (3.5%)	600 (75.5%) 195 (24.5%)
SBP1	< 0.00001		(N) Mean ± SD Median (Q1 - Q3) Min - Max	(199) 159.64 ± 24.06 154 (143 - 173.5) 126 - 259	(397) 125.16 ± 9.54 124 (119 - 130) 106 - 158	(199) 111.46 ± 11.47 110 (104 - 117) 91 - 156	(795) 130.36 ± 23.25 125 (116 - 140) 91 - 259
SBP2	< 0.00001		(N) Mean ± SD Median (Q1 - Q3) Min - Max	(199) 158.95 ± 23.6 151 (141.5 - 170) 126 - 255	(397) 124.99 ± 9.69 124 (118 - 130) 105 - 160	(199) 111.9 ± 11.42 111 (104 - 117) 82 - 154	(795) 130.22 ± 22.87 125 (115 - 140) 82 - 255
SBP3	< 0.00001		(N) Mean ± SD Median (Q1 - Q3) Min - Max	(199) 158.76 ± 24.71 153 (140 - 170) 124 - 251	(397) 125.16 ± 10.62 124 (118 - 132) 99 - 167	(199) 112.13 ± 13.6 111 (103 - 120) 78 - 158	(795) 130.31 ± 23.53 126 (116 - 139) 78 - 251

图2-8　诊断数据关联关系模块输出的各组间比较的结果

比较的结果按照 P 值排序，不仅有表格输出，而且有图形显示，所有其他变量中，与 Y 有关的因素一目了然。

在散点图上，可以重新选择区域，并点击图形操作菜单，定义所选区域内的观察对象为第1组或第2组，然后点击更新图形，重新进行组间比较。如把人群分成年轻的高血压组、年老的低血压组、其他人，比较这三组间的差异。

操作步骤如下：选取年轻高血压的数据点，点击图形操作菜单，保存为组1，然后选取年老低血压的数据点，保存为组2，并更新图形（图2-9）。

得出新的三组间所有其他变量逐一比较的结果，如图2-10和图2-11所示。

该模块也适用于单个变量（ Y ），扫描出哪些变量与 Y 的高、中、低有关。因为没有给出 X 变量，与上面所述不同的是没有调整 X 的作用。该模块也适用于分类变量，如图2-12显示咳嗽与指标EDU（三分类变量）的分布图，原点的直径反映分组频数的相对高低，同样也可以重新选点、分组比较。

▪ 四、实例：结果跟预期相反怎么办？基于 R 语言的可视化数据分析

研究某指标 A 和非酒精性脂肪肝的关系。临床上认为指标 A 越高，非酒精性脂肪肝风险越高，即指标 A 是危险因素。然而研究者的数据得出的结果却是相反的，平滑曲线拟合结果如图2-13所示。

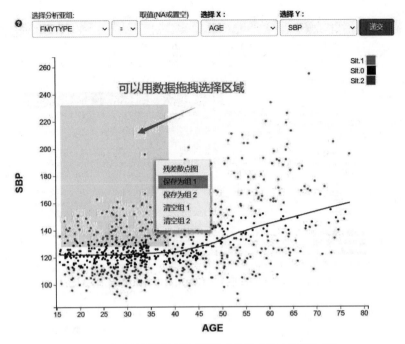

图2-9　在诊断数据关联关系模块中选取感兴趣的研究对象

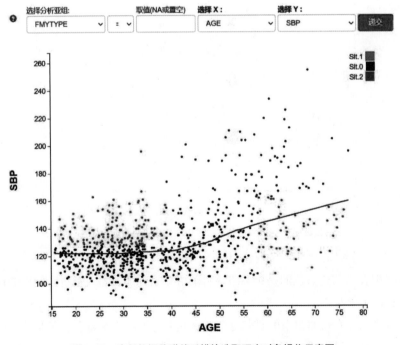

图2-10　诊断数据关联关系模块选取研究对象操作示意图

Selected points:

Name	Select 1: (N=147)	Select 0: (N=595)	Select 2: (N=53)
AGE	28.5 (5.83) [16.7 - 38.8]	37.78 (12.95) [15.6 - 77]	65 (5.31) [58.3 - 76.1]
SBP	138.84 (10.44) [128 - 196]	127.54 (24.61) [88 - 255]	137.53 (13.89) [107 - 162]

Scan variables for associations with SBP

Name	P value			Select 1	Select 0	Select 2	Total
NID	< 0.00001		(N) Mean ± SD Median (Q1 - Q3) Min - Max	(147) 10.48 ± 4.12 12 (11 - 13) 1 - 16	(595) 7.09 ± 5.56 11 (2 - 12) 1 - 17	(53) 1.34 ± 0.48 1 (1 - 2) 1 - 2	(795) 7.33 ± 5.52 11 (2 - 12) 1 - 17
FEV1	< 0.00001		(N) Mean ± SD Median (Q1 - Q3) Min - Max	(134) 4.05 ± 0.85 4.08 (3.36 - 4.51) 2.2 - 7.11	(542) 3.42 ± 1.07 3.44 (2.78 - 4.12) 0.47 - 7.57	(48) 2.03 ± 0.94 2 (1.51 - 2.65) 0.42 - 4.01	(724) 3.45 ± 1.12 3.46 (2.78 - 4.2) 0.42 - 7.57
FVC	< 0.00001		(N) Mean ± SD Median (Q1 - Q3) Min - Max	(134) 5.11 ± 1.07 5.09 (4.22 - 5.84) 2.96 - 7.73	(542) 4.49 ± 1.11 4.42 (3.67 - 5.18) 1.78 - 8.81	(48) 3.34 ± 0.89 3.29 (2.69 - 4.06) 1.34 - 5.08	(724) 4.53 ± 1.16 4.44 (3.7 - 5.23) 1.34 - 8.81
SOB	< 0.00001		0 1	112 (76.7%) 34 (23.3%)	431 (72.8%) 161 (27.2%)	20 (38.5%) 32 (61.5%)	563 (71.3%) 227 (28.7%)

图2-11 诊断数据关联关系模块输出的各组间比较的结果

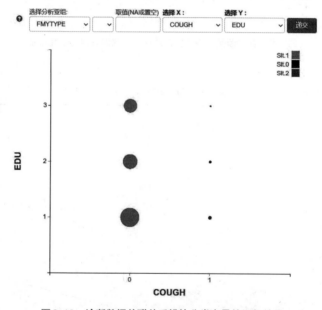

图2-12 诊断数据关联关系模块分类变量的运行结果

横坐标是指标A的水平，纵坐标为非酒精性脂肪肝发生的概率（1=有，0=无）。红色的是曲线拟合，两边蓝色的是95%CI。看图可知指标A高的人脂肪肝发生的概率反而低，这在临床上解释不通。

问题就集中在右边圈出来的研究对象，是它们导致结果很奇怪。于是单独研究这些对象，到底有什么特殊性（图2-14）。用"诊断数据关联关系"模块，选出这部分研究

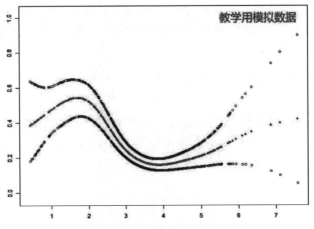

图2-13　某指标A和非酒精性脂肪肝的曲线拟合图

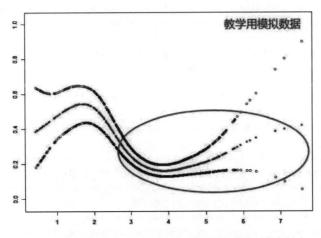

图2-14　某指标A和非酒精性脂肪肝的曲线拟合图（加标注）

对象（指标A高且脂肪肝发生率低的）保存成一个组，其他的人是另一个组。易侕软件自动计算出其他所有变量在两组间的差异，发现显著性排在前面的有ALT。临床上解释为：对于肝功能很好的患者，即使指标A很高，也不会发生非酒精性脂肪肝。这就提示需要在研究的排除标准里面加上一条，即排除肝功能情况很好的患者。作者结合临床参考值范围确定排除标准后，论文顺利发表了[22]。

　　如果研究者在做研究设计的时候，根据临床意义想到了这条排除标准，后面数据分析就不会出现这个问题。然而没人能保证自己的研究设计是完美的。后期发现问题，就要及时补救。

　　如何写排除标准和设置排除标准的原因呢？可以参考2016年发表在*NEJM*的一篇论文。题目是Clinical significance of symptoms in smokers with preserved pulmonary function（保留肺功能吸烟者的临床症状）[23]。文章排除了肥胖（BMI>40）的人，原因是既往文献报道肥胖可导致肺活量测定异常和呼吸困难，也就是跟本研究的 Y 关系密切的大混杂被排除了。讨论中的原文：Obesity can cause abnormal findings on spirometry and accentuate dyspnea.18,19 Extremely obese persons (BMI, >40) were excluded from this study.

　　临床医生最懂临床现象，要善于思考、合理解释数据分析结果。做临床科研，常识很重要。善用工具也很重要，基于数据挖掘开展二次科研设计，"诊断数据关联关系"模块可以帮助深入挖掘数据信息。

（陈星霖）

参考文献

[1] Shindo Y, Ito R, Kobayashi D, et al. Risk factors for 30-day mortality in patients with pneumonia who receive appropriate initial antibiotics: an observational cohort study[J]. The Lancet Infectious Diseases, 2015, 15(9): 1055–1065.

[2] Garcia A H, Erler N S, Jaddoe V W, et al. 25-hydroxyvitamin D concentrations during fetal life and bone health in children aged 6 years: a population-based prospective cohort study[J]. Lancet Diabetes Endocrinol, 2017, 5(5): 367–376.

[3] Pincus D, Ravi B, Wasserstein D, et al. Association between wait time and 30-day mortality in adults undergoing hip fracture surgery[J]. JAMA, 2017, 318(20): 1994.

[4] Di Q, Wang Y, Zanobetti A, et al. Air pollution and mortality in the medicare population[J]. N Engl J Med, 2017, 376(26): 2513–2522.

[5] Park S Y, Freedman N D, Haiman C A, et al. Association of coffee consumption with total and cause-specific mortality among nonwhite populations[J]. Annals of Internal Medicine, 2017, 167(4): 228–235.

[6] Ding W, Zhang F, Liu X, et al. Impact of female obesity on cumulative live birth rates in the first complete ovarian stimulation cycle[J]. Frontiers in Endocrinology, 2019, 10: 516.

[7] Shah B, Baber U, Pocock S J, et al. White blood cell count and major adverse cardiovascular events after percutaneous coronary intervention in the contemporary era: Insights from the PARIS Study (Patterns of Non-Adherence to Anti-Platelet Regimens in Stented Patients Registry)[J]. Circ Cardiovasc Interv, 2017, 10(9): 800.

[8] Chen S, Tsui K, Wang P, et al. Dehydroepiandrosterone supplementation improves the outcomes of in vitro fertilization cycles in older patients with diminished ovarian reserve[J]. Frontiers in Endocrinology, 2019, 10(15): 800.

[9] Geleris J, Sun Y, Platt J, et al. Observational study of hydroxychloroquine in hospitalized patients with Covid–19[J]. The New England Journal of Medicine, 2020, 382(25): 2411–2418.

[10] Groenewoud E R, Cohlen B J, Al-Oraiby A, et al. A randomized controlled, non-inferiority trial of modified natural versus artificial cycle for cryo-thawed embryo transfer[J]. Human Reproduction, 2016, 31(7): 1483–1492.

[11] Bjerregaard L G, Pedersen D C, Mortensen E L, et al. Breastfeeding duration in infancy and adult risks of type 2 diabetes in a high-income country[J]. Maternal & Child Nutrition, 2019, 15(4): e12869.

[12] Vetter C, Devore E E, Wegrzyn L R, et al. Association between rotating night shift work and risk of coronary heart disease among women[J]. JAMA, 2016, 315(16): 1726–1734.

[13] Cnattingius S, Johansson S, Razaz N. Apgar score and risk of neonatal death among preterm infants[J]. The New England Journal of Medicine, 2020, 383(1): 49–57.

[14] Farland L V, Eliassen A H, Tamimi R M, et al. History of breast feeding and risk of incident endometriosis: prospective cohort study[J]. BMJ, 2017, 358: j3778.

[15] Vetter C, Dashti H S, Lane J M, et al. Night shift work, genetic risk, and type 2 diabetes in the UK Biobank[J]. Diabetes Care, 2018, 41(4): 762–769.

[16] Papanikolaou E, Chartomatsidou T, Timotheou E, et al. In freeze-all strategy, cumulative live birth rate (CLBR) is increasing according to the number of blastocysts formed in women <40 undergoing intracytoplasmic sperm injection (ICSI)[J]. Frontiers in Endocrinology, 2019, 10: 427.

[17] Warny M, Helby J, Nordestgaard B G, et al. Lymphopenia and risk of infection and infection-related death in 98 344 individuals from a prospective Danish population-based study[J]. PLoS Med, 2018, 15(11): e1002685.

[18] Peri-Okonny P A, Patel K K, Jones P G, et al. Low diastolic blood pressure is associated with angina in patients with chronic coronary artery disease[J]. Journal of the American College of Cardiology, 2018, 72(11): 1227−1232.

[19] Bjerregaard L G, Jensen B W, Angquist L, et al. Change in overweight from childhood to early adulthood and risk of type 2 diabetes[J]. The New England Journal of Medicine, 2018,378(14): 1302−1312.

[20] Van Laecke S, Nagler E V, Verbeke F, et al. Hypomagnesemia and the risk of death and GFR decline in chronic kidney disease[J]. American Journal of Medicine, 2013, 126(9): 825−831.

[21] Sunderam S, Kissin D M, Flowers L, et al. Assisted reproductive technology surveillance — United States, 2009[J]. MMWR Surveill Summ, 2012, 61(7): 1−23.

[22] Wang K, Shan S, Zheng H, et al. Non-HDL-cholesterol to HDL-cholesterol ratio is a better predictor of new-onset non-alcoholic fatty liver disease than non-HDL-cholesterol: a cohort study[J]. Lipids in Health and Disease, 2018, 17(1): 196.

[23] Woodruff P G, Barr R G, Bleecker E, et al. Clinical significance of symptoms in smokers with preserved pulmonary function[J]. The New England Journal of Medicine, 2016, 374(19): 1811−1821.

第三章
研究设计要点

有了明确的研究假设，开始研究的第一步是做好研究设计。就像盖一座大楼首先要有设计，打一场战役首先要有作战计划。没有计划的行动不会产生需要的结果。本章简略介绍流行病学研究设计类型、原理和要点。

第一节·临床研究基本类型

■ 一、观察性研究与试验性研究

流行病学研究设计首先要紧紧围绕一个研究假设，这相当于做一篇文章首先要有个主题。流行病学研究假设是要验证一个危险因素 X 与疾病或结局 Y 有没有联系，根据 X 是不是人为分配的，分为观察性（observational）研究和试验性（experimental）研究，如图3-1所示。

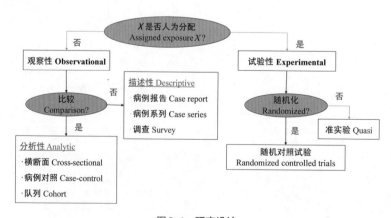

图3-1　研究设计

试验在英文里是 trial，这个词最早出现于15世纪，其用意是 the action or process of trying or putting to the proof。临床试验指的是在人为制造的一种环境或场景下观察事物的发生与发展过程，目的是提供证据验证某假设。这里的关键是"人为制造"，制造什么？当然是制造"因"，因在前果在后，通过操纵因来观察果的出现，这就是试验。如果不人为操纵因，仅仅是观察因、果的先后出现，那就是观察性研究。

有人说区别一项研究是试验性还是观察性，要看有没有"干预"，然后就有人会陷入"干预"的字义里拔不出来。临床实践中离不开给患者用药、手术、检查等治疗或干预，临床研究中的"因"本身就是一个人为的干预，也就可以理解为是一个人为制造的环境或场景。说到这里，不得不意识到文字的局限性。其实，要拔出来很简单，只要看"干预"的动机，也就是目的。如果"干预"目的只是诊断与治疗患者，也就是说，不管你做不做这个研究，这个过程都会发生，那是临床实践的自然过程，就不属于人为制造的，用于研究目的的环境或场景。如果"干预"的目的中有试验，要达到试验目的，就会人为分配不同的干预，从而人为制造不同的场景，这就是试验性研究。这好比看一个人是否孝顺父母，要看他内心是不是孝顺，而不能只着眼于看他怎么做的，否则贫家无孝子。看一个研究是观察性的还是试验性，不是看有没有干预，而是看干预的目的是什么。

（一）试验性研究比观察性研究更有说服力吗

有这样一个故事，一首长带着一警卫员在出差的途中，换乘班车时一时买不到票，时间紧迫，急中生智，首长装作警卫员闯入售票室，向售票员要求马上给他们两张票，因为首长有紧急任务不能耽搁。售票员看了看眼前的"警卫员"，再望望站在不远处的"首长"，就卖给了他们两张票。原来警卫员长得高大魁梧，装得派头十足，而首长本人却身材平平，但首长毕竟是首长，说话有水平又有底气，这么调换一下成功的把握大多了。

这个故事说明了什么？事实上首长不一定就比警卫员身材高大魁梧，看起来更有派头，但人们的眼里总会有这个偏见。试验性研究是否比观察性研究更有说服力，看的是其设计与实施过程是否完美。

一座建筑的美不是因为其建筑材料多高级，不是因为其占地面积多大，而在于它的设计、它的架构、它的坚固、它的厚实、它的实用。一栋大楼如果设计不好，浪费材料事小，建成后经不起风吹雨打事大。

一项流行病学研究的美，也是如此。它在设计上的巧妙最终体现在它收集证据的效率与证据的力度。好的研究不仅花费少、时间短，而且偏性控制得严实，混杂因素收集得全面，各变量采集的时间既清晰又完整，各指标测量的方法既明确又统一。而糟糕的研究设计不仅花钱多，费时费力，而且收集的数据漏洞百出，用作证据时经不起推敲。

（二）RCT研究特点

根据是否做到随机化，试验性研究分为随机对照试验（randomized controlled trials, RCT）和准实验（quasi）。随机对照试验，首先从时间上看X发生在前Y在后，非常明确。其次，RCT研究一般都要做到盲法，目的是用盲法防止偏性。再有，RCT研究做到随机化，目的是控制混杂，使除X外的影响因素在组间随机分布。

（三）病例对照、队列研究和横断面研究的特点

如图3-1所示，根据是否有比较，观察性研究分为描述性（descriptive）研究和分析性（analytic）研究两类。描述性包括病例或病例系列报告和抽样调查。病例或病例系列报告通常是描述一个不寻常或新发生的疾病或事件，对患者的症状、体征、诊断、治疗和随访的详细报告，也包含患者的人口统计资料。人群抽样调查报告主要是描述人群中疾病或健康状况及暴露因素的分布情况，为提出病因假设和进一步研究提供线索。描述性研究是分析性研究的基础。一家专科医院或一个科室，在开展针对某一特色疾病的新治疗措施研究前，首先要有对某一段时间内收治的所有患者，从临床特征、治疗措施、治疗效果和预后等的总结报告，有了基础水平的评估，才知道是否有提高。

分析性研究又分为横断面研究（cross-sectional study）、病例对照研究（case-control study）和队列研究（cohort study）。分析性观察研究是最常见的研究类型，它们之间的主要区别是收集X和Y的时间点不同。

如图3-2所示，时间线（time）从左往右表示从过去至现在。① 队列研究是先知道暴露（X）然后观察以后结局（Y）发生情况，有比较明确的X在前Y在后的时相关系。② 病例对照研究是先知道结局（Y），然后看过去的暴露（X）情况。一般来说，如果Y的发生时间不明确，不容易确定X在前Y在后的时相关系。③ 横断面研究是在一个时点同时检测暴露和结局。通常更不容易确定X在前Y在后的时相关系。

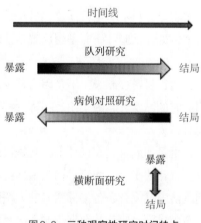

图3-2 三种观察性研究时间特点

明确因在前果在后的时间关系、防止偏性、控制混杂是研究因果联系的三大要素。做好了这三点，即使是观察性研究也是很有说服力的。

■ 二、队列研究基本原理

流行病学研究 X 与 Y 是否有因果联系。有没有联系是通过观察 X 变化，Y 是否跟着变化来发现的。X 是因，Y 是果；X 变化在前，Y 变化在后。队列研究，观察一个队列，也就是一批人，测定或给予其 X，然后通过随访看他们 Y 的变化，这个过程演示了 X 变化在前 Y 变化在后的过程。因此，队列研究是必须要理解的流行病学研究类型。其他类型的研究，如横断面研究、病例对照研究、随机双盲临床试验等，都可以看作队列研究的衍生物。

现以二分类的 X 与二分类的 Y 为例，分析队列研究的原理。假设某种肿瘤有两种不同的手术方案，$X=0$ 表示方案 I，$X=1$ 表示方案 II，关心的结局是术后复发，$Y=0$ 没有复发，$Y=1$ 复发，伴随复发的另一个变量是复发的时间 T，T 是从手术的那一天开始算起。研究 X 与 Y 是否有联系。队列就是一批患该肿瘤的人，先给他们做手术，一部分人用方案 I（$X=0$），另一部分人用方案 II（$X=1$）。X 变化越大，越容易观察出 X 与 Y 是否有联系，如果大部分人是 $X=0$，少数人是 $X=1$，表示 X 变化不大；如果 50% 的人是 $X=0$，50% 的人是 $X=1$，表示 X 变化最大。X 在前，Y 变化在后，观察的是术后复发，Y 一定是在后的。随访时不仅记录是否复发，还记录随访时间。

可以设想一下，最终的观察结果会有以下几种情况。① 一部分人复发了，一部分人没有复发。就可以比较 X 不同，复发率是否不同。② 所有人都复发了，但复发时间有很大差异。也可以用生存分析方法，把复发时间用上，比较 X 不同，复发风险是否不同。③ 所有人都没有复发，可以再延长随访时间，直到有复发为止。①和②两组情况都是 Y 有变化，是否复发的状态有差异或复发的时间有差异。Y 的变化（差异）越大，越容易观察到 X 与 Y 是否有联系。

队列研究的第一个环节是入选队列人群，入选要求是理论上每个人都有可能发生 Y。换句话说，就是那些肯定不会发生 Y 的不选，肯定会发生 Y 的也不选，因为这两类人在里面只会稀释 X 的作用。

第二个环节是观察 X，如果 X 是一个干预，如手术、用药，就把 X 发生的时间与类别记录下来，如果 X 是现有的某个特征如体重指数，那就把体检时间与结果记录下来；如果是体内某指标的水平，那就把采样时间记录下来。

第三个环节是观察 Y，虽然队列里每个入选的研究对象都有可能发生 Y，但最终不会是每个人都发生，即使每个人都发生了，也有发生得快与慢之别。如果 Y 是死亡，每个人最终都会死亡，但存活的时间不一样。即使 Y 是 0/1 二分类的状态，也常常会有伴随的量变指标。如是否高血压，伴随的量变指标就是收缩压与舒张压的值。如是否糖尿病，伴随的就是空腹血糖值。如果没有特定的量变指标，也是可以通过数据挖掘找出与之相关的量变指标。这就需要多设想、多收集一些观察指标。

在实际人群中实施队列研究时，首先不可能让一批人排队等着去入选；如果 X 是干预措施，不可能让所有的人同时实施 X 干预；每个人进入队列的时间不在同一个时点，开始随访的时间也不在同一个时点，每个人发生 Y 的时间也一定不在同一时点，如果发生 Y 了就停止随访，通常也不能等到每个人都发生 Y 了才中止研究。因此，所观察的队列是动态变化的，随时都可能有人进，随时都可能有人出。这就牵涉很多变数，如让谁进，让谁出。

变数越多，越不牢靠。要想队列研究最后得出的结论牢靠，不被质疑的关键是减少入选、观察过程中的变数。首先在入选队列时：① 要固定纳排标准；② 要固定参与单位，即在哪家医院或 / 和哪个科室入选队列；③ 要固定开始入选时间，从这个时点开始，所有符合纳排标准的都进入队列；④ 要固定中止入选时间，在这个时点之后，再合适的患者也不能纳入队列。如果没有固定的入选开始与入选中止的时点，或者有这前后两个时点，但在这期间有符合纳排标准的人没有入选，人们就会怀疑这是有偏性地选择研究对象来达到预想的研究结果，这样便无法澄清人们的怀疑。其次，要固定随访中止时间。如果阳性事件（如复发、死亡）发生了，随访中止；如没有发生，也只随访到某一预先规定的时间，这个时间可以是整个研究的统一截止时点，例如均随访到 2021 年 1 月 1 日，也可以是一个统一的随访时长，如随访到患者出院即中止。如果随访中止时间没有固定，就有可能被质疑通过操作随访中止时间来操纵最终结局状态。

此外，在实施过程中要有书面的操作手册，包括岗位设置、岗位职责和各岗位操作规范，并有培训上岗标准和考核。

在实际人群中进行队列研究要比想象的复杂得多，通常需要先做一个预研究，以发现实施过程中可能出现的问题，检验和修订规范化的实施方案。

队列研究的优势是可以计算 Y 的发病率，发病率的分母是人时（person-time），即所有人随访观察时间的总和，分子是发生 Y 的人数。病例对照研究、横断面研究都没有人时，无法计算发病率。

第二节 · 流行病学研究中的偏倚

▪ 一、什么是偏倚

流行病学教材里一个重要名词是 "bias"，通常翻译成偏倚。测量学中偏倚是指一切测量值对真值的偏离。临床研究中的偏倚是指从研究设计、实施、数据处理和分析的各个环节中产生的系统误差。可分为三大类：选择偏倚、信息偏倚、混杂偏倚。每一大类里又可细分为很多类，如选择偏倚有入院率偏倚、新发病例偏倚、检出信号偏倚、无应答偏倚等；信息偏倚有回忆偏倚、报告偏倚、调查者偏倚等，而且还会有新的分类出现。

对初学者而言，偏倚本身就是一个陌生的名词，再具体到这一类那一类的偏倚，就更陌生了。即使记住了偏倚的定义，并能区别这些偏倚的分类，不等于研究设计就做得好。相反，这些定义与分类很容易让初学者陷入概念的区分中。

有一则哲学故事，有一艘船载着三个人，其中一个是美国著名的物理学家，另外两个分别是美国著名的生物学家和数学家。不料在海上发生了意外，为了挽救另外两个人的生命，把损失降到最小，必须把一个人扔下去，那么应当把谁扔下去呢？美国一家著名的报社以1 000美元向全国征求最佳答案。大家各抒己见，陷入对物理、生物、数学哪一个更重要的大规模争论中，谁也无法说服谁。最后，奖金的得主竟是一个年仅十岁的小孩，他的答案很简单：把那个最胖的扔下去!

理解偏倚其实很简单，复杂往往是人为造成的。偏倚就如打靶打偏了，研究结果偏离"真理"就是偏倚。控制偏倚就是要消除研究过程中任何可能导致研究结果偏离"真理"的因素。如果"真理"是 X 与 Y 没有联系，研究过程中从入选研究对象、收集资料到后面的数据分析，任何一个环节都可能出现问题，使得研究结果有联系。反之亦然，如果"真理"是 X 与 Y 有联系，偏倚的结果有两种可能：一是偏向无联系，即偏向无效假设；二是偏向更强的联系（或更强的效应）。最终一项研究的结果是否可信，是否有科研价值，就要看这个结果是否由偏倚造成。人们会从各个角度对这个问题提出疑问。人们需要思考的是偏倚各种可能出现的地方、偏倚的方向和如何控制这些偏倚，最终探索到"真理"所在。观察性研究报告指南（STROBE）中明确要求对偏倚要结合研究假设（X 和 Y 的关系）解读偏倚的方向和大小（discuss both direction and magnitude of any potential bias）。譬如，研究结果是阳性，而偏倚的方向是朝向无效假设（即阴性），那么研究结果仍然是可信的，因为"真理"是 X 与 Y 有联系而且 X 对 Y 的效应比观察到的更强。

▪ 二、"测不准"不等于"区别对待"

偏倚是系统误差，区别于随机误差。随机误差也会导致研究结果偏离真理，所以很容易与偏倚混为一谈。然而，真正理解偏倚并将其与随机误差区别开来，却是真正理解流行病学研究的原理，做好临床研究设计的关键。这里无意帮助读者区别各种偏倚，而希望能帮助读者认识到什么才是流行病学研究真正意义上的偏倚。

可以简单地将随机误差理解为"测不准"，流行病学研究的目的是回答 X 与 Y 有没有联系。如果 X 与 Y 有联系，但因为对 X 或/和 Y 测不准，没有观察到 X 与 Y 有联系，这是统计上所讲的研究效能的问题。样本量不够大也是导致测不准的一种原因。当研究效能不高的时候，没有观察到 X 与 Y 有联系，不等于 X 与 Y 确实没有联系，这是共识。因此，如果研究结果是阴性的，要计算并报告检验效能，帮助读者判断和解释结果的意义。

这里，引进一个通俗的名词"偏性"，即偏心，偏性一定会带来偏倚，但偏倚不一定都是由偏性引起的。偏性换句话说是"区别对待"，英文为"discrimination"。如果"测不准"没有区别对待，那就没有偏性。留意文献中在讨论部分常看到的"nondiscrimination"或"not differ by group"，可以帮助提高对偏性，乃至流行病学研究基本原理的认识，这也是为什么要引进"偏性"这个词的原因。什么是"区别对待"？一定要因人而异。在测量 X 或 Y 时，如对 X 高的人测量 Y 时偏向高，而对 X 低的人测量 Y 时偏向低，反之亦然，这就是因人而异。在选择研究人群时，在 X 高的人中倾向于选择 Y 偏高（或低）的人，在 X 低的人中倾向于选择 Y 偏低（或高）的人，这也是因人而异，就是偏性。如果对所有的人测 Y 时都偏高（或低），就没有因人而异；在选择人群时单纯选择 X 偏高的人或 Y 偏高的人，也没有因人而异，都不是偏性。

流行病学研究"测不准"的最差结果是"未能发现"，没有发现不等于不存在，这个大家都能接受。而"区别对待"的结果呢？会无中生有，歪曲真理，这是要坚决避免的。

以2019年发表在 *JAMA Pediatrics* 的一篇题为"Association of in vitro fertilization with childhood cancer in the United States"的文章为例，说明"测不准"不等于偏性。该研究是一项回顾性队列研究，其 X 是体外受精（是/否），Y 是子代儿童癌症（是/否），作者在讨论的局限性写道：We also had no way to detect when children moved out of participating states or died after infancy, with the result that person-time in our study may be slightly overestimated（我们无法检测儿童何时离开参与州或在婴儿期死亡，因此我们研究中的人时数可能被稍微高估）。Overestimation of person-time would lead to underestimation of absolute cancer rates, but so long as denominator error did not differ by group, it should not have biased the HRs[1]（高估人时会导致低估癌症发病率，但只要分母误差在两组之间没有差异，就不应该使 HR 有偏倚）。

俗话说，不患贫而患不均。"测不准"没关系，但不能有"区别对待"。

偏性是人的本性，是客观存在的自然规律。临床研究是人进行的对人的研究，如果不能客观地理解和正视人的偏性，就不可能真正跨入临床科研之门，做不好临床科研。本章在下面两节将重点讨论观察偏性（信息偏性）和选择偏性。

第三节 · 研究过程中的观察偏性

一、 观察偏性无法度量

疑邻盗斧：从前有个人，丢了一把斧子。他怀疑是邻居家的儿子偷去了，便观察那人，那人走路的样子，像是偷斧子的；看那人的脸色表情，也像是偷斧子的；听他的言谈话语，更像是偷斧子的。那人的一言一行，一举一动，无一不像偷斧子的。不久后，他在翻动谷堆时发现了斧子，第二天又见到邻居家的儿子，就觉得他言行举止没有一处像是偷斧子的人了。

如果你想验证 X 与 Y 有联系，你会不会像丢斧子的这个人一样，处处都觉得 X 与 Y 有联系并有意无意地朝这个方向收集数据呢？会！这是人性，是自然规律，忽视这个偏性就是不遵从自然规律。

也许你会承认你有观察偏性，所以你不亲自参与治疗，不亲自护理，不亲自观察，不亲自收集资料，你认为这样就可以避免观察偏性吗？错！楚王好细腰，宫中多饿死，上有所好，下必甚焉。说不定你课题组里的调查员为了满足你的愿望，偏性比你还要大。

有人会想，既然观察偏性一定存在，是否可以在数据分析时，在回归方程中引入一个观察者变量来调整观察偏性呢？答案是否定的。观察过程中的偏性对结果的影响是无法在数据分析时调整的。人心膨胀的幅度与差异是无法用数字来度量的。也就是说，主观带来的观察偏性的程度无法度量，也就不可能用变量来调整。

由主观观念带来的观察偏性，就像一粒种子，埋入土里就会发芽，长出来可能是一株小草，也可能是一棵参天大树，无法预计。唯一能控制的办法是不把它埋入土中，让它无处发芽无处生长。这就是流行病学研究设计中使用盲法的原理，无法控制人的主观偏性这一粒种子最后能长多大，但可以让它无处发芽。在不知道所观察的对象是对照组还是试验组的时候，或者说在观察 Y 的时候不知道 X，在观察 X 的时候不知道 Y，就无法将 X 与 Y 联系起来，就无法"区别对待"，这样主观偏性这粒种子就无处发芽。

观察偏性客观存在并且无法度量。只有尊重观察偏性这个自然规律，才能真正理解为什么要用盲法，才能真正做好盲法。如果没有控制好观察偏性，整个研究就可能报废。

认识到观察偏性的存在，就能看到回顾性研究的优势，就不会总有前瞻性研究比回顾性研究好的偏见。回顾性研究收集的是既往已经发生的数据资料。因为过去在临床工作中，医护们并不知道你今天要研究这个 X 和 Y 的关系，因此对患者是一视同仁的，在治疗方案的选择、指标测量、预后评估和沟通过程中，无法偏向于你今天的预期结果。

二、如何区分回顾与前瞻

很多流行病学教材都有回顾性研究与前瞻性研究的定义，有整段的文字详细解释这两者的区别。然而，即使如此，人们在遇到问题时仍有可能混淆不清。某网站上就曾有这样一个求助帖：回顾性分析某个已结束的大型前瞻队列研究的数据，是前瞻性队列研究还是回顾性队列研究？求助者说他把《流行病学》第三版关于回顾性研究与前瞻性研究的定义与优缺点相比较，搬出来——对照，仍不得其解。

首先，要意识到这不是书的作者水平有问题，这是文字表达的局限，文字表达无法呈现思想的全貌。"书不尽言，言不尽意，自觉圣智，完成人格"，不管看了多少，听了多少，都需要结合自己实际情况，形成研究设计。其次，需要关注的不是名词，而是真理。回顾也罢，前瞻也罢，就像一个人的名字，是叫张三，还是李四，不重要，重要的是他是什么人。就如六祖慧能所说，"真理是与文字无关的，真理好像天上的明月，而文字只是指月的手指，手指可以指出明月的所在，但手指并不是明月。"

那这里的"明月"是什么？关键是要理解为什么要区别回顾与前瞻？就研究设计而言，之所以要区别前瞻与回顾，体现在"回顾防缺失，前瞻需设盲"这句话上。回顾指的是站在今天看过去已经发生的事，数据已经存在，资料收集的过程或部分过程已经完成。前瞻则相反，站在今天看未来，数据尚未发生。"今天"指的不是此时此刻，而是你收集数据的那个时刻。当你查处方记录看在某一天之前研究对象有没有某药的处方记录的时候，数据已经发生，记录已经存在。过去在观察和记录该数据的时候，记录人并不知道今天要做此研究。而前瞻则相反，从某一时间开始，你随访研究对象看他有没有某 X（暴露因素）有没有某 Y（结局变量）发生，观察 X 与 Y 的目的是要做此项研究。前瞻如果不设盲，在观察的时候就会有主观意识（种子）导致的观察偏性的问题，有种子也有发芽的地方。回顾呢，你有充足的理由说在观察的时候，种子还没有形成，或者说没有人给观察者这个种子。

区别回顾与前瞻不是目的，目的是鉴别观察过程中有没有主观偏性的种子存在。主观偏性换一种说法就是"区别对待"，这里强调的是"区别"，对 $X=0$ 的人与 $X=1$ 的人观察 Y 时有区别，或对 $Y=0$ 的人与 $Y=1$ 的人观察 X 时有区别。这样的区别对待会导致 X 与 Y 有联系，偏倚的方向是偏离无效假设。如果对所有的人都一样的"好"或一样的"差"，一样的"严"或一样的"松"，不是区别对待，是观察误差。

三、"观察"的全过程

是不是回顾性研究就没有观察偏性的问题呢？不是的。"观察"这个词本身就是很笼统的概念，一个变量的观察，如是否服用过口服磷酸盐，要到该变量的取值进入数据库后才算完成。询问是一个过程，记录是一个过程，从病历资料中摘录这个变量也是一个过程。一个指标如血糖的检测，从采样、样品的储存、运输、检测、记录到录入数据库是一个个过程，每个过程中都需要分析是否会有偏性存在。

回顾性研究如果采集数据只是靠询问，让研究对象回忆过去有没有服用某药就会有偏性。因为此时虽然真实的是否服药已经发生，但资料未收集，没有记录，实际能采集到的是否服药受询问者和被问者的主观倾向影响，完全可能脱离真实。如当你问一个高血压（$Y=1$）患者过去是否吸烟，他回答否，你可能会加问一句"真的没有？"，而如果问的是一个非高血压（$Y=0$）的人呢，你可能就不会多问一句。这就是区别对待。被问者也是一样，患病（病例）的人比无病（对照）的人更倾向于回忆起以前的暴露情况，他们对待是否有暴露这个问题是有区别的。

回顾性研究如果是从现有资料（如病历资料）里摘录数据进行研究，只是询问与记录的过程、生物样品采集的过程已经发生了。在询问和记录的过程中，没有主观的种子，不等于摘录病历资料的时候没有。样品采样的时候没有偏性，不等于储存、运输、实验室检测的时候没有。要看种子什么时候形成，一旦形成，就需要控制，否则掉到地里就会发芽生长。以"是否服用过口服磷酸盐"为例，如果通过人工查阅处方记录来获得这个变量，查阅处方人在查阅的时候是否有偏性呢？这要看他是否能知道处方上的患者Y的信息，如果研究的Y是骨折，当他知道患者是否有骨折，在查阅其处方时，自然就有可能对有骨折的人与无骨折的人仔细程度不同，这就是区别对待。

有人会想，开了口服磷酸盐处方的人中一定有一小部分人并没有服用，这是不是偏性？会不会使研究结果产生偏倚？如果X为是否口服磷酸盐，虽然有没有偏性要看是否因Y不同而有不同程度的"开了处方但不服用"，这要结合专业知识判断，然而Y是发生在后的，开了口服磷酸盐处方的患者在决定是否服用时，Y没有发生，所以一般来说不会因为Y不同而有不同，可以说这里没有偏性。会不会产生结果偏倚呢？会，开了处方的人认为他服用了实际上没有服用，而没有开处方的人可以确定是没有服用，结果会缩小真正服用者与未服用者的差别，从而使研究结果偏向阴性，偏倚的方向是朝向无效假设。如果最终得出来的研究结果是口服磷酸盐与某Y有联系，那么真实的X对Y的效应应该更强。试想，有黑白A、B两瓶液体，如果在A瓶里滴了几滴B液后，你仍能分辨A、B两瓶熟黑熟白，那么在这之前A、B两瓶一定是更加黑白分明。

当把观察的过程扩展到数据进入电子化的数据库后才算观察完成时，就会发现，在这一步步的观察过程中，不仅有主观观念带来的观察偏性，还可能有非主观的无意造成的"区别对待"。例如，一项病例对照研究分析血清中DDT（双对氯苯基三氯乙烷）水平与自然流产的关系[2]，病例组是自然流产，对照组是活产。DDT水平是实验室测出来的，用盲法使实验室测量人员测量DDT时不知道Y是很容易做到的，但是不是这样就没有偏倚了呢？不是的，血样采集时间很关键。最理想的是采集怀孕前一天的血样，然而病例对照研究是在确定了病例与对照后再去测X，实际血样是在活产若干个月后采的。对照组是活产，活产就会有哺乳，而DDT可以通过母乳排泄，这就自然造成对照组DDT偏低，这是研究设计本身的缺陷。

样本的采集、储存、运输与检测过程中都有可能带来偏性，有些是意外造成的，如停电导致温度失控，样本破坏。如果意外的结果只影响到试验组或只影响到对照组，或者说对试验组与对照组的影响不同，这个意外就会改变X与Y的联系，就带来了偏倚。如果这个意外的发生可以追踪，其对哪些样本有影响，或者说其对X和Y的影响可以度量，就可以引入一个变量来调整这种影响。有时候意外发生了，但人们没有觉察，其带来的偏倚是无形的，不可度量的。意外有时候又是不可避免的，因此，只能依赖于过程控制。在同一批运输样品中，均匀地放入试验组和对照组的样品，就是一种有效的控制方法，能想到这一点是因为对偏性的深刻理解，对偏性可能出现的环节的捕捉能力。而这个能力不是靠熟记了偏倚的定义与分类就能做到的。文献实例：一项巢式病例对照研究[3]，分析X和冠心病的关系。病例组是发生冠心病的人，对照组是未发生冠心病者。核心结果是X与冠心病有关联，较高的X与较低的冠心病风险有关联（OR=0.80，95% CI 0.70 ～ 0.90）。原文：All samples were shipped (and consequently assayed) in two batches with a similar number of cases and controls within each batch; all analyses were adjusted for batch number（对所有样品分两批运输，每批中的病例数和对照数相似；所有分析都针对批号进行了调整）。为何运输时每批病例数和对照数要相似？因为如果运输过程中出现问题，例如冷藏用的干冰失效导致样本X的测量值偏高或偏低，那么病例组和对照组都面临同样的问题，不带来偏向性；然而如果一批样本都是对照组（无冠心病），一旦出现运输问题导致X测量值偏低，就会导致结果偏向X和Y有联系（X低的偏向于没有冠心病），那么这篇论文的结论就可能是偏性导致的假象了。

第四节 · 流行病学研究中的选择偏性

流行病学研究因果联系。通过观察X变化，Y是否跟着变化，得出X与Y有没有联系；观察X变化一个单位，Y变化多大，回答X对Y的影响多大。最终得出的结果X与Y是否有联系，X对Y的影响有多大，取决于三个方面：① X与Y是否真的有联系，X对Y的作用真值有多大，也就是说真理是什么；② 在什么样的人群中进行观察；③ 怎么观察的。流行病学研究的目的不是要证明X与Y有联系，而是要揭示规律，发现真理。有联系就是有联系，没有联系就是没有联系。在正确的人群中用正确的方法进行观察，才能接近真理。相反，如果人群选择的不对，观察方法不对，研究得出的结果可能会歪曲真理，这是需要警醒的地方。

▪ 一、 选择适当的研究人群以提高研究效率

X 与 Y 有没有联系，要通过观察 X 的变化与 Y 的变化来发现，首先选择的人群中，X 与 Y 要有变化。

X 要有变化。如果所有的人都是男性，你就无法观察性别的差异；如果所有的人都是小于45岁的女性，你也就无法观察绝经对某指标 Y 的影响。X 变化越大，越容易观察到 X 对 Y 的影响。如果 X 是连续变量，看它的取值范围与标准差就知道 X 变化大不大。如果 X 是体重指数，取值范围仅在21～24之间研究人群，是很难观察到 X 与什么 Y 有联系。事物的变化存在着一个从量变到质变的过程，从21到24，这个变化量是很小的。如果 X 是分类变量，X 变化大不大体现在落在各类的比例是否均衡。以0/1二分类为例，如果所有的人都是0，或所有的人都是1，那就是没有变化；如果大多数人是0，极少数人是1，那是变化很小；如果一半人是0，一半人是1，那是变化最大。对于三分类的 X 来说，如果每一类的人数都是1/3，那是变化最大。

Y 也要有变化。如果所有的人最后都活着，你就无法观察某 X 与死亡的关系。如果所有的人在观察期内都死亡了，你就要看死亡时间，也就是生存时间有没有变化，变化大不大。同理，Y 变化越大，越容易观察到 X 与 Y 是否有联系。衡量 Y 的变化是大还是小的原理与 X 是一样的。

虽然，X 变化越大，越容易观察到 X 与 Y 是否有联系；Y 变化越大，也越容易观察到 X 与 Y 是否有联系。然而，X 是因，Y 是果，X 变化在前，Y 变化在后；如 X 与 Y 没有联系，Y 就不会因为 X 变化大而有变化。在研究设计时，一般不会同时看到 X 与 Y 的变化。如果是队列研究或试验研究，先有 X 然后观察 Y，在选择研究人群时，就希望 X 变化大。如果是随机化对照的试验，最好是各试验组人数相同。如果是病例对照研究，先确定 Y 然后观察 X，希望病例组与对照组人数相同，这样 Y 的变化最大，研究效率最高。

在队列研究制定纳排标准时，不仅要考虑选择 X 变化大的人，同时要将那些已经或肯定要发生 Y 的人排除，一定不会发生 Y 的也要排除，以提高研究的敏感性。从病因通路模型上不难理解，假设 Y 的发生有① $X+A+B$、② $D+C+E$ 两条通路，如果所有人都没有 A 或 B，不可能通过通路①发生 Y，也无法确定通路①是否存在。如不可能在男性中研究痛经。如果所有人都能通过通路②发生 Y，也无法确定通路①是否存在。如一项队列研究入选新婚妇女，用记日记的方式跟踪每天是否有被动吸烟、是否有月经和痛经，分析被动吸烟是否与痛经有联系，在分析时要将基线有痛经史的妇女排除在外，就是这

个道理。

上面说的是为了提高研究敏感性，研究人群如选择不当，不容易观察到X与Y的联系。这是研究的敏感性问题，不是偏性，这里没有"区别对待"。区别对待是有区别地选择研究人群，具体地说就是会因为其X和Y的不同而有不同的选择倾向。选择偏性最突出的表现是在病例对照研究对照的选择上。

■ 二、病例对照研究如何选对照

病例对照研究是通过病例组与对照的比较发现哪些因素与病例的发生有关。有比较，就存在跟谁比的问题。俗话说，比上不足比下有余，这句话道出了选择偏性的源头与结果。选择跟谁比就能得到什么样的结果。给出一个病例组和要研究的暴露X，一定能找出一个对照组使得两组X的水平显著不同，从而得出阳性结果。这是为什么说病例对照研究最脆弱、最易受到质疑的就是对照的选择。

病例对照研究怎么选择对照？一句话：要独立于暴露X。什么叫独立？即不能因为一个人的X高或X低就选他，包括主观和非主观有倾向性地选到他。不要主观地去选X高或X低的人做对照，这一点都可以做到。然而要避免非主观有倾向性地选到X偏向性高或低的人，就比较难了。因为，这受到人们目前认知水平的限制。在医院里开展病例对照研究，病例资源比较丰富，然而选对照比较难，有人想到从另外一个科室选对照，这时问题的关键就在于到这个对照科室看病的患者与X是否独立？也就是说这个科室的患者是否X倾向性的高或低？如果就目前的认知，所选的科室与X无关，然而谁能保证，随着人们认知水平的提高，若干年后不会发现这里面有关系呢？例如，一位神经内科的医生想研究某指标X和脑卒中的关系，本科室脑卒中的患者很多，可以找到病例组，然而去哪里找对照呢？眼科的青光眼患者可以吗？如果X高的人容易发生青光眼，那么对照组X水平会偏高。如果得出的结果是X高的人脑卒中风险低，就很可能是对照组的选择偏性导致的，而非真实关系。

病例对照研究该到哪里找对照？一句话：从还原队列里找对照。最理想的是巢式病例对照研究，病例与对照来自同一队列。什么是还原队列？首先想象一个人群，在某一时点先把已经患病（$Y=1$）的人从这个人群中剔除，剩下的所有$Y=0$的人就是一个队列，跟踪这个队列若干时间后，就会发现有一部分人发病了，Y由0变成1，这些人构成了所研究的病例组；另一部分人Y仍然是0，这些人就是备选对照，要选的对照应该是他们的代表。之所以做病例对照研究，是为了省去当初确定队列和跟踪随访的时间。换言之，病例对照研究对照的选择要从提供病例的源人群中选。

从提供病例的源人群中选对照，只能在其中，不能在其外。如图3-3所示，A代表一个大人群，B代表提供病例的源人群，那么对照就应该从B里选，不能从A里选，也

不能从 C 里选。B 是 A 的子集，A 中 B 之外的部分与 B 内没有发病的人可能是不一样的。同理，C 与 B 有交集，C 中 B 之外的部分与 B 内没有发病的也可能不一样。病例对照研究在设计时要仔细鉴别病例源人群。一般而言，从另外一个科室选对照甚至从另外一家医院选对照是不可取的。

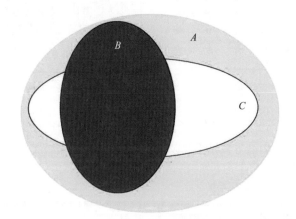

图3-3　提供病例的源人群

这里要注意的是通过匹配选对照的方法，假如病例限定在年龄50岁以上，那么源人群也是50岁以上。然而，匹配并不能保证病例的源人群与对照的源人群相同。相反，因为观察性研究的 X 不是随机分配的，必然有某因素 Z 与 X 相关，如果把 Z 匹配了，就观察不到 X 的效应，过度的匹配会适得其反。

▪ 三、什么是选择偏性

流行病学研究的目的是确定 X 与 Y 有没有联系，在选择研究人群时，特别是横断面研究和病例对照研究，要保持 X 与 Y 的独立，否则就会专门挑选出一批 X 与 Y 有联系的人来证明 X 与 Y 有联系。什么叫 X 与 Y 独立呢？如果 X 是连续变量，单纯挑选 X 偏高的人不是偏性，同理单纯挑选 Y 偏高的人也不是偏性。因为单纯针对 X 或单纯针对 Y 的选择，没有"区别对待"，X 与 Y 仍然是独立的。但如果不是"单纯选 X 偏高"，而是因为其 Y 的高低而有区别，如在 Y 高的人中多选 X 偏高的人，或在 Y 低的人中多选 X 偏低的人，这就不独立了，就有"区别对待"，反之亦然。如图3-4所示，X 与 Y 本来没有联系，中间一条虚线表示 X 对 Y 的回归线，回归系数为零。

如果在图中单纯选择 Y 偏高（框内部分）的人，看 X 与 Y 的关系，还是无相关，回归系数仍为零（图3-5）。

如果单纯选择 X 偏高（框内部分）的人，看 X 与 Y 的关系，也是无相关，回归系数仍为零（图3-6）。

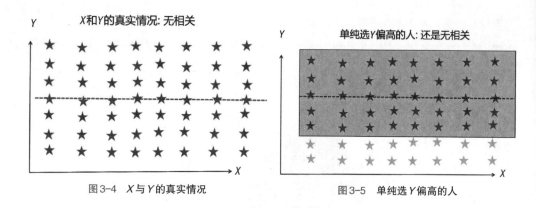

图3-4　X与Y的真实情况　　　　　图3-5　单纯选Y偏高的人

但如果在X低的人中过多地选择Y低的人，在X高的人中过多地选择Y高的人，此时X与Y就不独立了，就会导致结果是X与Y正相关，回归系数大于零（图3-7）。

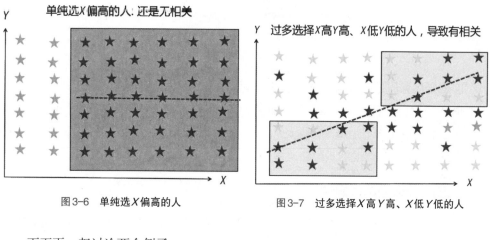

图3-6　单纯选X偏高的人　　　　　图3-7　过多选择X高Y高、X低Y低的人

下面再一起讨论两个例子。

例 3-1　研究口服双磷酸盐（X）与骨折（Y）的关系，只选择老年女性做研究，会不会有偏性？

解答：老年女性发生骨折的比例高，老年女性发生骨质疏松的人也多，口服双磷酸盐是治疗骨质疏松症的，因此老年女性X、Y都可能偏高。故只选择老年女性可以提高研究的敏感性，但不会带来偏性。但如果在老年女性中过多地选择有骨质疏松的人，就是对X高Y也高的人有偏心，就可能带来偏性。

例 3-2　某病有多种类型（如脊柱炎），现在要利用医院病历资料研究其中某一大类（如强直性脊柱炎）的发生与某X是否有关。研究人群是某段时间内到医院就诊的所有患脊柱炎的患者。如果通过搜索出院诊断来纳入患者，考虑到出院诊断脊柱炎可能有多种名称，你在几个主要科室的病历里用可能出现的名称去搜索。这样做会不会出现偏性？如果会，是怎么发生的？

解答：有可能出现偏性。如果不能把该段时间内所有到医院就诊的患脊柱炎的患者纳入，那就要思考没有纳入的人是哪些人？他们是否多是 $Y=0$（非强直性脊柱炎）的人？如果是，他们是否是 X 偏高或偏低的人？因为到医院不同科室就诊的患者其 X 水平很可能不同，忽略掉的那些科室很可能多是 $Y=0$ 而 X 偏高（或偏低）的患者，所以很有可能出现偏性。

如何避免选择偏性呢？需要仔细分析研究人群入选流程与纳排标准，捕捉偏性可能出现的环节，从而加以规避。

▪ 四、RCT 招募与分组过程中的偏性

随机对照试验通常通过双盲来控制观察偏性，双盲指的是研究者包括资料分析者和受试者不知道受试者是在对照组还是试验组。如果做到了双盲是不是就完全没有偏性了呢？不是。招募与随机分组过程中还可能出现偏性。有人自然会说，既然是随机分组，由随机数决定患者到哪一组，怎么会有偏性呢？前面说过，偏性是人性决定的，研究者对研究结果有倾向性，通常倾向于两组有差异，非劣效性研究也可能倾向于无差异，有倾向性就会自觉和不自觉地朝这个方向努力。理解了这一点，不难想象研究对象是研究人员通过纳排标准入选的，虽有纳排标准，但如果事先知道待入选的对象会分到哪一组，掌握纳排标准的时候是否会不一样？会。

有这样一个"七个和尚分粥"的哲理故事，从前山上的寺庙有七个和尚，他们每天分食一大桶粥，每天的粥都不够吃。一开始，他们拟定由一个小和尚负责分粥。但很快就发现，除了小和尚每天能吃饱，其他人都要饿肚子。于是和尚们轮流分粥，一人一天。这样下来，他们一周只有自己分粥的那一天是饱的。然后大家推选一个公认道德高尚的长者来分粥。开始这位长者还基本公平，但不久就开始为自己和讨好他的人多分，把整个小团体搞得乌烟瘴气。这种状态维持不了多久，和尚们决定分别组成三人的分粥委员会和四人的监督委员会，这样公平的问题基本解决了，但每次分粥方案很难达成一致，不等分完粥早就凉了。

最后，他们想出了一个办法，还是每人轮流值日分粥，但分粥的那个人要等到其他人都挑完后再拿剩下的最后一碗。令人惊奇的是，在这个制度下，7 只碗里的粥每次都几乎是一样多，就像用科学仪器量过一样，从此和尚们都能够均等地吃上热粥。

这个故事告诉人们一个简单的道理：① 仅有标准是不够，谁都知道分粥要均匀，要一视同仁。然而人有私心（偏性），即使公认道德高尚的长者也会被利益拉下水。

② 盲法是控制偏性的基本方法。分粥的人不知道谁会拿到哪一碗粥，就规避了偏性。

随机分组过程中的偏性控制要点是入选时不知道分组，即先入选后分组。只有做到了盲法，入选标准才能被无偏地执行。如何做到入选患者时不知道分组，又要入选后即时分组并尽可能使随机分到各组的人数相同，这有很大的挑战性。随机区组大小的区组随机是一个有效的方法，详见"易侕DataWeb系统中央随机"部分。

第五节 · 混杂控制和时相关系

一、研究设计中的混杂控制

一个疾病或结局事件的发生有多种原因，可由多条通路导致。研究危险因素 X 与结局 Y 是否有联系，实际上是确定是否有 "$X+A+B$" 导致 Y 这样一条通路存在，此处 A 和 B 代表其他未知的因素。如果把人群按 X 分成有、无两组，在没有 X 的一组只能通过其他通路导致 Y，而有 X 的则多了 "$X+A+B$" 这条通路，如果这条通路不存在，那么两组发生 Y 的概率相同，否则有 X 组发生 Y 的概率就高。这里有一个前提，即两组通过其他通路导致 Y 的概率相同。

随机化的对照试验，就是通过随机分组的方法，使得两组发生 Y 的基础概率相同，然后再在试验组添加 X，比较试验组与对照组发生 Y 的概率。随机的目的是控制混杂。然而不是所有的 X 都可以随机分配，尤其是临床研究。如 X 是吸烟，不能随机分配谁吸烟，谁不吸烟。如果 X 不是随机分配的，是自选的或其他习惯和条件造成的，必然有因素与 X 有关。如男性吸烟的比例大于女性。这就不能保证通过其他通路导致 Y 的发生概率相同。因此，观察性研究所需要面对的最大挑战是如何控制混杂。

某因素 Z 构成混杂的条件其一是与 X 有关。如果 Z 与 X 无关，那就是说明在 $X=0$ 与 $X=1$ 两组通过有 Z 参与的其他通路导致 Y 的概率是相同的。其二是 Z 与 Y 有关，如果 Z 不在任何一条导致 Y 的通路上出现，那么 Z 多一点少一点不影响发生 Y 的概率。

观察性研究的混杂控制有赖于在设计与资料收集时把可能构成混杂的因素收集全，然后在数据分析时通过多元回归模型或/和分层分析控制混杂因素的影响。

即使是随机化的对照试验，当样本量比较小的时候，随机也不一定能保证试验组与对照组混杂因素的均衡，因此也有必要收集可能的混杂因素，以便在后续的数据分析时做进一步的调整。

哪些因素可能构成混杂，需要结合临床知识和经验并查阅文献。首先将与 X 有关的因素、与 Y 有关的因素列出来，两者有交集的部分一定是要收集的。除此之外，反映研究人群特征的一些变量，如年龄、性别、职业、文化程度、地区等，一般不可忽略。在确定要收集哪些变量时，需要理解变量的定义及其含义。根据含义，变量一般可以分为两种类型。

（1）直接变量：直接测量出来的反映某指标的值。如身高、体重指数、收缩压值、舒张压值、血清中某指标的浓度等。

（2）间接变量（surrogate）：综合代表某一类特征。如教育程度，不只是代表上了多少年的学校，而且间接反映了经济状况、居住环境、工作性质等有关的因素。流行病学上一些常见的研究人群特征变量，如文化程度、职业、性别、年份等，是间接变量。

在研究设计时，一般来说，Y要用直接变量；X也要用直接变量。试想，如果X是间接变量，如职业，结果得出职业与高血压有关，那到底是职业暴露中的哪种因素与高血压有关呢？是工作环境中的某种有害物质的暴露，还是职业压力？如果是职业压力，不如直接用工作压力测量指标作为X。调整变量Z可以用直接变量或间接变量。很多流行病学研究都要调整年龄、职业、文化程度等。校正这些变量，不只是校正了变量本身的含义，而且在一定程度上校正了它们所代表的很多其他因素的综合作用。

二、暴露、混杂和结局之间的时相关系

曾有这样一个电视剧情节，一名检察官从外地调查取证回来，一下车就被公安人员带走，原因是在他家搜出毒品。他知道是被贪污集团栽赃陷害了，目的是阻止他第二天出庭。情急之下，他想到借助包装毒品的报纸上的日期，证明这包毒品不是他放的，因为在这个日期之前他已经去外地了。结果，第二天他顺利出庭将犯罪集团一举拿下。这个例子可以启发人们在流行病学研究中，该如何收集证据、提交证据和思辨证据力度。

时相关系就是时间的前后关系。因在前果在后，混杂因素也是导致Y的因素，当然也应发生在Y之前。在研究设计时要充分考虑到何时收集这些变量，在二次课题设计提取数据时要充分考虑提取何时采集的数据，以确保因在前果在后。当然，在数据分析构建模型时要注意放入的变量所代表的时间。譬如一项分析导致院内感染的危险因素研究，要控制是否服用过抗生素这个变量，这里的关键就是抗生素是在院内感染发生前还是发生后服用的。

这里要注意的是变量的采集时间不等于测量时间，如血样采集时间在前，测量时间在后，甚至是若干年后，然而测量结果代表的是研究对象采样时的水平。有些问卷指标询问的是以前某一时间段的情况，不是研究对象询问时的情况。这些在设计和分析时都要注意到。

如果某指标以前的水平测不到了，能否用现在的水平代替以前的水平呢？这就要结合测量的指标特性和研究对象的状况，具体问题具体分析。如人体内DDE［1，1-二氯-2，2-双（对-氯苯基）乙烯］的水平比较稳定，一般可以用现在测得的水平代替以

前的水平。然而，如果研究对象是有过哺乳的妇女，DDE可以通过母乳排泄，现在的水平就不能代替哺乳前的水平。

后期干预的作用：不难想象一项队列研究，研究对象入选后测到一些基线指标，要分析某基线指标X对最后结局Y（如死亡）的影响，在入选之后对患者所做的一系列干预措施（A）对结局的影响要不要调整？如何调整？

首先在研究设计时，要不要收集这一系列的干预信息？这取决于研究者预先设定的目标。如果目标比较大，要把患者诊疗过程中的每个环节对最终结局的影响都研究清楚，就需要收集，如果收集就不仅要记录具体的干预措施是什么，还要记录每项措施的实施时间？在具体分析时，需要结合专业知识。如果说后期的干预措施完全是由基线X的水平或状态决定的，在分析X对Y的影响时，就不能控制后面的干预措施。如果说根据X的水平或状态，有不同的干预措施，可以研究在X相同的情况下，不同干预措施对Y的影响，或分析X与干预措施交互作用对Y的影响。这又回到要明确研究假设上了，不仅明确X是什么Y是什么，还要设想以假设为前提的临床场景是什么？各变量之间关系的表现形式是什么样的？如果说根据X的水平或状态，有不同的干预措施，在分析X对Y的影响时，如果未结合X之后的干预措施进行分析，意味着这个研究有缺陷。如果这是个前瞻性的队列研究，人们会怀疑你通过操纵后面的干预措施有目的性地使X与Y有联系。

▪ 三、研究设计要点小结

总结研究设计要点，一句话"偏性、混杂与时相，研究设计细思量"。流行病学研究设计的三大要素是：防止偏性、控制混杂、明确时相关系。之所以说"细思量"，是要建立在常识的基础上，静下心来，思考研究过程的各个环节，而不是生搬硬套一些术语和概念。

有这么一个故事，父亲丢了块表，他在房间里边抱怨边翻腾，四处寻找，可半天也找不到。等他出去了，儿子悄悄进屋，不一会儿就找到了表。父亲问：怎么找到的？儿子说：我就安静地坐着，一会就能听到滴答滴答的声音，表就找到了。只要静下心来，聆听内心的声音，就能从偏性、混杂和时相关系三方面，捕捉研究过程中各个环节可能出现的问题，从而加以控制。

流行病学研究是一门艺术，要在实践中学习、提高。在实践中本着实事求是的态度，具体问题具体分析，既要按设计方案与操作流程严格执行，又要保持一定的灵活性，过于死板与过于灵活都是不可取的。结合实践，阅读文献，就能捕捉他人在研究设计和实施过程中的闪光之处。譬如，一项随机化对照的临床试验（RCT），对比老年患者远端桡骨骨折外科手术与闭合复位的临床效果，在实施过程中，接受随机分组的只有

166人，另有134人不愿意接受随机分组，如严格按RCT执行，这134人就要丢弃，而研究者考虑到招募研究对象的难度，对这134人按自己的选择入组治疗、观察，形成了一个平行的观察性队列研究。原来的一个研究分成了两部分，RCT部分保证了随机化控制混杂和盲法控制偏性，观察性研究部分贴近临床场景，既可与RCT部分的结果相互印证，又提高了结果的普适性。

（陈常中）

参考文献

[1] Spector L G, Brown M-B, Wantman E, et al. Association of in vitro fertilization with childhood cancer in the United States[J]. JAMA Pediatrics, 2019, 173(6): e190392.

[2] Susan-A Korrick, Chen C Z, Damokosh Andrew-I, et al. Association of DDT with spontaneous abortion: A case-control study[J]. Annals of Epidemiology, 2001, 11(7): 491−496.

[3] Saleheen D, Scott R, Javad S, et al. Association of HDL cholesterol efflux capacity with incident coronary heart disease events: a prospective case-control study[J]. Lancet Diabetes Endocrinol, 2015, 3(7): 507−513.

第二篇
数据采集与管理

第四章
数据库和数据文件

第一节 · 数据库基本概念

数据库是存放数据的地方。相比Excel，数据库的优势是可以存放大量的数据并允许多人同时使用其中的数据。有了数据库后，人们可以直接查找数据。

一、关系数据库

数据库有很多种类，最广泛使用的是关系数据库。关系数据库是由多个表组成的。Excel是一张一张的二维表，每张表都由行和列组成。同样，关系数据库中存放的也是一张一张的表，各表之间有联系。简言之，关系数据库等于多张表加各表之间的关系。

建立数据库，首先是构建每一张表的结构，每张表由一个名字标识。表包含带有列名的列和记录数据的行。如表4-1的名称为GENERAL，当中有10列，FTYPE、FMID、SUBJ、NID、…为列名，又称字段。每一行记录着每一位研究对象的信息，称为记录。各记录之间字段取值不一样，有变化，因此统计上又把字段称为变量。

表 4-1 GENERAL

FTYPE	FMID	SUBJ	NID	SEX	AGE	HT	WT	SBP	DBP
0	1	1	11	1	17.3	1.64	58	123	62
0	1	3	1	1	44.8	1.7	69.5	129	60
0	1	2	2	2	43.1	1.5	47.8	99	70
0	2	5	1	1	38.9	1.65	53	117	60

（续表）

FTYPE	FMID	SUBJ	NID	SEX	AGE	HT	WT	SBP	DBP
0	2	4	2	2	35.9	1.59	52	105	56
0	3	6	2	2	36	1.57	46	126	66
0	4	9	13	1	39.5	1.64	62	123	56
0	4	10	14	1	30.1	1.68	59	124	69

再如表4-2，名称为GENOTYPE，字段有SUBJ、A11、A12等。

表 4-2　GENOTYPE

SUBJ	A11	A12	A21	A22	A31	A32
1	20	10	B	A	G	R
3	10	20	A	B	R	G
2	10	10	B	B	G	R
5	10	10	B	B	G	R
4	10	10	B	B	R	R
6	10	20	B	B	R	G
9	10	10			R	R
10	10	10	B	B	R	G

这两张表通过SUBJ关联起来，给定一个SUBJ，在GENERAL表中可以查到他的基本信息和表型信息，在GENOTYPE表中可以查到他的基因型信息，在数据分析时，如要把基因型信息与表型信息关联起来分析，就需要通过SUBJ将每一个需要的变量从各表中提取并串起来，形成一张新的供统计分析用的表，将其保存为一个单独的文件，称为工作数据文件。

▪ 二、数据采集和管理系统

用来管理数据库的计算机软件（关系数据库管理系统）有很多种，比如MySQL、Oracle等。SQL是为操作数据库而开发的一种语言，它可以对数据库中的表进行操作，如存储、修改、查找等。

数据采集和管理系统是为采集数据和管理数据设计的一套系统，它包含数据库数据表、前台数据采集页面和用户操作页面、后台程序。后台程序用来处理用户指令，调用SQL语言与数据库沟通，以实现保存、更新、查找数据以及对数据进行统计分析和报告等。数据库中的数据表设计需要有经验的研究人员参与，详见本章第四节中"工作数据文件设计原则"。用户操作页面的设计更需要有现场工作经验的研究人员参与，以适应现场工作场景。仅仅靠计算机编程人员很难做出有实用价值的数据采集和管理操作系统。

第二节 · 数据库设计

数据库设计包括组成数据库的表、各表包含的字段、表之间通过什么字段相联系。

一、 课题要收集的变量

在设计一个研究项目的数据库时，首先需确定要收集哪些变量。任何一项研究需要收集的变量无外乎三大类。

（1）一般资料：包括研究本身相关的变量（如研究中心编号、地点、研究对象分组等）与研究对象的基本特征（如性别、年龄、职业等）。

（2）与要研究的危险因素有关的变量。

（3）与要研究的结局有关的变量。

一项大型研究有主要目的和次要目的，有主要观察结局变量和附加观察变量。通过查阅文献、结合专业知识与实践经验首先确定要收集哪些变量和如何收集这些变量。有些变量是通过问卷询问得到，有些变量是通过体检得到，有些则是通过实验室检测生物样本得到。如通过体检得到，就要明确检查所用的仪器或工具，如测血压所用的血压计类型与操作方法，特殊的仪器要明确型号和生产厂家。如通过生物样本检测获得数据，要明确采样时间和方法、生物样本储存和运输过程以及实验室具体检测方法等。

二、 表单设计原则

根据数据采集的流程和现场场景设计数据库表，如一项问卷为一张表，同时完成的体检项目（如身高、体重、血压）为一张表，一项实验室检测获得的系列数据（如生化检测）为一张表。要求同一位研究对象的一张表的数据，可由一个人一次完成资料的采集与录入。

设计数据表时要遵循简单性原则，即只记录原始变量，体现在两个方面：

1. 避免重复 如通过二次计算生成的变量不列入数据库中。可以想象如果一个数据库中既有身高（HT）、体重（WT）两变量，又有由这两者计算出来的体重指数（BMI）变量，当人们拿到这样一个数据库时，就会问：这个BMI是什么？能不能直接用（要不要检查一下这个BMI计算是否正确）？如果发现有BMI与WT和HT计算不符怎么办？可想而知，一个不必要的重复既导致很多无意义的工作，又带来混淆和不知所措。

2. **避免叠加** 如变量"服药至出现皮疹时间"，在实际操作时出现很多问题：有的患者没服药，怎么记录？有的患者服药了但没有皮疹，怎么记录？有患者没有服药却出现了皮疹，怎么记录？解决办法是记录最原始的信息，即可以把这个存在叠加信息的变量拆分为：是否服药（0=否，1=是），是否出现皮疹（0=否，1=是），服药至出现皮疹时间（连续变量）；若病例资料中没有现成的"服药至出现皮疹时间"，则需要再拆分成两个变量：开始服药日期（时间变量），出现皮疹日期（时间变量）。

从上述内容可以发现，确定数据库收集哪些变量，要求研究设计者对于课题研究目的和内容、研究方案和实施过程各环节都有深入的了解和体验，并在实际实施过程中不断完善。

第三节 · 数据文件行列设计

一个数据文件相当于数据库中的一张表，基本结构为行 × 列表的矩阵形式。行列设计有两种基本格式：结构化数据和非结构化数据。

一、结构化数据

结构化数据每一行为一条观察记录，每一列代表一个观测变量。可直接使用变量名对观测指标进行统计分析。对于随访性研究，每个研究对象有多次观察，其数据文件的行列设计有两种基本类型。

1. **横向数据** 一个研究对象一条记录，同一观察指标不同时间的观测值用不同的变量名记录在同一行不同列中，见表4-3。适用于在固定时间点进行重复测量的随访研究，即每个观察对象的随访次数与每次随访的相对时间是固定的。

表 4-3 体检结果表（横向数据）

ID	Sex	Date1	Lgth1	Lbs1	Date2	Lgth2	Lbs2	Date3	Lgth3	Lbs3
2540	1	12 170	23	10.4	12 194	24	11.6	12 255	26	14.4
2630	2	12 165	23	9.8	12 205	25	13.3	12 267	26	17.3
2740	1	12 165	22	8.7	12 197	23	11.8	12 261	26	15.0

（续表）

ID	Sex	Date1	Lgth1	Lbs1	Date2	Lgth2	Lbs2	Date3	Lgth3	Lbs3
2840	1	12 164	21	8.0	12 198	22	10.8	12 260	25	14.6
3040	1	12 187	22	10.9	12 206	23	11.7	12 380	28	18.1

表4-3中ID为研究对象编码，Date1、Date2、Date3分别表示第1、2、3次测量时间，Lgth1、Lgth2、Lgth3分别表示第1、2、3次测得的身高，Lbs1、Lbs2、Lbs3分别表示第1、2、3次测得的体重。通常，横向数据仅出现于数据分析用的工作数据。在数据库表设计中通常不会用横向数据，试想要等到一个研究对象完成全部随访后，才能完成一条记录数据的填写与输入，既不利于现场操作又容易出错。

2. 纵向数据 一个研究对象每一次观测为一条记录，每个研究对象有几次重复观测就有几条记录，同一个观测指标用相同的变量名记录在不同的记录中。如表4-3中，研究对象编号为2540、2630的三次随访记录结果见表4-4。

表 4-4 体检结果表（纵向数据）

ID	Sex	Date	Lgth	Lbs
2540	1	12 170	23	10.4
2540	1	12 194	24	11.6
2540	1	12 255	26	14.4
2630	2	12 165	23	9.8
2630	2	12 205	25	13.3
2630	2	12 267	26	17.3

纵向数据既适用于固定时点的随访，又适用于非固定时点的随访。数据库中的随访记录表用纵向结构，每完成一次随访即时完成一条记录的录入。用于统计分析的工作数据文件也需要纵向数据，通常用于重复测量数据的回归模型，如广义估计方程（GEE）和混合模型（Mixed），都要求输入纵向数据。纵向数据工作文件包含重复测量的指标（如表4-4中的Date、Lgth、Lbs）和研究对象特异的指标（如表4-4中的ID、Sex）。前者每条记录不同，后者每个研究对象不同。

▪ 二、非结构化数据

结构化数据每一列代表一个观测指标，非结构化数据则不然，不同观测指标的观测值用同一个变量记录在同一列但不同的记录（行）中，如表4-5中的Value变量，另有一个变量代表所观测的指标名称，如表4-5中的Test变量。上例中研究对象2540的三次两个指标的随访记录列表见表4-5。

表4-5 体检结果表（非结构化数据）

ID	Sex	Date	Test	Value
2540	1	12 170	Lgth	23
2540	1	12 170	Lbs	10.4
2540	1	12 194	Lgth	24
2540	1	12 194	Lbs	11.6
2540	1	12 255	Lgth	26
2540	1	12 255	Lbs	14.4

当随访时间和检测指标都不固定时，适用非结构化数据存储数据。临床电子病例中的实验室检测资料多为非结构化数据。非结构化数据需要重新整理、提取、生成结构化数据，才能适用于统计分析。易侕统计软件"非同步重复测量数据转换"模块即用于将非结构化数据转换为结构化数据。易侕大数据整理系统也有专用的"非结构化数据提取"模块。

第四节 · 工作数据文件

研究对象的信息按性质和类别存储在数据库不同的表中，通过一个编码可以将同一个研究对象用于统计分析需要的信息，从不同的表中提取并串联起来，形成一个工作表，存成一个工作数据文件。工作表中的列名称就是分析用的变量名，每一行为一条记录。保存文件格式为文本文件，字段（列或变量）之间用制表符、逗号或空格分隔，常用制表符分隔。选择分隔符的时候要注意字段取值中是否可能包含分隔符，特别是当字段取值有文字描述时，里面有可能包含逗号、空格或制表符。如果有，读取数据时字段取值就会被分隔成两个或多个字段，导致字段错位，数据读取杂乱无章，无法进行统计分析。

■ 一、工作数据文件设计原则

用于统计分析的工作数据文件设计应遵循以下原则：

（1）非随访数据：每个患者一行，每个变量一列。

（2）随访数据：对患者在不同时点进行测量，每个患者一个唯一的编号（ID）；每次测量一行；变量中必须有每次测量的时间（具体日期或者时点）。

（3）连续变量（如年龄）用原始数值记录，不加单位。

（4）分类变量（如血型、分组）用0、1、2表示，不用中文和字母。

（5）分组变量对照组编码为"0"。

（6）变量名尽量简短，最好仅由英文字母和数字组成，需用英文字母打头，不能有空格或运算符号如＋、－、＊、/、%、^、&等。

（7）缺失变量用空格或者"NA"表示。

（8）剔除不参与分析的变量（如单位名称）。

（9）参与分析的变量都要数字化（赋值中不能含中文或非数字字符）。

（10）随访结局变量通常编码为：0=未发生结局，1=发生结局。

例 为了研究肝癌患者化疗后皮疹情况和生存的关系，表结构和前三条记录见表4-6。

表4-6不能直接用于数据分析，首先它不是一行×列的结构，第一行列名称不能有复合列，列名称也即变量名需由英文字母和数字组成，不能含中文；其次用于分析研究对象的数据需要编码成数字，不能含中文。数据需做如下清理：

"姓名"是字符，没有分析的意义，可以删除或用患者编号代替。

"性别"通常编码为：1=男，2=女。

"状态"通常编码为：1=死亡，0=存活。

"死亡时间"是时间变量，格式需要统一到：YYYY-MM-DD。

"死亡原因"可以有两种方式：① 用一个变量"死亡原因"表示（1=消化道出血，2=呼衰，3=其他死因）；② 用两个变量分别表示："是否死于消化道出血"与"是否死于呼衰"，编码为：0=否，1=是。

"病因"可以有两种方式：① 用一个变量"病因"表示（1=乙肝，2=乙+丙，3=其他）；② 用三个变量分别表示乙肝、丙肝、其他，编码为：0=无，1=有。

"分期"可以编码为：0=A，1=B。

"负荷"可以编码为：0=小于等于50%，1=大于50%，NA=无法判断。

"肿瘤分布"可以编码为：0=单叶，1=双叶。

"血管侵犯"可以编码为：0=无，1=有。

皮疹"服药至出现时间"需要用两个变量，即"出现皮疹"［0=无，1=有；如需要考虑皮疹严重程度可以编码（0=无，1=轻，2=中，3=重）］和"服药至出现皮疹时间"（连续变量，如未出现皮疹者该变量缺失）。

皮疹"最重级别"，未出现皮疹者该变量为空格或NA。

变量名只占一行，不分两行。

整理好的数据见表4-7。

表 4-6 原始资料表（不能直接用于数据分析）

姓名	性别	年龄	状态	死亡时间	死亡原因	病因	分期	病灶数量	负荷	肿瘤分布	血管侵犯	皮疹 服药至出现时间	皮疹 最重级别
王某	男	42	死亡	2011/9/29	消化道出血	乙肝	A	1	≤50%	单叶	无	无	0
刘某	女	46	死亡	2011-3-13	呼衰	乙+丙	B	1	>50%	单叶	有	46	1
全某	男	43	存活	2010/11/17	其他死因	其他	A	2	无法判断	双叶	无	无	0

表 4-7 数据表（可用于数据分析）

ID	SEX	AGE	DETH	DETHD	REASON	DIS	BCLC	NS	FUHE	FENBU	INVES	RAS	RAST
1	1	42	1	2011-9-29	1	1	0	1	0	0	0	0	NA
2	2	46	1	2011-3-13	2	2	1	1	1	0	1	1	46
3	1	43	0	2010-11-17	3	3	0	2	NA	1	0	0	NA

数据整理成表4-7后，单纯从变量名上看不知道其代表什么观测指标，从赋值上不知道其代表什么意义，这就需要有另一个变量说明文件来记录变量名与赋值编码的含义。

二、变量说明文件制作原则

独立于原始数据文件新建一个Excel文件进行变量说明，最后保存为制表符分隔的文本文件，如表4-7中前4个变量的说明见表4-8。

表 4-8　变量说明表

变 量 名	取 值 编 码	意 义
ID		Subject identification
SEX		Gender
	1	Male
	2	Female
AGE		Age, years
DETH		Death or survival
	0	Survival
	1	Death

变量说明要点如下：

（1）包括"变量名""取值编码"和"意义"三列。

（2）"变量名"同数据文件的列名称。

（3）"取值编码"与数据文件对应的列数据编码一致，分类变量列出编码，连续变量此处空白。分类变量编码从变量名对应的下一行开始顺序填写，一般用0、1、2、…顺次编码，对照组常规编码为0。

（4）"意义"表示变量名和取值编码代表的意义，如上例中的SEX表示研究对象的性别，编码1表示男，2表示女；若文章输出图表需要显示为英文，则"意义"为英文；若文章输出图表需要显示为中文，则"意义"为中文。

易侕统计软件可以直接读入变量说明文件，也可手动对每个变量进行注解，在输出图表中自动将变量名替换成注解。

如用易侕DataWeb构建数据库录入数据，最后可根据需要，从各表单中提取所要的变量，导出分析用的数据文件，并同时自动输出变量说明文件。

（陈常中）

第五章
易俪 DataWeb 数据系统

易俪 DataWeb 是集近百项大型流行病学研究的数据采集和数据管理经验开发的，是一个网页版的科研项目数据录入和管理系统，可在台式机、平板电脑、手机上运行。其功能设置既贴切现场工作的需要，又能满足课题负责人、数据管理员和数据分析人员的各种操作需求。易俪 DataWeb 有如下功能特点：

（1）具备自主创建功能。易俪 DataWeb 是一个开放（不是开源）的系统。用户可以添加自己的研究项目、表单和问项，设定参与研究的工作人员，并对人员设置权限。

（2）具备自主修改表单功能。在实施过程中可以更新课题方案、表单和问项，既保证课题方案的严格规范，又保持其灵活性和实用性。

（3）用户可以选择将自己设计的表单和问项共享给他人，有利于指标的统一和问卷的标准化，适合课题之间资源共享和数据合并。

（4）权限管理，可自主设置权限，区分录、读、改权限。通过添加工作人员和对其权限设置可以实现多科室、多中心大项目数据采集和管理。

（5）简单实用的数据录入自动检错、数据查询、数据质疑和更正功能，提高现场工作效率。

（6）质控是关键，详尽的进度报告，随时查看数据质量。即刻生成进度报告，内容包括各变量的数据分布、以表单为单位的进度统计和以研究对象为单位的资料完整情况统计，即时跟踪研究进度和数据质量。

（7）导出结构化数据，无须整理数据。既有一键下载全部数据的功能，又有跨表单的数据提取和合并功能，可即时生成用于统计分析的工作数据文件。

（8）简便灵活，大小项目均支持。支持多终端录入，手机、平板电脑或台式机录入与管理数据，功能强，极简操作，不需要专门培训。可以用于单中心或多中心复杂项目。

使用易俪 DataWeb 首先要注册获得一个用户编号（官网为 http://www.empowerstats.

net/dataweb/）。一个用户既可以是自己登记的课题的负责人，又可以是其他人登记的课题的工作人员。用户登录后，可看到自己负责的课题和参与他人的课题。

用户有两条主线进入易俪DataWeb功能页面，一是通过用户名下拉菜单"我的课题""我的表单""我的问项"进入到课题、表单、问项的查阅和设计页面；二是在"课题列表"里选择课题，进入课题数据应用页面，包括数据录入或导入、查阅、提取、质疑、进度报告和数据下载等。

第一节 · 项目数据库设置

■ 一、表单

（一）基本概念

课题由若干个表单组成，表单由问项（问题或检测指标）组成。表单是根据数据采集方法与过程来设计的。通常将同一过程或方法收集到的数据存放到一个表单中，以方便填写。一个表单要求一次性完成资料采集与同步录入，如一次完成的问卷可以做一个表单，一次完成的随访记录做一个表单。表单可以重复使用，如一个项目对研究对象进行多次随访，每次随访询问内容和检查项目相同，就可以用同一随访表单。不同的项目也可以用到同一表单。

每个用户都可以在易俪DataWeb里创建自己的表单，通过"创建表单"菜单创建新表单，通过用户名图标下的"我的表单"查找并修改自己创建的表单。用户可以把自己的表单共享出来，一旦系统检测到用户的表单共享后被他人引用，系统自动关闭对该表单的修改按键，用户不能再对之进行修改，否则就会影响他人的数据采集。

（二）创建表单和呈现表单页面

图5-1所示为创建新表单示例。

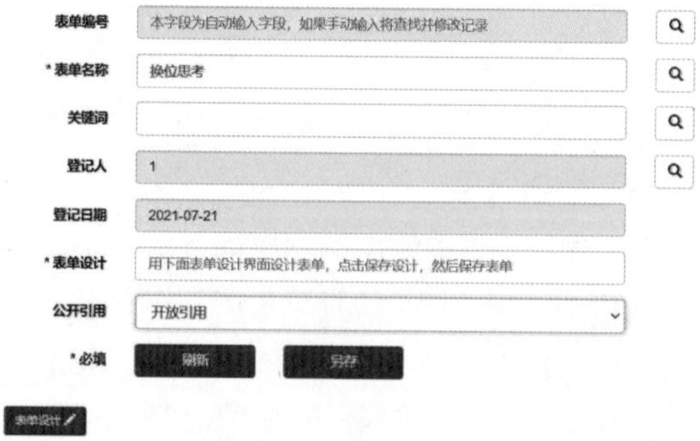

表单编号	本字段为自动输入字段，如果手动输入将查找并修改记录	🔍
表单名称	换位思考	🔍
关键词		🔍
登记人	1	🔍
登记日期	2021-07-21	
表单设计	用下面表单设计界面设计表单，点击保存设计，然后保存表单	
公开引用	开放引用	
必填	刷新　另存	

表单设计 ✎

图5-1　创建新表单

图 5-1 中的"表单设计"框不是手动填写的，而是通过点击"表单设计"按钮，进入表单设计页面（图 5-2），在表单设计页面完成设计并保存后，系统自动填写表单设计框。

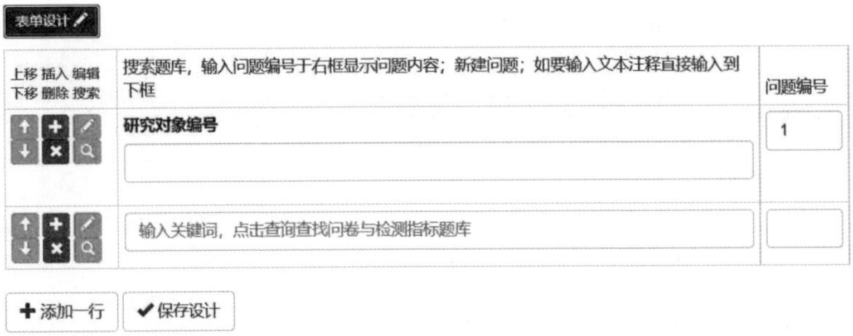

图 5-2　表单设计页面

表单由问项组成，输入问项的方法有：① 如知道问项编号，在"问题编号"处填写问项编号，直接导入问项；② 输入关键词，点击左边的搜索按钮，查找问项库，然后调入所要的问项；③ 点击左边的编辑按钮，调入添加问项页面，详见下面的"添加问项"部分。

每个表单的呈现有 5 种页面格式，可根据自己的喜好切换（图 5-3）。不管用什么格式，录入到数据库中的数据都是一样的。

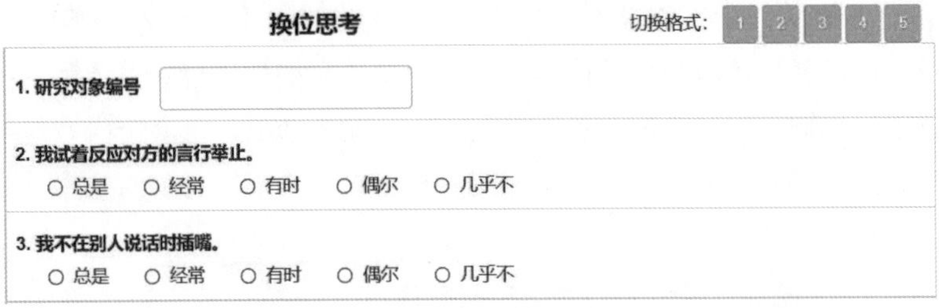

图 5-3　录入界面

▪ 二、问项

（一）基本概念

数据库由表单组成，而表单又是由问项组成的。问项指问卷所问的问题或检测项目所检测的指标。问项最终形成数据库中的字段或称变量。问项重复使用很常见，如基本上每个项目都要收集性别，"性别"这个问项就会重复用在多个课题中。

每个用户都可以在易俪 DataWeb 里添加自己的问项，通过"添加问项"菜单添加新问项，通过用户名图标下的"我的问项"查找并修改自己添加的问项。用户可以把自己的问项共享出来，一旦系统检测到用户的问项共享后被他人引用，系统自动关闭对该问项的修改按键，用户不能再对之进行修改，否则就会影响他人的数据采集。

（二）添加问项

图5-4所示是问项的设计页面示例。

问项编号	本字段为自动输入字段，如果手动输入将查找并修改记录	🔍
* 问题描述	询问时间	🔍
* 题型	时间 ⌄	
关键词		🔍
公开引用	已被引用 ⌄	
* 必填	刷新　　　另存	

图5-4　添加问项

问项设计的关键字段是问题描述和题型，题型分数字、单选、多选、文字、日期、时间、其他。如为数字类型，页面自动带出最小值、最大值、数值单位三个填空项，给定最大值和最小值后，在数据录入时系统会自动根据最大值和最小值检错。如为日期型，数据录入窗口会自动添加日历按钮方便用户录入。如为单选或多选题，在问题描述框要输入选项，先输入问题描述，然后另起一行，输入选项，每个选项另起一行，系统通过换行符自动识别问题描述与各选项（图5-5）。

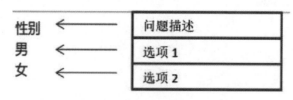

图5-5　问项格式

多选题区别于单选题，单选题在数据库中用一个变量表示，而多选题在数据库中转换成多个二分类变量，每个变量编码为0表示无（未选），1表示有（被选）。易侕DataWeb在数据录入时，自动将多选题选择结果转换成多个0/1二分类变量。

特别要注意的是，在设计多选题时，第一个选项要为"全无"或"全否"，这样只要回答了此问题，就至少有一个选项被选择。如果选了"全无"或"全否"，则其他选项自动为无或否。如果所有选项均未选，则表示研究对象没有回答此问题，数据为缺失。有了"全无"选项才可以区别"未答"与"所有选项均为否"。

（三）变量赋值

各题型对应的变量在 DataWeb 系统内部赋值为：① 填空题，包括数字、文字、日期、时间和其他题型，均为所填写值；② 单选题，按选项顺序从1开始递增，依次为1、2、…③ 多选题，每个选项为一个变量，每个变量赋值为：0=未选（No），1=被选（Yes）。

数据导出值，即查阅数据列表时和下载的数据看到的值，填空题和多选题的导出值同内部赋值；为方便易俪数据分析，单选题导出值自动做了如下重新编码：① 如为二分类选项：原编码 1新编码仍为 1，原编码2新编码为0；② 如为多分类选项：原编码1、2、3、…对应新编码依次为0、1、2、…

三、课题

（一）登记课题

课题即研究项目，有其特定的研究目的和研究设计。研究设计体现在易俪DataWeb系统里就是课题的实施方案。易俪DataWeb 是一个开放系统，每个用户都可以在易俪DataWeb系统里登记自己的课题，登记人即为课题负责人（图5-6）。

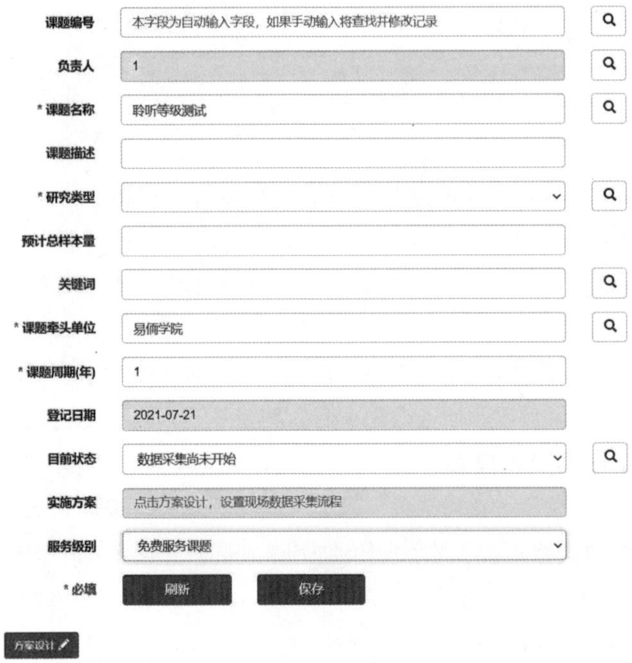

图5-6　登记课题

图5-6中的"实施方案"框不是手动填写的，而是通过点击"方案设计"按钮进入设计页面，完成设计并保存后，系统自动填写实施方案框。

（二）课题实施方案

实施方案包括课题所用的表单和随访时间表（如有随访），并明确关联各表单的研究对象编号和随访次序变量（如有随访）。图5-7所示是方案设计页面。

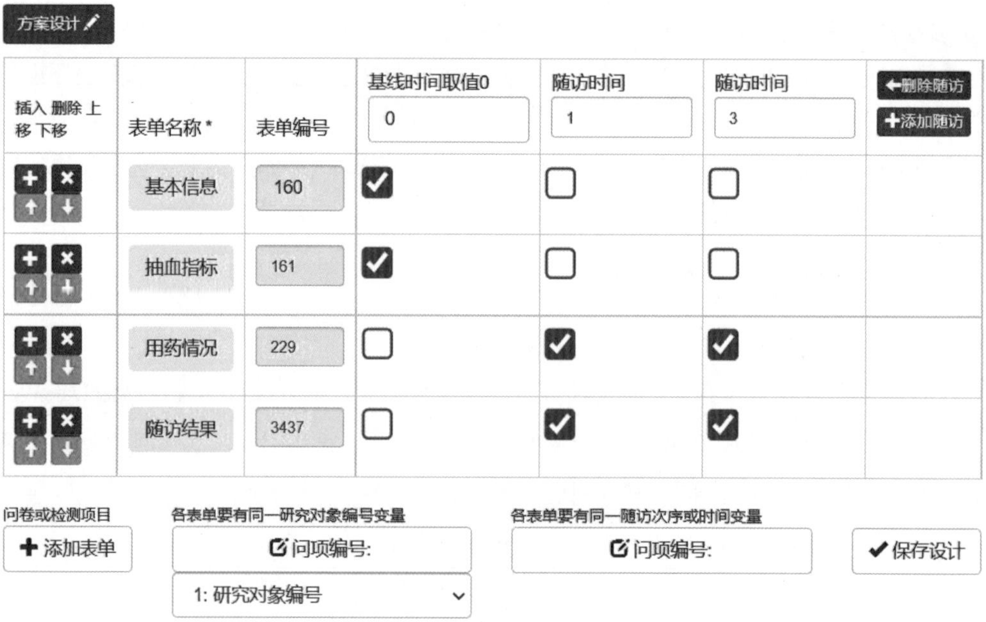

图5-7 方案设计

通过查找表单库调入表单。数据是按表单存放的，数据分析时要将不同表单的数据按研究对象编号联系起来。系统会自动检测各表单共同的字段名，如图5-7中的"研究对象编号"，选择该字段表示系统可根据该字段识别来自不同表单的同一研究对象的数据。

同理，如果实施过程涉及多次随访，每次随访用到多个表单，要将每次随访的多表单数据串到一起，不仅需要"研究对象编号"变量，还需要"随访次序或时间"变量。

（三）课题工作人员和权限

课题工作人员包括参与资料采集、录入、查阅、修改、提取和随机化控制员（如为RCT研究）。课题负责人可以为本课题添加工作人员，并指定每个工作人员的权限。工作人员权限包括：① 对课题所用的各表单录入、查阅和修改；② 添加人员；③ 生成随机数并对入选者随机分组。

易侕 DataWeb 不仅适用于单中心研究，也适用于多中心研究项目的管理。如一个工作人员有添加人员的权限，则可以对其所添加的人分配自己所拥有的权限。通过权限设置，实现各科室数据的条条管理（对特定表单的权限）和分中心数据的块块管理（对各表单的本中心录入的数据的操作权限）。多中心项目的操作流程如下：

第一步：由课题负责人（PI）登记课题。

第二步：由 PI 登记本中心工作人员和分中心 PI。

第三步：由 PI 为本中心工作人员授权，为分中心 PI 授权。本中心工作人员权限仅是对各表单的录、读、改权限。分中心 PI 的权限不仅有对各表单的录、读、改权限，还包括添加工作人员的权限。

第四步：当分中心 PI 被授予添加工作人员权限后，就可以添加分中心的工作人员，并设置分中心每个工作人员对各表单的录、读、改权限（图 5-8）。

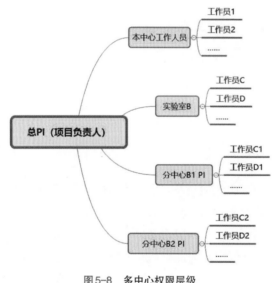

图 5-8　多中心权限层级

1. 添加人员　课题负责人在添加人员时，首先每个工作人员需注册易倜 DataWeb（免费注册），工作人员获得一个用户编号后，才能被添加到课题中。添加人员操作如图 5-9 所示，填写工作人员编号后，系统能自动调出其姓名、电子邮箱等信息。

2. 设置权限　权限包括对各表单的录、读、改权限，添加工作人员的权限，随机控制（如为随机化对照的临床试验研究）权限。如被授予添加工作人员的权限，即被指定为分中心负责人或某部门/科室的负责人，分中心负责人负责添加本中心工作人员，某部门/科室的负责人负责添加本部门/科室的工作人员。随机化对照的临床试验的随机控制员的权限是负责生成随机数，以及按提交的研究对象编号次序分配随机数。权限设置的基本原则是：

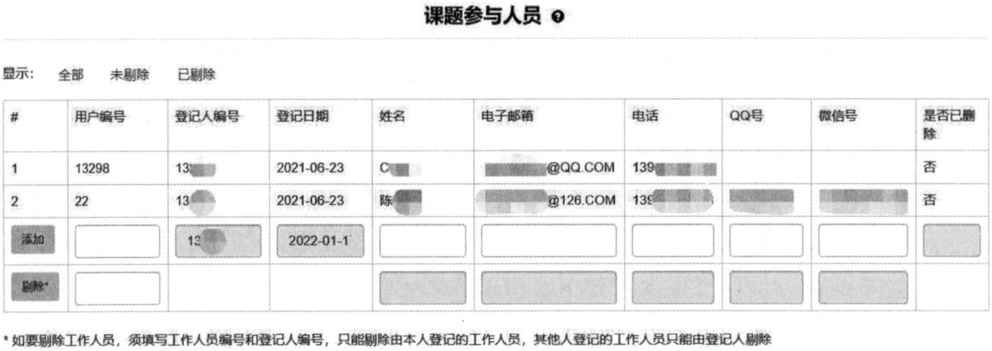

课题参与人员 ❷

显示： 全部　　未删除　　已删除

#	用户编号	登记人编号	登记日期	姓名	电子邮箱	电话	QQ号	微信号	是否已删除
1	13298	13▨▨	2021-06-23	C▨▨	▨▨@QQ.COM	139▨▨			否
2	22	13▨▨	2021-06-23	陈▨▨	▨▨@126.COM	139▨▨			否
添加		13▨▨	2022-01-1▨						
删除*									

* 如要剔除工作人员，须填写工作人员编号和登记人编号，只能剔除由本人登记的工作人员，其他人登记的工作人员只能由登记人剔除

图5-9　添加人员

（1）分中心PI对其添加的工作人员授权时，能授予的权限仅在本人所拥有的权限内。

例　总PI（A）只授予了某实验室负责人即分中心PI（B）对实验室数据表单F1的录、读权限，B添加了C、D两个工作人员，B最多只能对C、D授予对表单F1的录、读权限。因为B没有对表单F1的修改权限，所以由B添加的C、D两人也不可能有对表单F1的修改权限。

（2）分中心PI的权限自动限制在对由本人及由其添加的分中心工作人员录入的数据的操作。

例　总PI（A）添加了B1、B2两个分中心PI，B1分中心添加了C1、D1两个工作人员，B2分中心添加了C2、D2两个工作人员。虽然B1有对数据表单F1的录、读、改权限，但只能读、改B1、C1、D1录入的数据。看不到其他分中心录入的数据。

工作人员对各表单的权限是随课题而不同的。如两个不同的课题都用到同一表单F1，某用户A参与了这两个课题，A在一个课题里对F1权限与在另一个课题里对F1的权限可有不同（图5-10）。

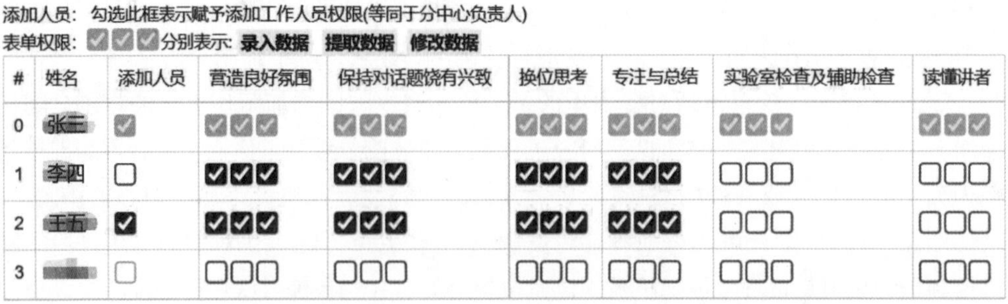

添加人员：勾选此框表示赋予添加工作人员权限(等同于分中心负责人)
表单权限：☑☑☑分别表示 **录入数据　提取数据　修改数据**

#	姓名	添加人员	营造良好氛围	保持对话饶有兴致	换位思考	专注与总结	实验室检查及辅助检查	读懂讲者
0	张三	☑	☑☑☑	☑☑☑	☑☑☑	☑☑☑	☑☑☑	☑☑☑
1	李四	☐	☑☑☑	☑☑☑	☑☑☑	☑☑☑	☐☐☐	☐☐☐
2	王五	☑	☑☑☑	☑☑☑	☑☑☑	☑☑☑	☐☐☐	☐☐☐
3	▨▨	☐	☐☐☐	☐☐☐	☐☐☐	☐☐☐	☐☐☐	☐☐☐

图5-10　工作人员的各表单权限

▪ 四、 中央随机

一个实用和有效的中央随机系统是严格执行随机分组的保障。在了解易僴 DataWeb 中央随机系统之前，首先有必要理解随机分组过程中可能出现的偏性和如何控制这种偏性。

随机分组过程中偏性控制的基本原则是入选时不知道分组，即先入选后分组。这样研究人员在掌握入选标准的时候才不可能有偏性。

（一）单纯随机（simple randomization）

操作流程：来了一个患者，如符合入选标准，入选并分配研究对象编号，然后随机分组。这是最基本也是最常用的方法。

单纯随机的缺陷是不能保证每组样本量相同。单纯随机分到各组的人数可能相差比较大，当样本量比较小的时候，会大大降低检验效能。如样本量是10，分到一组7个、另一组3个的可能性还是比较大的。

单纯随机理论上入选时不知道分组，但实际操作时，人们可以根据以前的分组情况判断下一个患者分组概率。假如实验分A、B两组，前面连续入选了4个人都分到了A组。这时候就可以猜测下一个患者分到B组的可能性很大。因为随机分组的结果应该是出现A或B的概率相同。然而，这种预知下一个很可能会分到哪一组的情况是少数，而且也不能保证绝对正确，不会对结果带来很大的偏性。

（二）区组随机（block randomization）

区组指的是由几个研究对象组成的一个整体。区组大小指的是区组内的研究对象人数。区组大小取试验组数的倍数。如试验分A、B两组，区组大小可以是2、4、6、8、…如试验分A、B、C三组，区组大小就应该是3、6、9、…区组随机是将区组内的患者随机并且均匀地分到各试验组中，分到每个试验组的人数相同。如试验分A、B两组，区组内有4人，按入选顺序有AABB、ABAB、ABBA、BBAA、BABA、BAAB 6种分法，取何种分法由随机数决定。

操作流程：来了一个患者，如符合标准就入选，然后入选第2个，……等到一个区组的所有患者都入选齐了后，再随机分组。

当区组比较小的时候，区组随机的规律可以被利用。如试验分A、B两组，2人一个区组，只有AB、BA两种分法，如果前面几个区组随机结果都是AB，那么下一个区组随机的结果是BA的可能性很大。与单纯随机一样，它的规律有可能被人利用。如果区组比较大，如4人一个区组，有6种可能分法，能猜测到下一个区组是何种分法的可能性小很多。

区组随机的缺陷是要等一个区组的患者全部入选以后再随机分组。否则根据区组内前面的患者分组情况就能确定后面患者的分组。如试验分A、B两组，4人一个区组，前面两人都分到A组，那么后面两人一定都是B组。这里的关键是能不能等，根据试验性质，有时候不能等。如罕见病，可能很久都等不到一个患者。比较紧急的病，入选后必须马上进入治疗/处理，也不能等。有些病当区组人数比较少的时候，等待时间不会很长，可以等；但如区组比较大就不能等。而当区组比较小的时候，区组随机的规律比较容易被利用，也不能保证入选时不知道分组。

（三）随机区组大小的区组随机（block randomization with random block size）

有没有办法能同时满足三点：① 入选的时候不知道分组；② 尽可能随机分到各组的人数相同；③ 入选一个分组一个，不需要像区组随机那样等区组全部完成入选后再分组。答案就是：随机区组大小的区组随机。这里的随机区组指的是区组大小是随机的。

操作流程如下：

第一步：产生随机区组大小系列，即区组的大小是随机数组成的系列。假设某试验分A、B两组，生成随机区组大小系列如2、4、2、6、4、…当然每个随机数都是试验组数的倍数。

第二步：按区组随机的方法，对每个区组进行随机分组。如上例随机分组的结果是：第1区组（2人）随机结果为AB；第2区组（4人）随机结果为AABB；第3区组（2人）随机结果为BA；第4区组（6人）随机结果为ABBABA，……

第三步：将第一步的随机区组大小系列销毁，将第二步生成的随机分组系列连起来，密封保存，以后按该序列依次对每一个入选患者分组。

随机区组大小的区组随机不能保证每组人数完全相等，因为试验中止的时候，最后一个患者所在的区组不一定全入选完，然而最大的组间人数差异只取决于用到的最后一个区组的大小。

随机区组大小的区组随机实施要点是：不能保存第一步的随机区组大小系列，否则实施过程中就可根据区组大小确定下一个患者会分到哪一组。对第二步生成随机分组系列要密封保存，否则知道随机系列就知道下一个患者会分到哪一组。这两点用中央随机系统是很容易实现的。

（四）易侕DataWeb中央随机系统设计要点

（1）一个项目有一个指定的随机控制员，不能是PI本人，不能录、读、改表单数据，确保随机控制员是独立的和中性的。

（2）随机控制员预先根据课题设计，产生随机系列，自动封存于系统内。产生随机系列的方法默认为随机区组大小的区组随机，也可以指定固定区组大小的区组随机。方法不同，以后实行过程中对患者进行入选与分组的操作也不同。

（3）如采用随机区组大小的区组随机，每入选一个患者就可以即时将该患者分组，由随机控制员输入患者编号，才能调出分组代号。

（4）如采用固定区组大小的区组随机，每完成一个区组全部患者的入选才能对该区组所有患者分组，由随机控制员输入一个区组所有患者的编号，才能调出该区组每个患者的分组代号。

（5）用分组代号（如颜色）代替试验组名称（盲法），仅随机控制员才能看到分组代号与试验组的对应关系。

（6）自动保留完整的患者编号与对应的分组记录，一个编号一旦被分组，不能被更改和删除。

由上可知，使用易侕 DataWeb 中央随机系统可以保证研究过程中的入选与分组严格按流程操作，随机系列严格保密，操作过程有完整记录可追踪。

第二节 · 项目数据库应用

一、数据录入和数据导入

数据录入指按表单逐条记录录入数据。表单的第一项"研究对象编号"录入框有一搜索键，录入员在输入研究对象编号后，可以点击搜索，查看该编号是否已有记录，以防止重复录入（图5-11）。

数据导入是将一批数据一次性导入到易侕 DataWeb 的某一表中。从外部文件导入数据，外部文件格式可以是：Excel 表单（只读单个表单）、制表符或逗号或空格分隔的

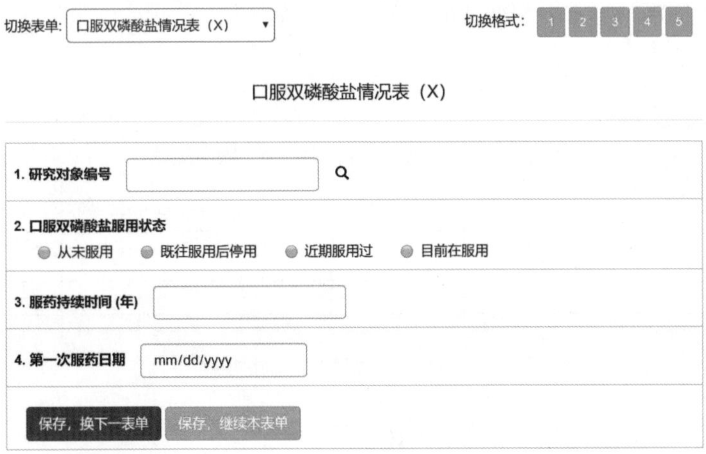

图5-11　数据录入界面

文本文件（.xls, .csv, .txt），或 EpiData（.rec）数据文件。如为 .xlsx, .xls, .csv, .txt 文件，文件的第一行为字段（变量）名，第二行开始为数据记录。

给定外部数据文件后，系统会自动列出文件中的变量名与变量注解（如为 .rec 文件）和变量取值分布，用户需要逐一将外部文件的变量和编码与所选表单中的问项进行匹配，表单中如有问项在导入数据文件中找不到对应的变量，导入的记录该问项将被置为缺失。变量匹配页面示例如图 5-12 所示。

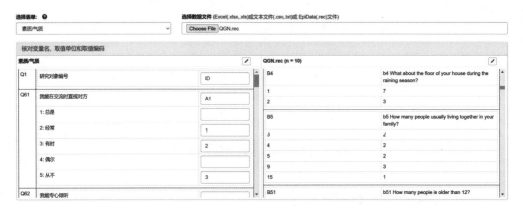

图5-12　数据导入界面

图 5-12 显示从 QGN.rec 文件导入数据，QGN.rec 中的变量 ID 对应于 Q1，A1 与问项 Q61 对应，A1 取值编码 1 对应于 Q61 的 2 "经常"，2 对应于 Q61 的 3 "有时"，3 对应于 Q61 的 5 "从不"。如待导入的问项为连续数字变量，在问项处会列出变量的取值单位、最小值与最大值，在匹配导入数据变量时，应检查变量单位与取值范围是否一致。匹配操作可以通过拖拽变量名与取值编码的方法完成。

完成表单问项与导入数据变量的匹配后，查看数据，待导入的数据将显示在下面的数据列表中（图 5-13）。

或复制粘贴 (cntl+v) 数据 (请仔细核对字段名) 到下表：　　　　　　　　　　　　　　　　　　　　查看数据　上传数据

	Q1	Q61	Q62	Q63	Q64	Q66	Q67	Q68	Q70	Q74	Q80	Q81	Q83	N
1	P00001	5		4	1	2	2	3	2	2	2	1	3	
2	P00002	3		1	1	3	2	3	3	1	5	4	1	
3	P00003	2		3	3	3	1	3	3	2	3	2	1	
4	P00004	2		4	1	2	2	3	4	2	4	2	1	
5	P00005	5		2	2	1	2	1	3	2	3	2	2	
6	P00006	5		3	3	3	1	2	3	1	3	2	1	
7	P00007	2		1	2	1	1	4	4	3	2	2	1	
8	P00008	2		4	1	2	2	3	2	2	3	1	3	
9	P00009	5		2	2	1	2	2	3	3	3	2	2	
10	P00010	2		5	2	2	2	1	3	3	3	1	1	

图5-13　数据导入后的格式

点击 "上传数据" 后数据才会正式保存到系统中。

也可将数据直接复制（Ctrl+C）、粘贴（Ctrl+V）到上述的数据列表中，然后点击

"上传数据"。需特别注意的是，分类数据的取值编码在 DataWeb 系统内的内部赋值与下载的显示值不同。如问项 Q61 显示的数据取值编码为：0=总是，1=经常，2=有时，3=偶尔，4=从不；而在 DataWeb 数据库内部取值为：1=总是，2=经常，3=有时，4=偶尔，5=从不。二分类选题在系统内部每个选项的取值为：1=是，2=否；数据导出后取值编码自动改为：0=否，1=是。待导入数据的值应为内部取值。因此数据导入时，通过变量与取值编码的匹配后，可保证导入数据正确赋值，如直接复制粘贴数据到列表中，则需要仔细核对变量取值是否与内部取值一致。

■ 二、数据查阅与数据质疑

数据采集与数据分析过程中时常需要查阅数据，并对异常取值提出质疑要求核实（图 5-14）。

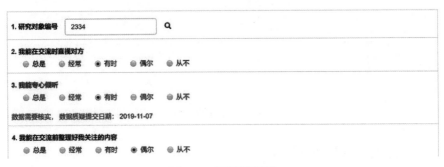

数据查阅:	素质/气质		营造良好氛围	保持对话题饶有兴致	读懂讲者	换位思考	专注与总结	理解并反馈		读懂讲者			
记录号	SID	REGDATE	REGUID	Q1	Q61	Q62	Q63	Q64	Q66	Q67	Q68	Q70	Q74	Q80	Q81	Q83
112470	2334	2019-11-07	1	2334	3	3	4	4							4	4

图 5-14 数据查阅

可通过设定研究对象编号、录入员的用户编号、录入日期缩小查阅范围。从查阅显示的列表中，点击记录号进入表单录入界面，如对某问项的取值提出质疑，需要数据采集/录入员核实，鼠标右击该问项，在弹出的对话框提交质疑。被质疑需要核实的问项，显示为红色，并附有数据质疑提交日期（图 5-15）。

1. 研究对象编号 2334 🔍

2. 我能在交流时直视对方
◉ 总是   ◉ 经常   ◉ 有时   ◉ 偶尔   ◉ 从不

3. 我能专心倾听
◉ 总是   ◉ 经常   ◉ 有时   ◉ 偶尔   ◉ 从不

数据需要核实，数据质疑提交日期：2019-11-07

4. 我能在交流前整理好我关注的内容
◉ 总是   ◉ 经常   ◉ 有时   ◉ 偶尔   ◉ 从不

图 5-15 提出数据质疑

回复质疑操作亦是如此，查阅到该记录后，如被质疑的数据有输入错误，输入正确的数据，然后鼠标右击问项，在弹出的数据质疑对话框提交数据核实结果。提交后显示如图 5-16 所示。

另一种途径提交数据质疑是提交数据质疑表，如图 5-17 所示。

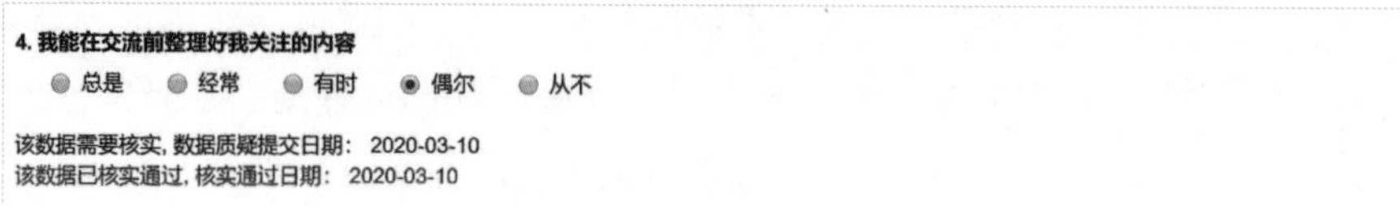

4. 我能在交流前整理好我关注的内容

  ◯ 总是   ◯ 经常   ◯ 有时   ◉ 偶尔   ◯ 从不

该数据需要核实，数据质疑提交日期：2020-03-10
该数据已核实通过，核实通过日期：2020-03-10

图 5-16   回复数据质疑

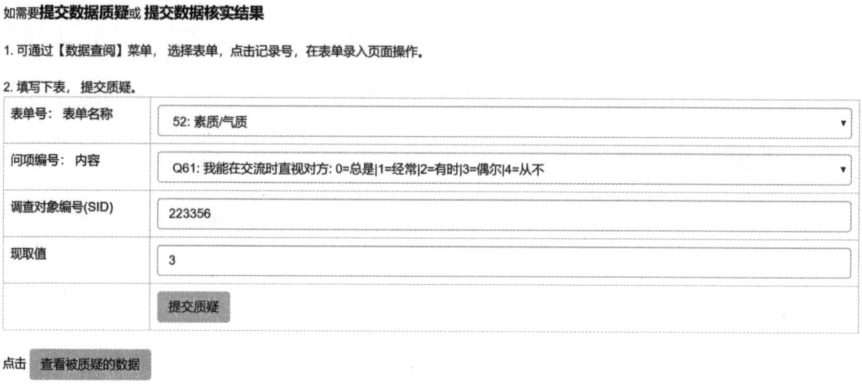

如需要提交数据质疑或 **提交数据核实结果**

1. 可通过【数据查阅】菜单，选择表单，点击记录号，在表单录入页面操作。

2. 填写下表，提交质疑。

表单号：表单名称	52: 素质/气质 ▾
问项编号：内容	Q61: 我能在交流时直视对方: 0=总是|1=经常|2=有时|3=偶尔|4=从不 ▾
调查对象编号(SID)	223356
现取值	3
	提交质疑

点击 查看被质疑的数据

图 5-17   数据质疑表

    系统会自动根据研究对象编号查找数据录入员，如果是多中心研究，根据录入员编号核对是否是本中心的数据，只有对本中心的数据才能提出质疑。

    回复质疑则可通过查看被质疑的数据，输入正确值来确认被质疑数据（图 5-18）。

SID	表单	问项	取值	状态	提交日期	提交人	录入员	正确值
223356	素质/气质	我能在交流时直视对方: 0=总是|1=经常|2=有时|3=偶尔|4=从不	2	待核实	2020-03-11			
224	素质/气质	我能在交流时直视对方: 0=总是|1=经常|2=有时|3=偶尔|4=从不	4	已核实	2019-11-07			
2334	素质/气质	我能专心倾听: 0=总是|1=经常|2=有时|3=偶尔|4=从不	2	已核实	2020-03-10			
2334	素质/气质	我能在交流前整理好我关注的内容: 0=总是|1=经常|2=有时|3=偶尔|4=从不	3	已核实	2020-03-10			
11	素质/气质	我能在交流时直视对方: 0=总是|1=经常|2=有时|3=偶尔|4=从不	1	已核实	2020-03-11			
11	素质/气质	我能在交流时直视对方: 0=总是|1=经常|2=有时|3=偶尔|4=从不	1	已核实	2020-03-11			
22333	素质/气质	我能在交流时直视对方: 0=总是|1=经常|2=有时|3=偶尔|4=从不	3	已核实	2020-03-11			
								提交确认

图 5-18   回复数据质疑表

▪ 三、数据提取与数据下载

    数据分析时常常要从不同表单中选择需要的问项（变量），然后合并成一个新的用于统计分析的工作数据文件。为确保系统能正确地将同一研究对象的数据从不同表单里提取并串联起来，课题所用的每个表单在数据开始录入前需预先设置研究对象编号变量，该变量一旦设定，不应该再更换。这样数据中的每条记录都有一个研究对象的编号（SID）。如有随访（重复测量）且每次重复测量用到多个表单，则还需要预先设置随访

（重复测量）次序变量，而且该变量一旦设定，不应该再更换。这样数据中的每次随访（重复测量）记录都有一个研究对象的编号（SID）与随访次序编号（TIMEID），数据提取时才能通过 SID 与 TIMEID，将同一次随访的信息串联到一起。

数据提取首先选择表单，然后选择表单中的问项（变量）（图5-19和图5-20）。

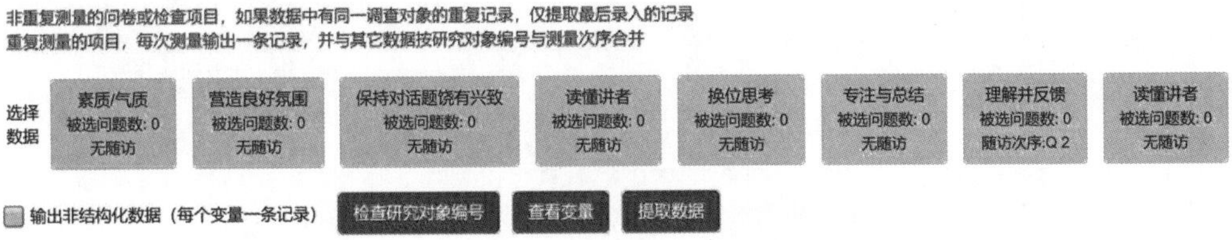

图5-19　数据提取界面勾选表单

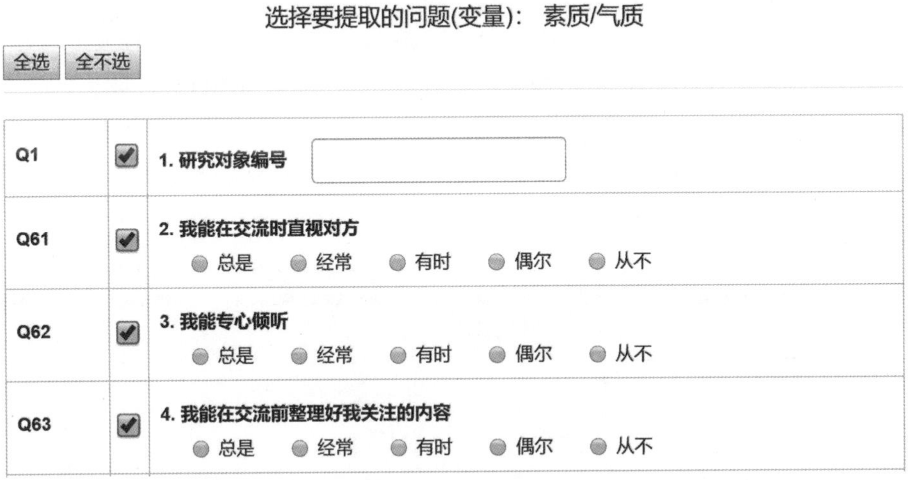

图5-20　选择问项

数据提取输出文件包括数据和变量说明文件。

数据下载包括单个表单数据文件下载和一键生成的所有表单压缩（.zip）文件下载。zip文件中包括各表单对应的数据、变量说明和表单页面文件，其中数据和变量说明文件均为制表符分隔的文本文件，易俪统计软件可直接读取，表单页面文件为html格式文件，方便用户查看。

四、进度报告

一个贴切的进度报告，既有利于研究者掌握现场工作进度，又有利于质量控制。易俪 DataWeb 课题进度报告包括以下内容，充分满足上述要求。

（1）按表单统计的记录数和研究对象数（图5-21）。

表单名称	表单编号	记录数	研究对象数	变量分布
营造良好氛围	54	8	8	▤
保持对话题饶有兴致	55	5	5	▤
换位思考	58	8	8	▤
专注与总结	61	3	3	▤
实验室检查及辅助检查	195	0	0	▤
读懂讲者	2538	2	2	▤

图5-21 进度报告中表单统计的记录数和研究对象数

通过对比记录数与研究对象数可以提示是否有重复录入，或研究对象编号输入错误导致重复录入情况。

（2）在图5-21中，每个表单最后一列有"变量分布"按钮，可查看表单内各变量的数据分布，连续变量的分布参数包括最小值、最大值、常用的百分位数（5%、10%、25%、50%、75%、90%、95%）、均值、标准差、缺失数和频数分布直方图。分类变量的分布为各取值（分类）的频数和频数分布图。变量分布能确切反映数据质量。

（3）按表单完整性组合统计的研究对象数（图5-22）。

营造良好氛围	保持对话题饶有兴致	换位思考	专注与总结	实验室检查及辅助检查	读懂讲者	研究对象数
Y	Y	Y	Y			2
Y	Y	Y				1
Y	Y					2
Y						3

图5-22 进度报告中按表单完整性组合统计的研究对象数

研究人员不仅需要完成各表单的研究对象数，还需要掌握数据的完整性，即完成所有表单或主要表单的研究对象数。如图5-22显示完成"营造良好氛围""保持对话题饶有兴致""换位思考""专注与总结"四个表单，但没有"实验室检查及辅助检查"和"读懂讲者"两表单的研究对象有2人。

（4）研究对象编号和各表单记录数一览表（图5-23）。

通过此表可以查询每个研究对象各表单完成情况，以及是否有重复录入（如记录数大于1）情况。

研究对象编号	营造良好氛围	保持对话题饶有兴致	换位思考	专注与总结	实验室检查及辅助检查	读懂讲者
-	1	1	1	1	0	0
22	0	0	0	0	0	1
2444	0	0	0	0	0	1
12345	1	1	0	0	0	0
4333445	1	0	0	0	0	0
2233	1	1	1	0	0	0

图 5-23　进度报告中研究对象编号和各表单记录数一览表

（陈常中）

第六章
易俪大数据处理系统

大数据的一大特点是信息量大和信息多样性。近年来，临床医学公开数据库越来越多，如MIMIC重症系列数据库（包括MIMIC-Ⅱ、MIMIC-Ⅲ、MIMIC-Ⅳ、eICU、PIC等），美国NHANES数据库，美国SEER肿瘤数据库，中国CHNS数据库等。对这大型公开数据的开发利用，以及对医院信息系统（hospital information system, HIS）数据的开发利用成为热门之一。要开发利用大数据库，首先是要熟悉数据库表单名、变量名和变量分布，在此基础上才可形成合理的科研假设和科研设计，然后根据科研设计从大数据库中提取所需的记录和变量，生成用于统计分析的工作数据文件。因为大数据信息量大，单个表单的记录数往往超出Excel容量范围，通常不能直接用Excel进行操作，需通过计算机编程用相应的软件才能实现数据的筛选、提取、合并等操作，而在编程和软件使用时往往因计算机内存容量的限制，增加了编程的难度。这些是目前阻碍大数据开发利用的瓶颈。

易俪大数据处理系统旨在帮助用户突破上述瓶颈，在普通的计算机上（对内存容量不做特别的要求），不需要通过编程就能实现大数据的清理（包括文本信息提取）、筛选记录、提取变量和合并数据等操作，生成用于统计分析的工作数据文件。

从源数据文件清理、筛选记录、提取变量、合并数据文件到最后工作数据文件的形成，往往是一个单向的多步骤操作过程，易俪大数据处理系统自动记录每一步操作过程，可以重演每一个中间文件和最终工作数据文件的生成过程。既有利于对工作数据的生成过程进行核对和质量控制，又有利于数据的更新和重现。特别是当源数据文件有更新的情况下，可通过重复原操作流程自动更新最终用于统计分析的工作数据文件，大大提高工作效率。

本章主要介绍易俪大数据处理的设计思路与基本功能，具体操作详见相应模块的帮助文件和视频。

第一节·数据清理与提取

数据清理中一项基本的操作是清除重复记录，这里所说的重复记录是指错误地输入两条或多条相同的记录。数据库表中可能含有自动递增的指示变量和录入错误，这两个原因导致同一条记录即使错误地录入两次，对应的两条记录也不是所有变量都完全相同。因此在清除重复记录时，要求用户尽可能多地选择变量，如果两条记录所选的变量取值完全相同，被认为是重复记录，可只保留一条。通常在 Excel 里通过排序找出重复记录不是很难的事，然而当数据量大并有内存容量限制的时候，清除重复记录就不是一件容易的事了。

数据清理中比较复杂的操作是从文本中提取信息。文本有以下两种类型：

1. 清单式的文本　如出院诊断的疾病名，文本书写为"高血脂、高血压，糖尿病"；曾服用药物名书写为"补佳乐、阿司匹林、强的松"。这类文本首先要按分隔符分解成若干个名称，然后为每个名称分配一个0/1二分类变量。如出院诊断有是否有高血脂？是否有高血压？是否有糖尿病？曾服用药物有是否有补佳乐？是否服用阿司匹林？是否服用强的松？

2. 描述性的文本　如既往病史书写为"患者性别：男，年龄：53岁，汉族，婚姻状况：已婚，血常规：白细胞数 $10.66 \times 10^9/L$，中性粒细胞绝对值 $9.80 \times 10^9/L$，……"。从这类文本中可以提取若干个变量信息，如性别、年龄、婚姻状况、白细胞数、中性粒细胞数等。易俪通过搜索"前文本［所要的信息］后文本"提取相应的数据，前文本与后文本可有可无，给定前、后文本帮助准确查找，如没有前文本与后文本，直接输入所要的信息（省去［　］）。［　］内所要的信息是可通过符号，如#、\$、@、+、*、？等来规定信息类型和字符长度，以期达到准确搜索的目的。基本规则如下：

（1）# 表示任何数值，包括整数、小数、正数、负数，如 12、0.1、-10.01 等。

（2）\$ 表示任何字符(含数字)。

（3）可以是 #、\$、？、*、+ 的组合，规则如下：

1）\$\$：2个字符；\$\$\$：3个字符，依此类推。

2）##：2个数字；###：3个数字，依此类推。

3）\$？：0或1个字符；\$+：大于等于1个字符；\$*：大于等于0个字符；\${1, n}：长度 1～n 之间的字符。

4）#？：0或1个数字；#+：大于等于1个数字；#*：大于等于0个数字；#{1, n}：长度 1～n 之间的数字。

（4）@ 表示任何时间，适用格式如：2000年01月01日 00时00分01秒，2000-01-

01 00:00:01，2000年01月01日，2000-01-01。

（5）所要的信息可以是文字，如"高血压"。

（6）前文本、要查找的信息、后文本可以有多种，中间用 | 分隔，如找电话号码或手机号码打头的后面的数字，可用：电话号码|手机号码［#］；如要找文本中是否有"高血压"或"血压高"的记录，可用：高血压|血压高。

（7）前文本中可用单个 # 代表任何数字，用单个 \$ 代表任何一个字符，用 \${n1, n2} 代表 n1 ～ n2 位长的任何字符。如果要指定的前文本中含有 # 或/和 \$ 字符，要关闭其代替数字/字符的功能，可在前文本前加 ` 符号。

（8）前文本与要查找的信息之间可加 ~~~, 代表中间有任何 1 ～ 5 长的字符。如：补佳乐~~~[#]天，表示搜索补佳乐+任何1 ～ 5长度的字符+［数字］天，提取其中的数字；如中间字符可能超过5位长，增加~，每增加一个 ~ 表示中间字符的长度增加5位，~~~~表示1 ～ 10位长，~~~~~表示1 ～ 15位长。

（9）在前文本前加 ` 符号表示不自动对前文本进行任何处理。如前文本中含 # 或/和 \$ 字符，默认 # 代表数字，\$ 代表字符，要关闭此替代功能，可在前文本前加 ` 符号。另外对于精通JavaScript的用户，可直接输入RegEx表达式作前文本，这时需要关闭上述的自动替代功能。

如从文本"补佳乐4 mg qd×14天 黄体酮软胶囊0.2 g tid×14天 地屈孕酮10 mg tid×14天"里提取：

（1）补佳乐剂量，用：补佳乐［#］mg，将提取出数字4。

（2）补佳乐日服用次数，用：补佳乐#mg［\${1,2}］d，将提取出字符q，并提示对q、bi、ti三种可能的服用次数进行编码，可分别编为4、2、3对应每日服用次数。此时前文本中的 # 代表任何数字，所要的信息 \${1,2} 为1 ～ 2位长的字符。

（3）补佳乐服用天数，用：补佳乐#mg~~~［#］天，或用：补佳乐~~~~［#］天，将提取出数字14。前者用~~~ 表示在补佳乐后的mg与服用天数之间有任意1 ～ 5个字符，后者表示在补佳乐与服用天数之间有任意1 ～ 10个字符。

为解决内存限制与速度慢的问题，易简文本数据清理会首先在一个2MB的子数据中运行，用户可以查看子数据的每条原始记录并与清理后的数值进行对照，以确保数据清理过程正确，然后再自动应用到全部数据。

第二节·非结构化数据提取

结构化数据是一个行×列表的矩阵结构，每一行代表一条观测记录，每一列代表一个观测指标。非结构化数据则不然，不同观测指标的观测值用同一个变量记录在同一列（不同行）中，另有一个变量代表所观测的指标名称。临床电子病例中的实验室检测资料，多为非结构化数据，其基本结构如图6-1所示。

SUBJECT	ITEM	TIME	VALUE	UNIT
3665	5244	10/25/2077 9:23	27.2	mmHg
3665	5247	10/25/2077 9:23	0.86	
3665	5248	10/25/2077 9:23	22.2	mmol/L
3665	5249	10/25/2077 9:23	-0.3	mmol/L
3665	5250	10/25/2077 9:23	61.4	%
3665	5252	10/25/2077 9:23	59.1	%
966	5250	9/20/2068 4:53	36.6	%
966	5249	9/20/2068 4:53	1	mmol/L
966	5248	9/20/2068 4:53	24.7	mmol/L
966	5247	9/20/2068 4:53	0.86	
966	5246	9/20/2068 4:53	15.4	%
966	5245	9/20/2068 4:53	33	mmHg
966	5244	9/20/2068 4:53	51.2	mmHg

图6-1　临床电子病例中的实验室检测资料数据结构

非结构化的随访数据的一个特点是同一个患者同一检查指标可能有多条记录，每个患者的检测时间不统一，如何整理这种数据、分析利用这种数据是一个很大的挑战。

使用易俪非结构化数据提取模块提取数据，首先给定检测名称变量（如图6-1中的ITEM）与检测结果变量（如图6-1中的VALUE），易俪自动列出数据中所有的检测项目，供用户选择。将检测时间转化成相对时间（如随访或入院天数或小时数）后，可以提取：

（1）指定基线与选择随访时间段，输出每个患者每个指标在各时间段的数据。如指定基线时间段为 0 ～ 2，表示在 2 天之内检测的结果均计为基线值，如某患者某指标在该时间段内有多次测量，用户可选择使用第一次测量值、平均值、最小值、最大值、中位值、最后一次测量值。同理，如指定 5 ～ 8 为第一次随访时间段，该模块自动将随访天数大于等于 5 并小于 8 的检测结果计为第一次随访值。

（2）只指定基线时间段，置随访时间段为空。输出纵向数据，基线时间段后每次测量即为一条随访记录。

（3）不指定时间段，选择输出每个测量时间点的数据，一个时间点一条记录。

（4）不指定时间段，选择输出所有时间点测量数据的统计量，包括第一次测量值、第一次测量时间、平均测量值、最小测量值、最小测量值的测量时间、最大测量值、最大测量值的测量时间、中位测量值、最后一次测量值、测量次数、所有测量值的标准差、最大上升百分比、最大上升值、最大下降百分比、最大下降值等，可多选。

第三节 · 大数据记录筛选

　　根据纳排标准，从大数据中筛选需要的记录是必不可少的基本操作。纳排标准往往由多重标准组成，其选择条件可能来自多个表单，甚至需要联合多个表单的变量进行计算后才能判断。如"年龄大于等于50岁，性别为男性，在重症监护病房停留至少2天"，其中年龄和性别存在于患者的一般情况表中，而在重症监护病房（ICU）停留时间则需要通过计算出 ICU 与入 ICU 的时间差，而且这两个时间变量又可能存在于不同的表中，这就给大数据记录筛选带来了复杂性。

　　易侕大数据记录筛选模块自身带有简单的创建新变量功能，这样如果筛选条件需要通过简单的变量计算来实现，如计算前后时间差，可以轻松实现。页面如图6-2所示。

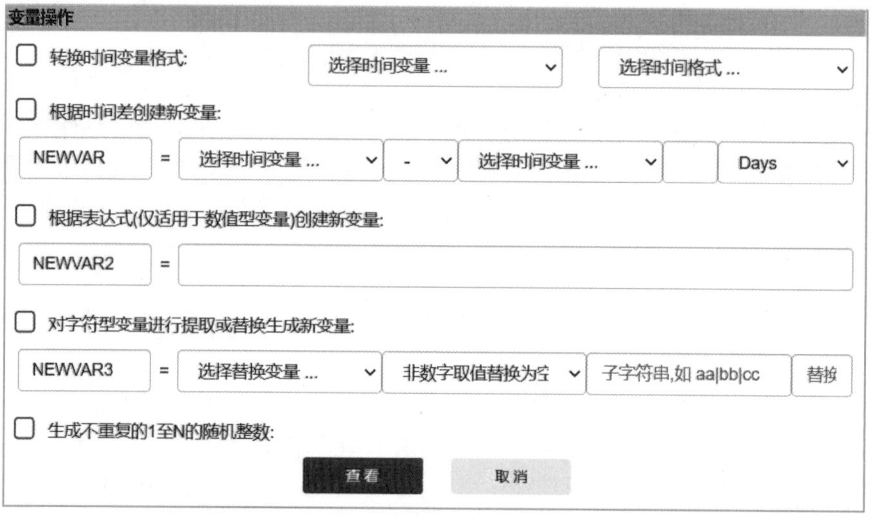

图6-2　大数据记录筛选模块的创建新变量操作设置界面

　　筛选条件示例如图6-3所示。

　　如图6-3所示，筛选记录的途径有：

　　根据筛选条件，从单个表单中筛选记录，如 LOS ≥ 2。多重条件可以通过 AND 和 OR 及括号规定优先顺序。

　　从重复 ID 记录（如重复测量或多次入院等）里筛选第一条记录或最后一条记录，当然这里所谓的第一条和最后一条是按某变量排序后来确定的。

　　匹配另一文件中的 ID，设想场景：一个大数据含表单1：患者基本情况（包括

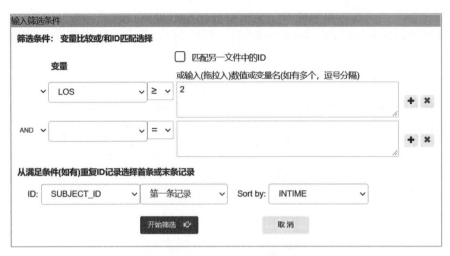

图6-3 筛选记录的操作设置界面

疾病诊断），表单2：生化检测记录，表单3：随访记录，等等，根据表单1中的患者编码从表单2、表单3等中提取记录。勾选此项并选择匹配文件（如表单1），选择条件是当前文件中ID变量名与匹配文件中的ID变量名相等，研究对象编码可以是多个变量组成的梯次编码，如医院编码、科室编码、个人编码。此时，筛选条件除了指定变量取值范围（如AGE > 50）外，还可以将来自两个文件的变量进行比较，如图6-4显示条件有当前文件中CHARTTIME大于等于匹配文件中的INTIME，小于等于OUTTIME。

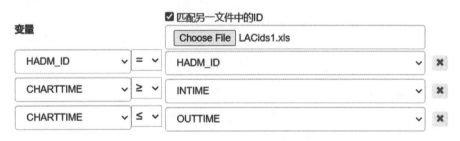

图6-4 匹配另一文件的操作设置界面

第四节・匹配 ID 导入变量和大数据合并

数据库中研究对象的信息存放在不同的表中，根据研究对象编码（ID）将几个表（数据文件）的变量横向合并，也就是将研究对象的信息串联起来，生成一个工作数据文件，这个过程看似简单，实际操作起来有很多的陷阱，要做到准确无误，需要首先对每个表的编码和变量进行详细检查，确定对下述问题清楚掌握了后才进行合并。

（1）多个数据文件中变量名是否有交叉重叠？如有两个或多个数据文件有同名变量，其变量分布是否一致？检查在不同文件中的同名变量的分布，有利于帮助判断同名变量是否是同一观测指标。

（2）各数据文件是否有同一表示研究对象编码的变量？如没有，则不能一次性将多个文件合并。如有，各数据文件的研究对象编码是否有重复？如有重复而且不是重复测量数据，则说明编码重复是由于录入错误导致的，首先需要清错，然后才能合并。来自这些要合并的数据文件的研究对象编码交叉重叠情况如何？掌握了这个情况，才能判断最终合并的数据有多少记录是完整的。

易侃大数据合并模块包括数据的纵向合并（首尾相连添加记录）和横向合并（添加变量）。纵向合并要求各数据变量名相同。横向合并在读取数据后，首先给出各数据文件的变量名和变量分布，如要合并regis1.csv、ques1.csv和labg1.csv三个文件，检查变量示例结果如图6-5所示。

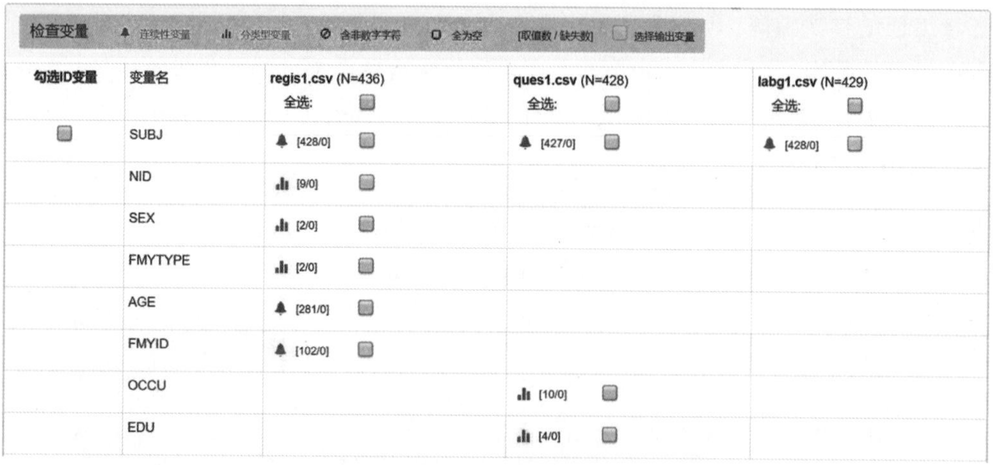

检查变量	变量名	regis1.csv (N=436)		ques1.csv (N=428)		labg1.csv (N=429)	
勾选ID变量		全选:		全选:		全选:	
□	SUBJ	[428/0]		[427/0]		[428/0]	
	NID	[9/0]					
	SEX	[2/0]					
	FMYTYPE	[2/0]					
	AGE	[281/0]					
	FMYID	[102/0]					
	OCCU			[10/0]			
	EDU			[4/0]			

图6-5 检查变量结果界面

图6-5中"钟形"绿色图标表示连续变量，"三竖条"绿色图标表示分类变量，点击图标可以进一步看到变量的具体分布。检查结果通过列表方式显示，方便查看变量名交叉重叠情况。

勾选研究对象编码（ID）变量后，检查ID即可得到研究对象编码在各数据文件的分布情况，包括是否有重复的编码和编码的交叉重叠情况，并可选择最终要输出的编码（图6-6）。

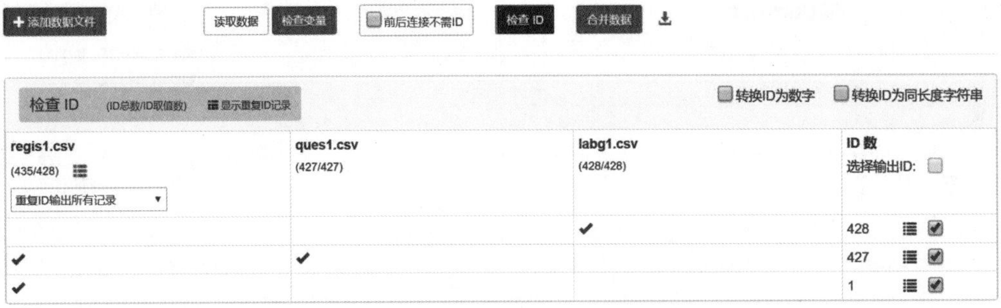

图6-6　检查ID与选择输出研究对象的ID

图6-6中，对每个数据文件列出ID总数/ID取值数，ID总数是有ID的记录数，ID取值数是有多少种不同的取值，如果取值数小于总数表示有ID重复使用，同一个ID有两条或多条记录。点击"清单"的图标显示重复的ID。

数据合并时对重复ID的处理通常有三种选择：一是所有记录都需要输出（如重复测量的数据文件，输出每次测量的数据）；二是只取第一条记录；三是只取最后一条记录。数据合并时只能允许其中有一个数据文件有重复ID记录输出。如果ID=XXX的人在文件1中有2条记录，在文件2中3条记录，在文件3中有4条件记录，将这些记录串联，就有2×3×4=24种可能的组合，显然是不合理的。

如果是重复测量数据，同一次测量的数据存放在多个文件中，应该通过研究对象编码与测量次序两个变量将同一次测量的结果串起来，而不能取组合。此时应指定ID变量为研究对象编号与测量序号两个变量。易俪数据合并模块可以接受复合ID变量，即由多个变量组成的复合ID。

检查ID输出的结果给出了ID在各文件中的组合情况，如上例中有428个ID只出现在labg1.csv文件中，427个ID出现在前2个文件（regis1.csv与ques1.csv）中。最后1列在ID数后面有一个表示"清单"的图标，点击该图标查看这些ID，如点击图例中428个只出现在labg1.csv中的ID图标，查看这些ID取值可以帮助了解什么原因导致三个文件没有完全重叠的ID。如图6-6中，ID在regis1.csv和ques1.csv中为固定5位长的数字字符如00001、00012，而在labg1.csv中为1、12纯数字，需要先将它们统一，然后才能合并。

当没有相同变量名表示研究对象编码时，可采用"匹配ID导入变量"模块，该模块是将另外一个文件中的变量导入到当前数据文件中，相当于合并两个文件。实际上多个数据的合并也可以分解为多个"匹配ID导入变量"操作。使用该模块，ID变量也可以是多个变量组成的复合ID，匹配数据中的ID变量名与当前数据文件的ID变量可以不同名（图6-7）。

多重ID	当前数据ID变量		匹配数据ID变量	选择(从匹配数据)导入变量
	SUBJECT_ID ⌄	=	HADM_ID ⌄	ICUSTAY_ID, INTIME, OUTTIME, LOS
✖	⌄	=	⌄	

| 添加ID变量 | | | ⊘ 读入匹配数据 |

图6-7　匹配ID导入变量

第五节 · 数据转换

　　每个统计软件都有自己的数据文件格式，如SAS的数据文件是.sas7bdat文件，SPSS的数据文件是.sav文件，R的数据文件是.Rdata，EpiData的数据文件是.rec文件。这些软件一般都不能直接读取其他软件的数据文件，但应该都可以读取文本文件数据，而且都可以将其本身的数据文件输出成一个文本格式的数据文件。一般而言，通用的数据文件格式是制表符分隔的文本文件，任何统计软件都可以读入。制表符被认为是最佳分隔符，因为字段取值如果是长串的文字描述，里面很可能需要有逗号或/和空格，但一般都不会需要制表符。用制表符分隔的文本文件一般不会导致错位和串行。

　　如果文本中含有中文，中文在计算机内的编码最佳选择是用UTF-8编码。UTF-8使用3个字节表示1个汉字，GB2312编码则使用2个字节。如果文件内有很多汉字，ANSI / GB2312会节省空间，但如果只是英文字母和数字，UTF-8和ANSI占用空间完全相同。然而，UTF-8可以节省将来的麻烦，转换为UTF-8后，无须担心字符集或编码。UTF-8在国际上更具字符友好性，大多数浏览器都知道如何正确显示UTF-8文本。

　　易侃数据转换模块可将如下三类文件转换成UTF-8编码的制表符分隔的文本文件：

　　（1）Excel后缀为.xlsx或.xls的文件。

　　（2）EpiData后缀为.rec的文件。

　　（3）无分隔符的固定字段长度的.dat文件。

　　Excel的.xlsx或.xls文件，如用Excel打开，在Excel环境下也可直接保存成制表符分隔的文本文件，然而当文件内含中文时，出来的文件中文字符通常不是UTF-8编码。用易侃数据转换模块，自动规避了Excel中文编码的问题。

　　无分隔符的固定字段长度的.dat文件没有字段名，第一行开始即是数据，字段之间没有分隔符，每个字段实际上有其固定的长度。如一行数据为0000700552223202032。要读取该文件首先需要知道数据有哪些字段，每个字段的长度，然后才能依次将每行数据分解为字段数据。这就需要有一个字段说明文件注明字段名与数据在每行中的位置。

如：SEQN 1 – 5 DMPF 6 – 10 STAT 11 THN 12，表示第1～5字符是字段SEQN，第6～10字符是字段DMPF，第11字符是字段STAT，第12字符是字段THN。

如上所述，无分隔符的固定字段长度的.dat文件没有字段名与分隔符，只是数据，所以需要有字段说明文件指导才能读取。EpiData的rec文件相当于此类文件但把字段说明放到数据之前合成一个文件。rec文件的第一行记录了有多少个字段，第2行开始是每个字段的字段名、类型、数据位置，每个字段一行，然后是数据行。rec文件的数据行每行的长度固定为80个字符，如一条记录长度超过80个字符将分成多行存放。

易俪软件直接读取制表符、逗号或空格分隔的文本文件。文本文件的大小不受软件限制，从大型数据库上下载的数据文件通常存成制表符或逗号分隔的文本文件。易俪大数据处理模块直接读取制表符或逗号分隔的文本文件。

（陈常中）

第三篇
数据分析与论文写作

第七章
回归分析基础

回归（regression）一词最早由英国学者高尔顿于1886年提出，他在研究父亲的身高和儿子的身高时发现子辈的平均身高是其父辈平均身高以及他们所处族群平均身高的加权平均和。把这种现象称为均值回归或者平庸回归（reversion to the mean/reversion to mediocrity）。后来尤勒在高尔顿的基础上提出回归模型中应当加入尽可能多的控制变量。他在1899年研究英国济贫法对贫困率的影响的论文中，把地区的人口以及年龄的分布加入控制变量当中，研究结果影响深远。

第一节 · 回归方程

■ 一、联系函数

一个单元广义线性回归方程表达式为

$$f(Y) = \beta_0 + \beta_1 X$$

英文中广义（generalize）也可以翻译成"通用"。之所以"通用"，是因为方程的左边用的是 $f(Y)$，即 Y 的联系函数。相当于日常生活中所说的用什么方式来联系，如会面、微信、电子邮件和电话等。选择什么方式取决于 Y 的分布类型。不同的联系方式传递的是不同形式的信息，如语音、文字、表情符号等。根据 Y 的分布，$f(Y)$ 不同，常见的见表7-1。

（1）如果 Y 是连续变量，近似正态分布，联系函数取其本身，英文为identity，即 $f(Y) = Y$。β_1 反映的是 X 每增加1，Y 增加多少。

（2）如果 Y 是0或1的两种状态，即二项分布，联系函数取logit，logit $(Y) = \log \dfrac{P}{1-P}$，

表 7-1 Y 的分布与对应函数

Y 的分布	$f(Y)$
正态分布（normal）	Y
二项分布（binomial）	logit（Y）
γ 分布（gamma）	$1/(Y^{-1})$
负二项分布（negative binomial）	log Y
泊松分布（Poisson）	log Y

注：表中对数函数的底数默认为自然数。

P 即 $Y=1$ 的率，$P/(1-P)$ 即发生 Y 的比值。β_1 反映的是 X 每增加 1，发生 Y 的比值的对数增加多少。因为两个对数的差等于两个数相除后的对数，因此 β_1 的反对数即为发生 Y（或者说 $Y=1$）的比值比，也是文献上常见的 OR（odds ratio）。

比值（Odds）区别于率（rate），率为 $Y=1$ 的概率。如用 P 表示率，则 Odds $= P/(1-P)$ 这两者虽有区别，但都是衡量 Y 的一种状态（$Y=1$）出现的概率大小，特别是当 P 比较小的时候，$1-P$ 几乎等于 1，比值近似于率，比值比（OR）近似于率比（RR）。

当 Y 是连续变量时，流行病学研究所关心的效应是 X 每增加 1，Y 改变多少。当 Y 为是否患病（0 或 1）两种状态时，流行病学所关心的效应是 X 每增加 1，患病的比值（或概率）改变多少。

实际观察到的数据不是每个观测点都在 $f(Y)=\beta_0+\beta_1 X$ 这条线上，但都是围绕这条线上下分散的，这也就是回归的本意。观测值与由方程等号右边计算出来的预计值之差称为残差。数据分析的目的就是透过现象看本质，现象是观察到的 $f(Y)$ 上下波动，看似杂乱无章，本质则是它们都是围绕回归线 $\beta_0+\beta_1 X$ 上下波动。

之所以称线性回归方程，是因为 X 对 $f(Y)$ 的影响作用是线性的，X 每增加一个单位，$f(Y)$ 增加 β_1。X 每增加一个单位意味着什么？如果 X 是连续变量，如年龄，单位是岁，一个单位表示 1 岁。如果 X 是 0/1 二分类变量，如 $X=0$ 表示男性，$X=1$ 表示女性，增加一个单位就是从男变为女，也就是男女之差（女性-男性）。如果 X 是多分类变量，取值为 0、1、2、3，每增加一个单位就是从 0 到 1，或从 1 到 2，或从 2 到 3。

▪ 二、非线性关系的拟合

如果 X 每增加 1，$f(Y)$ 的改变幅度不是固定的 β_1，怎么构建方程呢？这种情况只有当 X 是连续变量或多分类变量时才会出现。如果 X 是多分类变量，首先为每个分类产生一个哑变量，所谓哑变量，其取值是 0 或 1，取值 1 表示原变量 X 落在该分类上，否则取值为0。取一个分类为对照，将代表其他分类的哑变量放入方程中。以 X 为三分类（0、1、2）为例，首先按下列条件生成 X_0、X_1、X_2 三个哑变量。

如 $X=0$，则

$X_0=1$，$X_1=0$，$X_2=0$

如 $X=1$，则

$X_0=0$，$X_1=1$，$X_2=0$

如 $X=2$，则

$X_0=0$，$X_1=0$，$X_2=1$

以 $X=0$ 组为参照组，用 X_1、X_2 构建方程为

$$f(Y)=\beta_0+\beta_1X_1+\beta_2X_2$$

从这个方程中不难看出，当 $X=0$ 时，$f(Y)=\beta_0$；当 $X=1$ 时，$f(Y)=\beta_0+\beta_1$；当 $X=2$ 时，$f(Y)=\beta_0+\beta_2$。β_1 即 $X=1$ 组与 $X=0$ 组 $f(Y)$ 的差，β_2 即 $X=2$ 组与 $X=0$ 组 $f(Y)$ 的差。

如果 X 是连续变量，X 每增加1，$f(Y)$ 的改变幅度不是固定的 β_1，有三种拟合方法：

（1）可以试着用 $f(Y)=\beta_0+\beta_1X+\beta_2X^2$ 或再加上 X^3 来拟合，要根据 X 与 Y 的实际关系分析这样拟合是否充分。

（2）用 $f(Y)=\beta_0+s(X)$ 拟合，$s(X)$ 表示平滑曲线函数，即用一条平滑曲线来表达 X 与 $f(Y)$ 的关系。曲线形态多样灵活，能确切反映 X 与 Y 的各种形态关系。缺点是曲线很难用文字描述清楚，而且不便于应用。通常首先用平滑曲线拟合来探索，然后尽可能地用简化的回归模型来表达。

（3）把 X 的取值从最小到最大分成几段，然后用0、1、2、…依次代表这几段，将原来连续性的 X 转换为0、1、2、…多分类变量，再按上述的多分类变量拟合方法拟合。回归方程拟合段与段之间的差异，忽略段内的差异。因此，分段的原则是使段之间 $f(Y)$ 的差异越大越好，而段内 $f(Y)$ 的差异越小越好。假如 X 与 Y 的关系成U形曲线，如图所示7-1所示，如以中间拐点（A）将 X 分成两段，左边 X 小于A这一段 Y 的均值约为A1，Y 的范围从最小到最大；右边 X 大于A这一段 Y 的均值约为A2，Y 的范围也是从最小到最大。A1与A2没有差别，这样分组的结果是组间没有差异而组内差异很大，这就违背了上述原则。如果将 X 按切点B和C分成三段（图7-2），X 小于B这一段 Y 的均值约为M1，X 在B和C之间这一段 Y 的均值约为M2，X 大于C这一段 Y 的均值约为M3，这样分组的结果是组间差异大，组内差异小，符合上述原则。

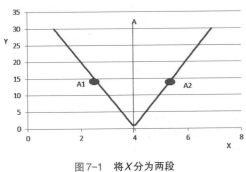

图7-1 将X分为两段

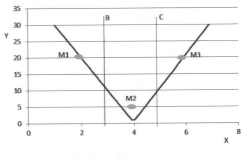

图7-2 将X分为三段

三、趋势检验

如果X是连续变量，首先要检查X与f(Y)是不是直线关系，即X每增加1，f(Y)的改变幅度是固定的，是直线关系才可以直接把X放入方程中拟合。

如何判断X与f(Y)的关系是直线关系呢？最简单直接的方法是平滑曲线拟合（spline smoothing），根据曲线形态判断X与Y是不是直线关系。

如果不用平滑曲线拟合，则怎么分析呢？首先将X四等分，如样本量比较大可五等分，为每个等分组生成一哑变量，第一个等分组做参照，将其他几个哑变量放入模型中，观察哑变量的回归系数是否线性增加或减小，然后做趋势检验。例，AGE四分组对SBP（收缩压）的回归分析及趋势检验结果见表7-2。

表7-2 AGE四分组对SBP（收缩压）的回归分析及趋势检验

AGE group	回归系数（95%可信区间）P值
Q1：15.6～27.5	Ref.
Q2：27.6～33.9	0.4（−3.5, 4.3）0.844
Q3：34.0～47.8	4.1（0.3, 8.0）0.036
Q4：47.9～77.0	26.1（22.2, 30.0）<0.001
Trend test	0.8（0.7, 0.9）<0.001

AGE四等分后，第一四分组Q1为参照组，回归系数为0，第二四分组Q2的回归系数为0.4，第三四分组Q3的回归系数为4.1，第四四分组Q4的回归系数为26.1，逐步上升，Q1与Q2比较接近，可以想象如果平滑曲线拟合，前面一段基本上是平的或缓慢上升，到了Q4上升比较快。图7-3所示是曲线拟合图，对照图形与表7-2结果，可以帮助进一步理解回归方程。

表7-2中的趋势检验（trend test）是怎么做的呢？首先计算每等分组X（年龄）的

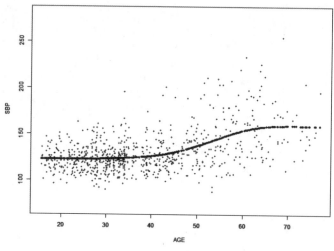

图7-3 AGE和SBP关系的曲线拟合图

中位数X_m，用组内中位数替代原始的年龄值，然后运行模型$SBP=\beta_0+\beta_1X_m$。此模型的X_m不是每个观察对象的年龄，而是其所在年龄等分组的年龄中位数。

为什么不直接用0、1、2、3代替X，而要用各等分组年龄的中位数代替X呢？因为用0、1、2、3代替X则表示组间X的差距均是1，得出来的回归系数表示年龄每增加1个四分等级，SBP增加多少。实际上Q1的年龄中位数为22.6，Q2为31.2，Q3为40.6，Q4为56.3，组间中位数的差距是8.6、9.4、15.7，是不均等的。用实际年龄中位数代替X，得出来的回归系数表示年龄每增加1岁，SBP增加多少。

可以想象，如果Y与X的曲线拟合是一条U形曲线，把X等分成5组，中间的一组（第3组）与两端（第1组和第5组）相差最大，组间比较可能有显著性，如果把第3组作为参照组，第1组和第5组的回归系数可能显著（不等于0），但趋势检验和直线拟合结果，X对Y的回归系数都得不显著。

▪ 四、多元回归方程

多元回归方程的一般表达式为

$$f(Y)=\beta_0+\beta_1X_1+\beta_2X_2+\beta_3X_3+\cdots$$

如前面所说的单元回归方程一样，方程中的β_1、β_2、β_3分别表示X_1、X_2、X_3每增加一个单位$f(Y)$增加多少。虽说如此，两者却有根本区别。如果X_1、X_2、X_3对$f(Y)$都有影响，这里所说的X_1每增加一个单位$f(Y)$增加β_1，有一个条件，那就是在其他因素（X_2、X_3、$\cdots$）不变的情况下，如果其他因素也在变，那么各自对$f(Y)$的贡献加在一起就是最终$f(Y)$的改变。换言之，β_1就是调整了其他因素（X_2、X_3、…）的作用后，X_1对$f(Y)$的作用。对X_2、X_3亦是如此。

β_0是什么呢？是X_1、X_2、X_3、…均为零时，$f(Y)$的期望值（均值）。如果X是诸如性别、是否吸烟、职业这类的分类变量，代表的就是$X=0$这一类的人，也就是常说的参照组；如果X是诸如身高、体重这类的连续变量，等于零的人是不存在的，β_0是其回归线延伸后得出的截距。然而，可以把这类连续变量中心化，即都减去某一有代表性的值或其在人群中的均值，如身高减去170 cm、年龄减去50岁，这样一来β_0就代表身高为170 cm、年龄为50岁，再加上其他自变量为零所代表的一类人，$f(Y)$的均值。理解β_0有助于进一步理解回归方程。

同理，如果X_1、X_2、X_3每增加一个单位$f(Y)$的改变幅度不是固定的，那么对它的拟合就应该参照上述一元回归方程拟合的方法。

多元回归方程表达式等号右边所包含的自变量越多，方程的自由度越大，同时意味着残差的自由度越小，残差的自由度等于样本量 − 1 − 方程的自由度。关于"自由度"，可以从字面上理解为可以自由的个数。试想，如果a、b、c、d四个变量的总和为S，当总和S固定的时候，a、b、c、d四个变量中只有三个可以自由取值；如果再把变量a取值固定，则b、c、d三个变量中只有两个可自由取值。在计算t检验时，自由度之所以为$N − 1$，就是如果所有人观测值的总和固定，只有$N − 1$个可以自由取值。

多元回归方程参与计算的样本是所有自变量（X）和应变量（Y）都完整的观测记录，任何一个变量缺失都将导致该记录被排除在外。

多元回归区别于多元分析。多元回归是多个X对一个Y的回归分析，多元分析是对多个变量的分析，易侕软件基本统计菜单里有专门的多元分析系列模块。关于多因素分析、多元分析名词的使用有些混乱。英文里multivariable与multivariate两词也常互换使用，翻译过来就更混乱了。在看到这些名词的时候，不要急于按自己的认识去理解，要对照上下文去理解作者所说的内容。通常，multivariable翻译成多因素分析，指的是多个X对一个Y；multivariate翻译成多元分析，是对多个Y的分析。

广义线性模型，Y的分布类型可以是正态分布、二项分布、泊松分布等，X可以是连续变量、二分类变量或多分类变量，都不要求是正态分布。但要求残差近似正态分布，残差即$f(Y)$的预测值与观察值的差，而且希望残差的方差与预测值无关。易侕统计软件的广义线性模型模块，自动给出多元回归方程的残差 QQ 图（图7-4）、残差与预测值的散点图（图7-5）。残差QQ图可以帮助判断残差是否接近正态分布。残差与预测值的散点图可以帮助判断残差的方差是否与预测值有关。理想的情况是残差围绕"0"上下对称分布，而且其离散程度恒定，分布范围与预测值无关，相当于方差齐性。如果随预测值增加，残差分布范围偏向正值或偏向负值，或者分布范围越来越大或越来越小，都是不理想的，相当于方差不齐。如果Y本身非正态分布，如血铅水平在人群中是偏态分布的，回归方程的残差也是偏态或方差不齐（残差与预测值的散点图成喇叭形），可以尝试用对数转换或平方根转换等方法，将其转换为正态后再做分析，或者尝试用其他形式的联系函数如$\log Y$。

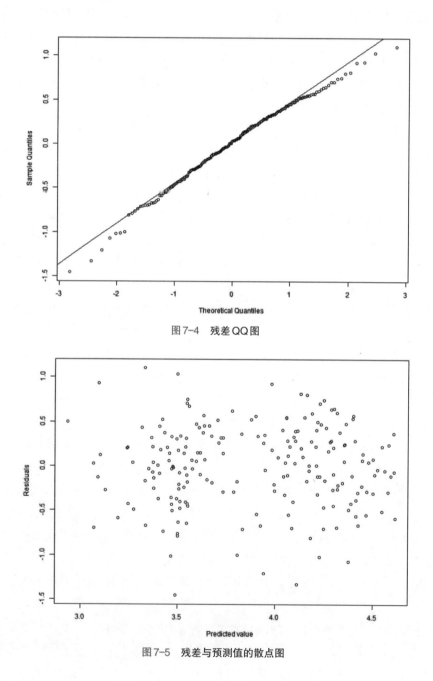

图7-4　残差QQ图

图7-5　残差与预测值的散点图

第二节·回归方程与 t 检验、方差分析、卡方检验的关系

一、回归分析替代 t 检验

如分析是否吸烟（SMOKE）对收缩压的影响，SMOKE是0/1二分类变量，0=不吸烟、1=吸烟。从两组中各随机抽取若干个体，测量收缩压（Y），数据如图7-6所示，每个点到纵坐标的距离表示所测收缩压的大小。

回归方程为：$Y=\beta_0+\beta_1 SMOKE$，当SMOKE=0时，$Y=\beta_0$；SMOKE=1时，$Y=\beta_0+\beta_1$。β_0是不吸烟者收缩压的均值，$\beta_0+\beta_1$是吸烟者收缩压的均值。β_1反映了吸烟与不吸烟收缩压均值差，统计检验的目的就是检验β_1是否等于零。

$$Y_i=\beta_0+\beta_1 \ X_i+e_i$$

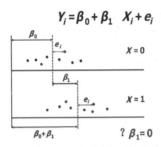

图7-6　是否吸烟对收缩压的影响

对回归系数β_1是否等于0的检验，等同于t检验比较两组均值差别是否显著。回归方程不仅给出两组均值差是否显著，而且给出差值大小及其95%可信区间。

二、回归分析替代方差分析

当X分三组或多组，现在以三组为例，X取值是0、1、2。如果X是等级变量，假定等级间Y的差异相同，建立方程Ⅰ

$$Y = \beta_0 + \beta_1 X$$

从这个方程中可以看出：当X=0时，$Y=\beta_0$；当X=1时，$Y=\beta_0+\beta_1$；当X=2时，$Y=\beta_0+2\beta_1$。β_1表示X每增加一个等级，Y增加多少。

如果X等级间差异不同，或者当X不是等级指标，如职业：0表示工人，1表示农民，2表示干部。这时0、1、2只是代码，没有等级关系，这个方程就不合适。这时就要产生2个哑变量，一个表示X=1，另一个表示X=2。建立方程Ⅱ

$$Y= \beta_0 + \beta_1 (X=1) + \beta_2 (X=2)$$

从这个方程中可以看出：当$X=0$时，$Y=\beta_0$；当$X=1$时，$Y=\beta_0+\beta_1$；当$X=2$时，$Y=\beta_0+\beta_2$。β_1是$X=1$与$X=0$两组Y的差，β_2是$X=2$与$X=0$两组Y的差。对整个方程是否有统计学意义的检验，等同于方差分析，对β_1、β_2的检验相当于组间比较。

由上可知，用回归方程替代方差分析，比较多组均值，直接给出了组间比较的均值差，及其95%可信区间。对于等级分组，按连续变量分析，等同于趋势检验。

▪ 三、回归分析替代卡方检验

率（p）是阳性数除总数，取值范围在$0 \sim 1$之间。比值（odd）是阳性数除阴性数，取值范围是0到无穷大。比值与率的换算关系是：$odd=p/(1-p)$。逻辑回归，Y的联系函数是比值的对数，其取值范围是负无穷大到正无穷大，方程表达式为

$$\text{logit}(Y) = \beta_0 + \beta_1 X$$

其中 $\qquad\qquad \text{logit}(Y) = \log[p/(1-p)]$ 即比值的对数

假设$X=0$、1分别表示两组，p_0、p_1分别表示两组的率。

$X=0$时，$\log[p_0/(1-p_0)]=\beta_0$

$X=1$时，$\log[p_1/(1-p_1)]=\beta_0+\beta_1$

两式两边相减得

$$\log[p_1/(1-p_1)] - \log[p_0/(1-p_0)]=\beta_1$$

即 $\qquad\qquad \log\{[p_1/(1-p_1)]/[p_0/(1-p_0)]\}=\beta_1$

式中，$[p_1/(1-p_1)]/[p_0/(1-p_0)]$即两组比值的比，简写为OR。

因此，从回归方程中计算e^{β_1}即为OR。当率（p）较小时，两组率的比p_1/p_0（简写为RR）与比值比（OR）非常接近。人们常说的危险比，通常指的就是比值比（OR），有时候也用率比（RR）。同理，三组（$X=0$、1、2）率的比较，回归方程为

$$\text{logit}(Y) = \beta_0 + \beta_1(X=1) + \beta_2(X=2)$$

e^{β_1}为$X=1$组与$X=0$组相比的OR，e^{β_2}为$X=2$组与$X=0$组相比的OR。如果把X按连续变量分析，回归方程为：$\text{logit}(Y) = \beta_0 + \beta_1 X$。这样得出来的$e^{\beta_1}$即为$X$每增加一个等级导致的危险比。

第三节·回归系数：效应大小是核心结果

流行病学研究的是X与Y的联系，有没有联系只是一方面，最值得关注的是联系的

强度，即X对Y的影响作用有多大。联系密切的程度不代表影响作用的大小，整天在一起的两个人相互影响作用不一定大于偶尔有联系的两个人。这也是为什么相关不能替代回归，相关性强不等于作用就大。流行病学上把X对Y的作用大小称为效应。这个效应的大小体现在回归分析上就是高尔顿最初提出的加权平均中的权重，也即回归系数。

▪ 一、回归系数的临床意义

初学者在做数据分析时总追求$P<0.05$，因为统计上一般把$P<0.05$视为有意义，然后又错误地理解为有差别，最后变成P是否小于0.05就是是否有差别的标志。正确的思维模式首先要把关注点从P值转移到β值，即回归系数及由其计算出来的其他形式的效应大小（如OR值）。现比较一项研究可能的分析结果，以帮助理解回归系数的重要意义。

如研究肥胖与高血压的关系，下面列出四种可能的分析结果：

（1）胖者与瘦者相比，收缩压有显著差别，$P<0.005$。

（2）体重与收缩压非常显著相关，$P<0.000\,1$。

（3）体重每增加1 kg，收缩压增加0.01 mmHg，$P<0.000\,01$。

（4）在控制了其他因素的作用下，体重每增加1 kg，收缩压增加1 mmHg，95%可信区间0.7～1.3 mmHg。

上面四种可能的分析结果，哪个才有临床意义呢？答案是第4种。前3种结果统计上都非常显著，P值很小，但都没有科研价值和临床应用价值。第1种结果只是说两组有差别，差多少？哪组高？都不知道。第2种结果只是说两者相关，是正相关还是负相关？相关性强又意味着什么？也不知道。第3种结果显示，体重每增加1 kg，收缩压升高0.01 mmHg。这提供了很重要的作用方向及作用大小信息，比前面两种结果内涵丰富多了，但尚有两个问题：① 虽然P值很小，统计上非常显著，但体重能导致血压的变化幅度太小，没有临床应用价值；② 所观察到这个作用大小0.01 mmHg有没有其他因素的作用在里面混杂？不知道。第4种结果控制了其他因素的作用，得出的回归系数1 mmHg是体重对收缩压的独立作用，有临床应用价值。

第4条结果的临床意义在于：门诊遇到一个高血压并肥胖的患者，医生根据这个研究结果，可以告诉患者仅降低体重这一项就能降低血压多少；如果患者又吸烟又饮酒，可根据相应的文献告诉他，如果戒烟又能降低血压多少，戒酒又能降多少。

比较这些结论，理解统计意义与临床意义的关系，从而理解如何提高一篇论文的科学价值。临床研究不只是要看P值是否小于0.05，更要关注作用大小，特别是独立作用的大小。

从统计方法上看，第1种结果是两组比较的t检验得出的，第2种结果是相关分析得出的，第3种结果是回归分析得出的，第4种结果也是用回归分析得出的，只不过用的是多元回归分析。回归分析给出有临床意义的回归系数，而且可以控制其他因素，分析独立作用大小，掌握回归分析非常必要。

▪ 二、 哪个因素更重要

临床科研入门的一道门槛是理解回归系数的意义，关注回归系数（即效应大小）的变化。初学者往往被一些统计术语迷惑，不能把关注点集中在回归系数或效应大小上。如X的重要性有多大？X有没有意义，意义有多大？X与Y的相关性强不强？如果有几个因素，最好能按相关性强度，或按P值意义大小排序，或按重要性排序。回到生活常识中去分析这些想法，就很容易理解，所谓重要性也罢，意义也罢，是主观的东西。以新冠病毒做比喻，它百年不遇，却对人们的生活改变之大超乎想象，如果要排序，该把它排到第几位呢？

是否重要？哪个更重要？一定要有所指才能有所比，不能笼统地谈重要性大小，谈意义大小，否则就变成了诗词歌赋或抒情散文，而不是科研论文。如果把重要性指在效应大小上，把X的意义也指在效应大小上，把关注点集中在效应大小上，那就不会被这些名词误导。

前面已经说过，相关性强不代表作用大。统计上相关系数的计算是建立在方差分析的基础上的，方差反映的是变异程度。以Y为连续变量为例，X在变，Y也在变。好比你上学时与你的一个要好的同学一样，他做什么你做什么，整天形影不离，那就是相关性很强。当然不可能他每做一件事你都会跟着做，也就是说总会有X变Y不变或反向变的时候，所以相关系数不等于1。尽管你们整天形影不离，但最终你可能选择了学医，他却选择了学文，而影响你学医的可能是另一个与你接触不密切的人，如果用相关与回归表达，那就是你与这个人的相关系数不大，但就决定学什么而言，他对你的回归系数超大。

统计上提到的变量的重要性，多数情况下也是根据方差分析结果而言的，在Y的总变异（方差）中，由某因素导致的变异占的比例最大就被认为是最重要的，这无可非议，但也只是从方差的角度来分析的，与回归系数是两码事。而统计上提到的意义的大小，通常是根据P值而言，P值越小意义越大，然而这只是统计意义，反映的是一类错误的概率，更不是效应大小。

▪ 三、 效应值的解读

X和Y的数据类型不同，效应测量值的解释不同，最常见的类型见表7-3。

表7-3　效应估计和结果变量与危险因素的类型

结果变量（Y）	危险因素（X）	效应测量	统计检验
连续，如收缩压	分类，如是否吸烟	吸烟者与不吸烟者收缩压的差（β）及其标准误	$H_0: \beta=0$
连续，如收缩压	连续，如体重指数	体重指数每增加一个单位收缩压增加多少（β）及其95%可信区间	$H_0: \beta=0$
分类，如是否高血压	分类，如是否吸烟	吸烟者与不吸烟者发生高血压风险比（OR）及其95%可信区间	$H_0: OR=1$
分类，如是否高血压	连续，如体重指数	体重指数每增加一个单位发生高血压风险比（OR）及其95%可信区间	$H_0: OR=1$

例如，表7-4显示母亲年龄和苯暴露对新生儿出生体重影响的回归分析结果。

表7-4　母亲年龄和苯暴露对新生儿出生体重影响的回归分析

X变量	N	回归系数（95%可信区间）	P值
母亲年龄			
20～25	164	参照组	
26～29	526	21（－50～91）	0.559
30～40	102	167（68～266）	0.001
苯暴露	354	－58（－115～－2）	0.044

研究者把母亲年龄分成3组，第1组20～25岁，有164人，这一组为参照组（referent）；第2组26～29岁，有526人，回归系数是21，95%可信区间－50～91，P值0.559，这个回归系数表示第2组比第1组出生体重高21 g，但统计上差别不显著；第3组30～40岁，有102人，与第1组相比出生体重高167 g，95%可信区间68～266，P值0.001，有显著性差别。

苯暴露为二分类变量，0表示无暴露，1表示有暴露。有354人有苯暴露，回归系数－58，表示有暴露组比无暴露组出生体重低58 g，95%可信区间－115～－2，P值0.044。

第四节·多元回归方程如何调整混杂

一、调整的意义

首先看一个例子，比较吸烟与不吸烟的人的身高，SMOKE表示是否吸烟（0=否，1=是），Y表示身高，单因素回归分析得出

$$Y= 156.3 + 9.2SMOKE$$

即吸烟者比不吸烟者高 9.2 cm，P 值小于 0.001。是否能下结论认为吸烟可增加身高呢？从常识上看，不能。那为什么会出现这种统计结果呢？进一步分析发现吸烟的人多是男性，不吸烟者多为女性，这个方程得出的吸烟者与不吸烟者身高的差异，有很大一部分是因为男女身高的差异。要调整性别的影响，在方程中引进性别（Female）这个变量，Female=0 表示男性，Female=1 表示女性，方程变成

$$Y = 174.7 + 1.5 SMOKE - 10.3 Female$$

吸烟的回归系数从 9.2 变为 1.5，P 值也不再显著了。性别 Female 的回归系数为 −10.3，表示女性比男性低 10.3 cm。这样一个二元回归方程，就把性别对身高的影响剥离出来，吸烟对身高的回归系数 1.5 就是调整了性别后的吸烟对身高的作用。回归方程就是这样调整混杂，去伪存真，评价所研究的 X 对 Y 的独立作用。

如果要调整的变量是有序多分类变量，如文化程度，分低、中、高三组，如何放入方程中进行调整？如果是无序多分类变量，如职业，分工人、农民、教师、公务员等，如何调整？如果是连续变量，如年龄、体重指数等，又该如何调整？

从哪里找答案？一个孩子在路灯下找钥匙，老人问她你的钥匙在哪里丢的，孩子说是在路灯后面的小路上，老人说，那你为什么不去小路上找？孩子回答说，小路上没有灯，漆黑一片，根本找不到，路灯这里亮堂看得清。

这个故事听起来很荒唐，其实仔细想想，很多人就像这个孩子，在一个看似明亮的地方找着根本不存在的东西。上面提到的问题，还会延伸出更多的问题，如多分类变量是否可以合并频数比较少的分组后再调整？连续变量要不要检查是否符合正态分布，如不符，要不要先转换成正态，再进入模型进行调整？为什么换一种方法将调整变量放入模型，X 就不显著了？可想而知，如果不明原理，问题是解决不尽的，一个问题解决了，另外三个问题又来。抓住要点了，这一切问题就都不存在了。要点在哪里？只有一句话，那就是调整的目的是什么？是把要调整的因素的作用剥离出去。怎么才算是剥离出去了呢？就是要正确拟合每个调整因素对 Y 的作用。

人们所关注的危险因素 X 与众多混杂因素一起导致了结局的发生或结局指标的高低，调整的目的是把 X 的作用归给 X，把其他因素的作用归给其他因素，不能把其他因素的功劳或罪行记到 X 头上。

▪ 二、如何调整多分类变量

如果混杂因素 Z 是多分类变量，假设分 A、B、C、D 四组，以 A 组为参照，B 的贡献与 A 相当，C 的贡献比 A 高 10，D 的贡献比 A 低 10，清清楚楚，大家都没有争议。如果把 A、B 两组合并，称为 AB 组，说 C 组比 AB 组高 10，D 组比 AB 组低 10，也没有问

题。但如果把C、D两组合并呢？一高一低就抵消了，若说CD组与A组没有差别，与B组也没有差别，这时候C就肯定不干了。同理，如果把A、C组合并，C也会不乐意，毕竟人家的功劳比A大，非要把它划到跟A一样，没有人愿意。因此，无序多分类变量是否可以合并频数较少的分组呢？是可以合并，但怎么合并就要先看它们的哑变量的回归系数，把回归系数接近的亚组合并到一起，它们不会有意见，否则就会有不公平，不公平的结果是什么呢？该给某亚组的功劳没有给到位，就有可能被X贪功了。用专业术语讲就是有残余的混杂，导致对X的作用估计不正确。

如果Z是有序多分类变量，就像大哥、二哥、三哥、四弟一样，每人都相差3岁（等距），如果他们对Y的贡献也像年龄相差一样是等距的或接近等距的，按排行行赏，如排行每低1次序少（或多）奖励1万元，那没有问题，这就是将Z按连续变量放入模型中。但如果他们的贡献不是像年龄那样等距，甚至是无序的呢，可能二哥贡献最大，四弟次之，三哥最差，那排行就没有意义了，应该当作无序多分类变量来处理。

■ 三、如何调整连续变量

如果Z是连续变量，如年龄，可以理解为有序多分类的延伸，只是分类很多而已，因为分类过多，每一组的人数只有1人，所以如果他们对Y的贡献，像他们的年龄那样是有次序的等距的就直接放在模型里，说年龄每增加1岁贡献增加或降低多少，这是无可非议的。但如果不是这样，就面临两种选择：

一是合并成几个年龄组，然后按多分类变量分析。怎么合并？因为是有序的，所以必须把相近的合并在一起，至于分几个组，切点切在哪儿，就依照组间差距越大越好、组内差异越小越好的原则。根据对Y的贡献大小，希望一个年龄组内的每一位对Y的贡献差不多，否则就成了吃大锅饭，干得好与干得不好一个样，就是不公平。

二是用曲线拟合调整连续性的Z，因为是曲线，无法用一个或几个回归系数表达，需要的话贴个图，一图抵万言。

一个战斗英雄自20岁参军，屡立战功，为国家做出了很大的贡献，但不幸的是在他40岁的时候，因为一次战斗负伤，终身残疾，离不开人照顾与药物维持，消耗了很多人力与资源，直到60岁去世。最后评价他对国家的贡献时，他20～40岁是正贡献，40～60岁是负贡献，能说正负抵消，没有贡献吗？不能！一个连续性的混杂因素Z也可能如这个战斗英雄一样，它前面一段对Y的贡献，与后面一段对Y的贡献可能正好是反的，曲线拟合的结果就是一条U形曲线。如果粗糙地用一条直线拟合，就变成一条水平线，说这个Z对Y没有贡献，甚至不需要调整，这是不负责任的，就需要用曲线拟合，或分段拟合，或分成几个组拟合。易俪统计软件曲线拟合和连续变量分组模块，正是为此设计的。

调整的原则是尽可能做到把他人的功劳归给他人，尽量做到公平，该细致的时候要细致，该简单的时候要简单，细致的目的是公平，简单的目的也是公平。连续变量如曲线拟合显示其与$f(Y)$的关系不是直线，就不能粗糙地直接把原变量放入模型中，就需要考虑用曲线拟合或分组后按分类变量拟合，这就是该细致的时候要细致。无序多分类变量，可以合并的分组就应该合并；有序多分类变量如果哑变量的回归系数呈等级趋势，就应该用原变量直接放入模型（直线拟合）。因为这样可以提高模型的检验效率，这就是该简单的时候要简单。就像论功行赏，可以按集体行赏就按集体行赏，不必要纠缠于这个集体内谁贡献多那么一点点，谁少那么一点点。否则，不仅会产生矛盾，更重要的是无法实行。所谓检验效率即能检测出有显著差异的能力。回归模型每增加一个参数，残差的方差就会减少一点，但同时残差的自由度也减少了一个，检验效率与残差的方差和自由度有关。残差的方差越小效率越高，残差的自由度越高效率越高。

第五节 · 需要调整的混杂因素

要正确估计X对Y的独立作用，需要调整其他因素的混杂，哪些因素是混杂因素需要调整呢？要回答这个问题，不妨先回顾一下流行病学病因通路模型，假设Y的发生有如下可能的通路：

$$通路1：X + A + B \Longrightarrow Y$$
$$通路2：D + C + E \Longrightarrow Y$$
$$通路3：X + F + B \Longrightarrow Y$$
$$通路4：A + G + H \Longrightarrow Y$$

X的效应体现在通路1和3上，通过这两个通路发生Y的人数越多，X的效应越大。调整的目的是使得有X组与无X组相比，它们通过通路2和4发生Y的人数相同。如果把A、B、C、D、E、F、G、H都调整了，换句话理解就是使这些因素在两组的水平是一样的，是不是可以了呢？当然是可以的！然而是不是必须呢？不一定。假设D、C两因素本来在有X组与无X组是均衡的，也就是说D、C与X无关，就没有必要调整。虽然理论上调整所有可能的混杂因素没有错，但可以想象的是这样一个大而全的方程里很可能有些因素不需要调整，把它们放在方程里，模型的参数多了，检验效率下降了。如果这个方程中X的作用只是接近显著，这时候把那些不需要调整的变量剔除，X的作用就可能显著了。

▪ 一、不能根据 P 值确定是否要调整

要调整的混杂因素首先是Y的危险因素，同时与X有关。这句话说起来简单，执行

起来就不能那么简单了。譬如，什么叫与X有关？是不是P值小于0.05就是有关，否则就是无关呢？同理，如何判定是Y的危险因素，是根据P值来确定吗？有人说，P小于0.05要求太严了点，放大一点改为P小于0.10。不管改为多少，这种简单的一刀切做法总让人觉得不踏实。就好像给犯人量刑一样，贪污多少就是死罪，少一分就可以免了，这必然会激发人为了活命，想方设法甚至不惜弄虚作假把贪污额控制在这个切点之下。在数据分析时，会不会想方设法操控P值把不想调整的排除掉，把想调整的纳进来呢？会，这是人性决定的，所以会感觉到不踏实。因此，不能简单地按P值来判断某因素是否与X有关，是否与Y有关，以此来决定要不要调整它。

正确的做法是首先根据现有的知识，阅读当前文献并结合临床实践经验，将所有与Y可能有关的因素列出来，然后分析这些因素与X的关系，再确定调整策略。这里用"策略"这个词，目的一是表达"不简单"，二是强调调整的目的。策略是为了达到一个战略目标而制定的，而目标是呈现X对Y的独立作用。

判断某因素是否要调整，不能简单地看P值，要看X的回归系数（效应值）。下面以一个实例帮助理解如何确定调整混杂因素。表7-5显示X_1、X_2、X_3、X_4、X_5对结局变量Y的作用。

表 7-5　结局变量 Y 和各因素的回归分析

X	单因素分析	多因素分析（方程一）
X_1	0.30（−0.28，0.87）0.311	0.11（−0.42，0.65）0.679
X_2	0.47（0.36，0.59）<0.001	0.47（0.36，0.58）<0.001
X_3	0.41（0.13，0.68）0.004	0.28（0.01，0.55）0.044
X_4	3.32（0.37，6.27）0.028	2.30（−0.59，5.19）0.119
X_5	5.22（2.91，7.53）<0.001	4.81（2.60，7.02）<0.001

注：表中数据为 β（95% CI）P值。

根据P值，X_1的P值最大，从方程一中剔除，得方程二，再根据P值把X_4从方程中剔除，得方程三，见表7-6。

表 7-6　结局变量 Y_2 和各因素的多因素分析

X	方程二	方程三
X_1	—	—
X_2	0.47（0.36，0.57）<0.001	0.47（0.36，0.58）<0.001
X_3	0.28（0.01，0.55）0.046	0.36（0.11，0.61）0.005
X_4	2.28（−0.60，5.17）0.122	—
X_5	4.93（2.80，7.06）<0.001	4.77（2.65，6.90）<0.001

如果分析的目的是确定 X_3 对 Y 的作用，方程二回归系数是 0.28，方程三是 0.36，这两个值相差 20% 以上。方程二调整了 X_4，更确切地反映了 X_3 对 Y 的作用。P 值受样本量的影响，不能因为 X_4 的 P 值不显著就不调整。如果分析的目的是确定 X_2 或 X_5 对 Y 的作用，可用方程三，因为方程二与方程三相比，X_2、X_5 的回归系数没有差别或差别不大，不影响对其效应的估计。

调整的目的是正确估计 X 的独立作用。因此，调整后 X 的回归系数的变化不大的因素可以不调整；反之，即使调整因素的 P 值比较大，也需要调整。

▪ 二、中介变量的调整

现假定 X 导致 Y 的发生过程中，有两种途径，一是直接导致 Y 的发生，二是通过一个中间过程 S，再导致 Y 的发生。如

$$X \longrightarrow Y$$
$$X \rightarrow S \rightarrow Y$$

这时，S 肯定是 Y 的危险因素，X 导致 S 导致 Y 的发生，如某因素可以导致宫内生长发育迟缓，从而导致低出生体重，也可以通过导致早产从而导致低出生体重。调整 S 的结果是什么呢？如果有无 X 两组，S 相同，那么就阻断了通过 S 导致 Y 的这条途径，估计的是第一条通路直接导致 Y 的作用。这就是为什么必要时要列出不同的调整方案，如调整 Ⅰ、调整 Ⅱ、调整 Ⅲ。调整因素不同，结果的解释不同。至于哪些因素是这里所说的 S，那就要结合现有的知识分析其与 X 的关系。

▪ 三、共线性筛查

调整因素之间的关系也需要关注，如果某两个或多个调整因素之间相关性很强，或某一个因素是其他几个因素合成的，如 BMI 是由体重和身高计算得来的，不能把这些因素同时放入方程中，这就是共线性问题。在构建多元回归方程时，如果一组自变量存在共线性，即变量之间的相关性过强，或一个变量可由其他几个变量生成，可以使得模型估计失真。好比在一个人群中（所有的自变量）有几个人（共线性变量）拉帮结派搞小团体，左右集体决策，其他人（其余变量）的话语权可能被完全剥夺。

一个简单的方法来确定自变量之间的共线性是根据方差膨胀因子（VIF）来判断。要计算某自变量的 VIF，首先构建一个线性回归方程，用所有其他自变量解释该变量。如一组自变量 X_1、X_2、X_3、… 构建 X_1 的线性回归方程，即

$$X_1 = X_2 + X_3 + \cdots$$

取该方程的 R^2（即方程可以解释 X_1 变异的部分），VIF=1/（$1-R^2$）。同理，要计算 X_2 的 VIF，首先构建方程

$$X_2 = X_1 + X_3 + \cdots$$

VIF 值越高，共线性越高。通常 VIF<10 是可以接受的，超过则应该从方程中剔除。

▪ 四、协变量检查与筛选

首先对所有自变量进行共线性筛查，剔除 VIF ≥ 10 的协变量。然后逐个按以下步骤检查和筛选。

在分析 X 对 Y 的作用时，是否要调整变量 "Z" 呢？

步骤一：先看 "Z" 与 Y 有没有联系，用单因素分析，看 "Z" 的 P 值。

$$Y = \beta_0 + \beta_1 Z$$

步骤二：再看调整 "Z" 与不调整 "Z"，X 对 Y 的作用是否有变化。先运行基本模型，记录 β_1，再在该模型中加入 "Z"，看 β_1 变化多大。

基本模型：$Y = \beta_0 + \beta_1 X$

基本模型中引入 Z：$Y = \beta_0 + \beta_1 X + \beta_2 Z$

基本模型中可加入一些必须要调整的变量。

步骤三：再运行一个完整的模型，即调整所有可能的因素，然后从模型中剔除 "Z"，看 X 的回归系数 β_1 的变化。

完整模型：$Y = \beta_0 + \beta_1 X + \beta_2 Z + \beta_3 A_2 + \cdots$

完整模型中剔除 Z：$Y = \beta_0 + \beta_1 X + \beta_3 A_2 + \cdots$

按照上述思路，比较不同的模型，观察 X 的回归系数的变化，确定哪些因素要调整，工作量很大。而且特别要注意的是：因为可能调整因素 Z 有缺失值，导致调整 Z 的模型比不调整 Z 的模型所用的样本量小。而比较两个模型所用的样本要求是一样的，否则不可比。需要先限定分析样本，然后才能合理比较。易侕协变量检查与筛选模块即为实现上述过程而设计的。

简单地采用逐步回归法筛选变量确立多元回归方程，分析 X 的独立作用是不合理的。首先，逐步回归是根据 P 值判断是否纳入方程，而 P 值受样本量影响，应该调整的因素可能因为 P 值超过设定的界限而被排除在外（如前所述），这样一来，同一个变量在小样本里可能不需要调整，而在大样本里需要调整，这就造成小样本的研究结果不可信，这显然是不合理的。

■ 五、协变量的临床意义最重要

构建多元回归模型评价X对Y的独立作用大小时，要调整哪些协变量不只是统计问题，更是一个临床问题。这里，用"协变量"代表与Y有关的变量，区别于"混杂变量"。混杂是既与Y有关又与X有关的变量，调整混杂才能正确估计X对Y的作用大小。调整只与Y有关的协变量呢？一般来说不会改变X的回归系数，但可以减小模型的残差。如果某因素对Y的作用比较强，虽然它与X无关，不影响X的回归系数，但把它放在方程中，可大大降低模型的残差的方差。残差的方差越小，模型越敏感，也就是模型能检测到X有作用的能力（检验效率）越高，具体体现是X的回归系数的标准误变小，X对Y的效应的95%可信区间变窄，P值更显著。

混杂变量是一定要调整的，某因素构成混杂的条件是其与X和Y均有关。这里的关键是什么叫有关，什么样的关系才需要调整，什么样的关系又不能调整，这需要结合专业知识和常识来思考。

简单地说Y的下游变量不能调整，X的下游变量调整与否的结果解释不同。所谓"下游"指的是由其引起的。如X→S→Y→D，S是X的下游变量，D是Y的下游变量。在这条通路中，调整S就阻断了X→S→Y这条通路，得出来的是通过其他X→Y的通路发生的作用。D是Y的下游，如果D固定的话，Y也就固定了，把末端堵死了，这条通路也就不通了。所以Y的下游变量不能调整。

Y的下游变量不能调整，还有一个原因是，如果调整了X、Y共同的下游变量，有可能导致本来X和Y没有联系变得有联系。例如，在成年人中，身高（X）与慢性咳嗽（Y）常识上分析应该是没有联系。然而，身高与肺功能FEV1（一秒肺活量）有正相关，身高高的人FEV1高；慢性咳嗽与FEV1也有关，慢性咳嗽导致FEV1降低。FEV1可以说是身高的下游变量，也是慢性咳嗽的下游变量。如果调整了FEV1，就会发现身高与慢性咳嗽有联系了，身高高的人发生慢性咳嗽的风险高。用常识不难理解这个问题，如果X→Z，Y→Z，可用一简单表达式Z=X+Y表示，本来X与Y没有关系，但如果固定Z了，则X与Y就有关了。

进一步不难理解如果调整了X的上游变量会出现什么结果，如Z→X→Y，X和Z同时在方程里，X的回归系数代表Z固定的时候X对Y的作用，如果X完全是由Z决定的，在共线性筛查的时候，Z就会被除掉；如果还有另外的通路，如U→X→Y，U没有调整，则得出的是U通过X导致Y的作用，而不是X对Y的作用。

说到这里，希望读者进一步理解明确X、Y、Z（调整变量）之间的时相关系的重要性，队列研究和RCT的优势就在于此。在横断面研究中，能出现诸如上例在研究身高与慢性咳嗽的联系中，错误调整肺功能的问题，因为无法确定慢性咳嗽发生时间和

FEV1发生改变的时间。如果是在Y发生之前测量的Z，不可能是Y的下游变量。试想，如果是一个队列研究，刚开始时所有人都没有慢性咳嗽（$Y=0$），测量基线水平的FEV1和身高，最后分析基线的身高与发生慢性咳嗽的关系时，调整基线的FEV1是没有问题的，因为基线的FEV1不可能受后面发生的慢性咳嗽影响。

确定协变量与X、Y的先后关系和上下游关系，不是统计问题，是临床问题，需要结合医学专业知识来分析，对调整后的结果解读更离不开临床意义，这不是统计知识所能替代的。

通常一篇文章既要呈现调整又要呈现未调整的模型，目的是可以比较调整与未调整的回归系数，判断是否有混杂及混杂导致的X回归系数的变化。如果调整的模型X的回归系数变化较大，通常需要进一步分析清楚主要是调整哪（几）个协变量所起的作用。混杂因素本身也是Y的危险因素，通过这个过程揪出重要的混杂因素，进一步通过分层分析是否既有混杂又有交互作用。

分析的目的是确定X与Y有没有联系，X对Y的独立作用估计是多少。注意这里用到"估计"两字，为什么？因为总体真值是不可知的。如果用高度精密的仪器测量一把尺子多次，就会发现几次测出来的长度不同。连一把尺子的长度都测不准，更何况是人的身高、体重、血压、X的效应等，这些指标还不像尺子那样，这些指标本身就在不断变化。然而，这种测不准不等于就可以不去追求真理。人们需要做的是尽现有的认知水平和工具尽可能地去接近真理。

第六节 · 缺失变量的处理

在使用多元回归方程拟合数据前，需要检查数据缺失情况。通常在危险因素研究中，X与Y缺失的情况比较容易掌握，而调整变量的缺失情况常被忽略。当调整变量比较多时，或有几套不同的调整方案时，因调整变量缺失，方程用到的样本量差异可能很大，因此在比较不同的模型时，需要特别关注模型所用到的样本量。易侕统计软件也会自动报告每个方程所用到的样本量。

在分析X对Y的独立作用时，如果发现某变量（Z_i）缺失比较多，而该变量又必须在方程中调整，怎么办呢？

▪ 一、多重插补

插补相当于用现有数据预测缺失数据（Z_i），插入预测值。如何预测？相当于根据当前的样本数据构建一个预测方程，用未缺失的变量预测缺失变量。具体操作时，给出一串变量（V_s），要包含无缺失的变量和待插补的变量。插补程序自动根据给定的变量构建预测模型，对缺失数据进行插补，输出完整数据。在做多重插补时，尽可能多地放入一些无缺失或缺失比较少的变量，以提高插补效果。需要注意的是：

（1）X和Y的缺失不宜插补，因为不能用插补的数据分析X与Y的关联关系。

（2）给定的变量（V_s）中通常不应包含Y。因为插补的基本原理是通过预测方程由未缺失数据预测缺失变量，不能用Y预测一个缺失的Z_i，然后又用这个Z_i来对Y进行回归。这样做给人以"监守自盗"的感觉。

（3）通常需要通过插补生成5套（或更多）数据，然后分别用每套数据构建模型，最后综合来自各套数据的模型计算X的回归系数。不能只报告一套插补数据的回归结果，否则会低估X的回归系数的标准误。易侕软件有专门的"缺失数据多重插补"模块和"合并多套数据回归系数"模块。

■ 二、引进缺失哑变量

如果缺失变量（Z_i）是分类变量，添加一类"缺失"，如性别，原来编码为0=男、1=女，现在添加一类：2=缺失，然后按无序分类变量处理。

如果缺失变量（Z_i）是连续变量，生成是否缺失哑变量Z_{im}，$Z_{im}=0$表示Z_i不缺失，$Z_{im}=1$表示缺失。然后将Z_i缺失的数据赋值为0，用新变量Z_{ia}表示，把Z_{ia}和Z_{im}同时放入方程中。其原理如方程

$$方程1 : f(Y) = \beta_0 + \beta_1 Z_{ia} + \beta_2 Z_{im} + \cdots$$

这时，当Z_i缺失时，$Z_{ia}=0$，$Z_{im}=1$，$f(Y) = \beta_0 + \beta_2$

当Z_i不缺失时，$Z_{ia}=Z_i$，$Z_{im}=0$，$f(Y) = \beta_0 + \beta_1 Z_{ia}$

再看看处理前，直接用Z_i拟合，方程为

$$方程2 : f(Y) = \beta_0 + \beta_{10} Z_i + \cdots$$

方程1中的β_1与方程2中的β_{10}完全相同，都表示Z_i每增加一个单位$f(Y)$改变多少。然而方程2只用到Z_i不缺失的记录。而方程1因Z_i缺失都赋值0，Z_i与Z_{im}都不缺失，用到所有的记录。方程1中的$\beta_0 + \beta_2$代表了Z_i缺失者$f(Y)$的平均值，β_2就是该平均值与回归方程截距的差值。

同理，如果Z_i是分类变量，缺失组哑变量的回归系数代表缺失组$f(Y)$的均值与参照组的差。

从上述的方程1中，应该注意到对缺失变量（Z_i）缺失的记录，无法知道其Z_i值是多少，只是用一个统一回归系数，来代表每个缺失的观测对象Z_i的作用。实际上对Z_i缺

失者来说，他们的Z_i一定是有差异的，其对Y的作用一定不一样，对这种作用无法有区别地进行调整。引进缺失哑变量进入模型的结果只是让缺失记录都参与了分析，增加了残差的自由度，提高了模型对其他变量的统计检验效率。

第七节 · 回归分析应用实例

曾有这样一个求助：诊断工具是两个连续变量，想知道：① 用Logistic回归将两个连续变量生成联合变量；② 分别为每个变量找一个切点生成二分类变量，然后采用并联或串联的方法。比较三种方法的AUC，如何提高联合的诊断效能？

一、关于切点的常识性思考

首先，连续变量蕴含的信息多于分类变量，用连续变量去预测应该更好。

以高血压为例，SBP（收缩压）达140 mmHg或DBP（舒张压）达90 mmHg就诊断为高血压。是否高血压是两个状态，数字表达为1=是，0=否。如果抛开统计，用常识去思考这几个问题：

（1）是否高血压这两种状态真的如0与1一样是两种截然不同的状态，中间没有过度带吗？

（2）SBP的切点可以是141 mmHg或139 mmHg吗？ DBP的切点可以是91 mmHg或89 mmHg吗？

（3）SBP 140 mmHg的人真的就有病？ 139 mmHg的人真的就正常吗？

万物都在变化中，而变化都有一个从量变到质变的过程。就某个人而言，其血压导致健康状况的变化也是这样。就一个人群而言，虽然有的人SBP是140 mmHg仍然健康，有的人139 mmHg就表现出疾病状态，但总体而言，SBP是140 mmHg的人一定比139 mmHg的健康状态差的比例高一点，141 mmHg的比140 mmHg的又差一点。理解了这一点，就能理解连续性的SBP与DBP的实际测量值，蕴含的信息一定比SBP是否大于等于140 mmHg，DBP是否大于等于90 mmHg的二分类变量多。

这样一来，为两个连续变量各找一个最佳切点，生成两个二分类变量，然后用串联或并联的方法联合，一定不如用Logistic回归方程直接将两个连续变量联合好。

二、回归方程解读串联和并联

再看串联与并联问题，都可以用多元回归方程来替代。看两个自变量的简单方程

$$方程1：logit（Y）= a+ b_1X_1 + b_2X_2$$

如果把 X_1 与 X_2 按切点转换成二分类变量放在方程里，方程1就完全替代了两个二分类变量的串联或并联。因为：

（1）当 $X_1=1$，$X_2=1$ 时，方程右边等于 $a+ b_1+b_2$，以这个值为切点，就是串联，也就是 X_1、X_2 都等于1时判断 $Y=1$，否则 Y 等于0。

（2）当 $X_1=0$，$X_2=0$ 时，方程右边等于 a，以这个值为切点，就是并联，也就是 X_1、X_2 都等于0时判断 $Y=0$，否则 Y 等于1。

比较是1个变量 X_1 好，还是 X_2 好，还是 X_1+X_2 好，无非是三个回归方程（只用 X_1，只用 X_2，用 X_1+X_2）的比较，也就是对 X_1 与 X_2 的回归系数的显著性的检验。因此，如果完全理解了回归方程，串联或并联也都尽收眼底。

▪ 三、如何优化预测方程

如果保持连续变量在方程中，毕竟连续变量信息量多，应该说用连续变量一定不会差。然而在构建方程时需要考虑到：如果 X_1、X_2 与 logit（Y）不是直线性关系时，直接放在方程里，有可能还不如以二分类变量的方式放入方程中。二分类的 X_1 与 X_2 的方程的拟合优度反而更好。这就回到了如何构建回归方程，以达到最大拟合优度这个问题上来。方程的拟合优度的另外一种表现形式就是AUC。

首先要做 X_1、X_2 对 Y 的平滑曲线拟合，根据曲线关系图，拓展上述方程。如果有分段式的效应可以拓展到分段线性模型（piecewise regression），如果呈抛物线式的可以考虑添加 X_1、X_2 的平方项。再进一步，看 X_1 与 X_2 有没有交互作用，如果发现有交互作用，在方程中引进交互作用项，进一步提高拟合优度。如果不管怎么拟合，X_1 与 X_2 中都有一个没有必要放入方程中，那也就说明联合两指标没有必要。

总而言之，只要掌握了回归方程的原理，掌握了如何构建回归方程，用 Logistic 回归方程就可以最好地回答是否有必要联合两指标？如何联合两指标？以达到最优诊断效能。

（陈常中）

第八章
数据分析思路

流行病学研究是关于因果联系的研究。虽然流行病学数据分析的目的有很多种，如分析危险因素与疾病的联系、构建预测模型、评估诊断试验与测量方法等，但最常见的还是关于危险因素与疾病的联系的分析，或称因果联系的分析。因果联系的分析是其他一切分析的基础，掌握了这一类分析的原理、思路与方法，其他类型的分析也就迎刃而解。

因果联系研究首先要有一个明确的假设，即危险因素（或称暴露）是什么？结局是什么？体现在数据里 X 是哪些变量？ Y 是哪些变量？假设可以是当初的研究设计方案中的假设，也可以根据文献与实践经验，结合本研究设计与收集的资料产生新的假设，或通过数据挖掘产生。但无论如何，首先要有明确的假设，并且在分析过程中始终抓住假设。在数据分析过程中常有人问下一步分析怎么做？这时候只要重新审视一下假设，并对照本书介绍的分析思路，答案自然就清楚了。

第一节 · 概 述

一、因果联系研究分析思路

看一篇高影响因子的SCI论文，不难总结出典型的流行病学研究论文分析思路，一般是围绕以下问题来展开的：

（1）研究目的是什么？具体而言，研究的是哪两者之间的关系，X 是什么？ Y 是什么？

（2）采用的是什么样的研究方法？具体而言，是观察性的还是试验性的？如果是观察性的，是横断面研究、病例对照研究，还是队列研究？研究人群是如何筛选的？

（3）有哪些可能的混杂因素（Z）会干扰或歪曲所研究的X与Y之间的关系？

（4）X、Y、Z是如何测量或收集的？

（5）研究过程中可能出现哪些偏性？如何防止这些偏性？

（6）研究人群有哪些特征？

（7）X与Y有没有关系，是什么样的关系？所收集的数据中还有哪些变量与X、Y有关系？是什么样的关系？

（8）哪些因素会影响X与Y的关系？也就是按这些因素分层后，X与Y的关系是否仍然存在？作用大小是否有改变？是否在不同层内X对Y的作用大小显著不同（即交互作用）？

（9）需要调整哪些变量？如何调整？调整后X对Y的独立作用大小是多少？

（10）本研究有哪些发现？本研究有哪些优缺点？对下一步研究方向与方法有什么提示？

数据分析要围绕上述分析思路进行。易侃软件的很多功能模块，是按分析思路设计的。有了清晰的分析思路，才能更好地使用易侃软件。表8-1列出了分析思路中与数据分析有关的问题，及其对应的一些常用的功能模块。

表 8-1　分析思路与易侃软件功能模块（部分举例）

分 析 思 路	易侃软件功能模块
研究人群是如何筛选的	选择分析对象
研究人群有什么特征	研究人群描述、诊断数据关联关系
X与Y有没有关系，是什么样的关系？所收集的数据中还有哪些变量与X、Y有关系？是什么样的关系	扫描数据关联关系、变量图示与统计检验、单因素分析、平滑曲线拟合、阈值效应与饱和效应分析
哪些因素会影响X与Y的关系	快速扫描交互作用、分层分析、交互作用检验
需要调整哪些变量？调整后X对Y的独立作用大小是多少	协变量检查与筛选、多个回归方程

假设X影响Y，X与Y有联系或者说有因果联系。初学者一般都知道要做单因素分析与多因素分析说明X与Y有没有关系，却容易忽略要分析哪些因素与X有关，哪些因素与Y有关。然而这两个问题非常重要。数据分析过程如同案件侦破过程，要调查某嫌疑人是否犯罪，一般会从哪里查起呢？少不了要调查嫌疑人的社会背景，还有被害人的社会背景，然后找到其交集。在不了解凶手和被害人的社会背景下就给凶手定罪，总让人感到不踏实。分析X和Y是否有因果联系亦是如此。在不知道哪些因素与X有关、哪些因素与Y有关，以及是什么样的关系的情况下，就下结论说X与Y有因果联系，说调整了哪些因素后X与Y的联系仍然存在。人们总会有质疑，调整了哪些变量？为什么要

调整？怎么调整的？为什么要这么调整？

▪ 二、 因果联系分析要回答的三大问题

如何从数据中分析X与Y的关系呢？本章介绍数据分析思路，以回答三大问题为指导思想：

第一大问题：X与Y有没有关系？是什么样的关系？

在回答这个问题时，需要注意到X与Y不是简单的有关系或没关系，如X是连续变量有可能存在阈值效应、饱和效应或U形曲线关系。阈值效应指X与Y的关系，仅在X累积到一定量时才表现出来，如某药物达到起效浓度时才发挥作用。饱和效应指到某一点后，Y不再随X的增加而变化，如药物达到一定剂量后，再增加药量也不再增加药效。U形关系即当X在某一点之前与之后Y随X呈反方向的变化，如先升后降，或先降后升。发现阈值效应或饱和效应将是一篇研究的亮点。

第二大问题：什么因素修饰X对Y的作用？

什么因素增强或减弱X对Y的作用？回答这个问题就是要寻找有没有交互作用因素或称效应修饰因子。发现交互作用因素对进一步揭示其致病通路非常有帮助（详见病因通路模型部分）。如果在研究X对Y的作用时，发现一个交互作用因素，也将是一篇研究的亮点。

第三大问题：X对Y有没有独立作用？独立作用的大小是多少？

所谓独立作用，就是调整了其他因素的混杂作用后，计算出来的X对Y的作用。独立作用大小是一篇研究的核心结果，有重要的临床应用价值。

在分析独立作用的时候，还需要考虑到是否调整中间致病因素，其结果解释是不同的。如研究X与出生体重的关系，X可以通过导致早产，从而导致出生体重的降低；也可通过宫内生长发育迟缓，直接导致出生体重降低。如果调整孕周，就是控制了第一条通路的作用，只看第二条通路；如果不调整孕周，则是两条通路都包括在内。

▪ 三、 去粗取精、去伪存真、深入浅出

数据可以比喻为人说出来的话，有真、假、夸张、添油加醋、低调、高调，等等。俗话说听话要听音，要听出说话的人内心真正的声音。数据中既存在着研究者要找的规律，又存在着噪声和偶然现象。数据分析要剔除噪声找出内部真正的规律，是一个去粗取精、去伪存真、深入浅出的过程。要做到这一点，首先要摒弃非黑即白的二分式思维模式，初学者常犯的错误是根据P是否小于0.05将分析的现象定性为"有"或"没有"关系，结果常出现诸如A与B有关、B与C有关，而A与C却无关这类解释不通的现象。其次要从多个角度分析同一现象，就像看一个物体要从前、后、左、右、上、下

各个角度看，然后才能确定这个物体的形状特征，只有从多个角度看，才能正确鉴别是正方体还是圆柱体或锥体，如果是不规则体，更要从多个角度才能描述清楚其具体形状和特征。在观察物体形状特征时，把局部放大了仔细看（zoom in）是深入，最后描述时不可能一一描述每个局部的特征，需要把它放远了（zoom out），描述整体主要特征，这是浅出。

例 8-1 如用易侕软件自带的DEMO数据分析年龄与收缩压的关系，发现年龄在39.6岁前，年龄每增加1岁，收缩压增加0.13 mmHg，95%可信区间 − 0.09 ～ 0.36 mmHg。39.6岁后，年龄每增加1岁，收缩压增加1.25 mmHg，95%可信区间 1.06 ～ 1.44 mmHg，进一步分析，在63.6岁后年龄对血压的影响达到饱和（具体结果略），这是"精"。而如果单纯地说年龄与收缩压正相关，是"粗"，简单地用一条直线拟合说年龄每增加1岁收缩压增加0.76 mmHg，相对来说也是"粗"。简单来说，定性的有无关系是粗，定量性的效应是精；P值是粗，95%可信区间是精；将连续变量分组后进行比较是粗，曲线拟合是精。

例 8-2 在分析年龄对血压的影响时，如要调整文化程度，文化程度分0、1、2、3四组，文化程度等于3这一组样本量只有9，其对收缩压的效应值与文化程度等于2这一组非常接近，将这两组合并后，再用哑变量方式放入方程中调整，这是"精"。在不比较亚组效应值的情况下，不合并分组或直接合并分组是"粗"。因为不比较亚组的效应值就可能盲目地将效应差异比较大的两组合并，从而削弱调整的效果。可以合并的分组不合并，也会无效地增加回归模型中的参数，从而降低模型的检验效率。

例 8-3 分析年龄与FEV1关系，FEV1为一秒肺活量，单位为L。原始数据中75岁以上的3个人的FEV1错误地按毫升为单位输入，结果出现年龄每增加1岁，FEV1增加1.67 L，P值<0.000 1，这是"伪"。观察FEV1变量的分布（均值、标准差、最大值、最小值）就能发现这种错误，而纠正这个错误后再分析的结果是，年龄每增加1岁，FEV1降低0.04 L，95%可信区间 − 0.048 ～ − 0.039 L，这是"真"。简单来说，个别异常值导致的结果是伪；分层后小样本亚组出现的与整体不一致的结果可能是抽样误差导致的伪；曲线拟合后，首尾两端少数异常值导致的拐点可能是伪；曲线拟合局部少数异常值导致的升降峰也可能是伪。

例 8-4 分析DEMO数据年龄与收缩压的关系，男性在阈值效应的拐点是43岁，女性是38岁，男女有差别，这是深入。男女拐点的95%可信区间有重叠，最后报告时，报告男女合计的人群阈值效应拐点40岁，这是浅出。简单来说，分层分析甚至多变量联合的分层分析是深入，分析交互作用、阈值和/或饱和效应是深入。报告一致的能从不同角度核实的结果是浅出。

第二节 · X 与 Y 有没有关系? 是什么样的关系

数据分析要回答的第一大问题是 X 与 Y 是什么样的关系, 通常研究使用的回归模型是用直线拟合 $f(Y)$ 与 X 的关系, 但生物医学研究中许多研究因素在一定范围内对结果变量无作用, 超过某一阈值后才有作用, 称为阈值效应; 如果在 X 的某一范围内, Y 随 X 增加而有变化, 但当 X 超出这个范围后, Y 不再随 X 增加而变化, 称为饱和效应。在分析研究因素 (X) 对结果变量 (Y) 的作用有无阈值/饱和效应时, 可先通过平滑曲线拟合观察是否有分段线性关系, 然后采用分段回归模型进行阈值效应分析。

一、平滑曲线拟合

首先, 调用易侕统计 "平滑曲线拟合" 模块对所研究的危险因素 (X) 和应变量 (Y) 的关系进行曲线拟合 (spline smoothing), 如图 8-1 所示。该模块使用广义相加模型 (GAM), 可以纳入其他要调整的变量, 也可同时曲线拟合多个 X。曲线拟合有助于发现非直线性的关系, 判断有无阈值效应、饱和效应或分段的线性关系, 确定用直

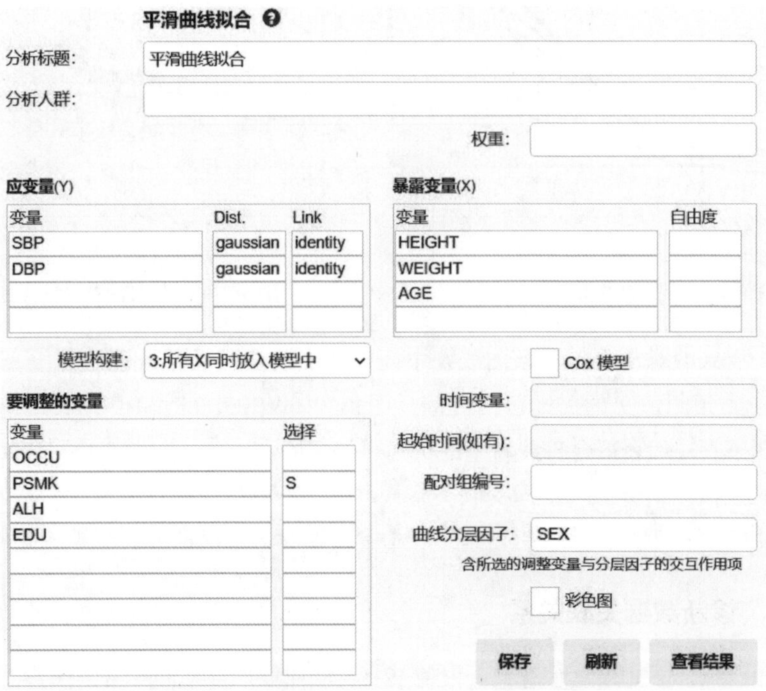

图8-1 "平滑曲线拟合"模块操作设置界面

线拟合 X 与 Y 的关系是否适当。Y 的分布类型可以是正态分布、二项分布、泊松分布等，还可以是时间依赖的生存数据。如果是生存分析数据，模块调用限制性立方样条（restricted cubic spline）函数进行曲线拟合。

拟合曲线的光滑度可以通过曲线拟合的自由度来调整，自由度越小，越光滑。极端的情况是自由度等于1，即为一条直线；或自由度等于 X 的取值数，相当于直接将各点相连。默认的自由度值是用最小广义交叉校验（generalized cross-validation, GCV）方法确定的自由度。

如果给定一个分层变量作为"曲线拟合分层因子"，模块将按分层因子分别拟合 X 与 Y 的关系。不管分多少层，分层拟合是通过一个回归方程实现的，如果有调整变量，调整变量的回归系数对各层是一样的。当调整变量对 Y 的回归系数，在不同的层内，相差比较大时，需要引进交互作用项，才能有效地调整该调整变量的混杂作用。选择调整变量（后面标记"S"），方程中将自动添加所选调整变量与分层因子的交互作用项（图8-1）。

平滑曲线拟合图示例如图8-2和图8-3所示。

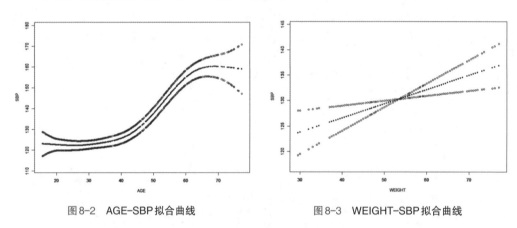

图8-2　AGE-SBP 拟合曲线　　　　　　图8-3　WEIGHT-SBP 拟合曲线

图8-2中 AGE 对 SBP 为一条曲线，中间实心点组成的是拟合曲线，上下空心圈组成的为各点（预测值）的95%可信区间。图8-3中 WEIGHT 对 SBP 为一条直线，空心圈组成的两条直线代表拟合直线斜率的95%可信区间。

平滑曲线拟合结合诊断数据关联关系，可以帮助发现研究人群中的一些特殊人群，如患某种特殊疾病，其 Y 偏高（或偏低），应通过纳排标准从研究人群中剔除。

二、诊断数据关联关系

平滑曲线拟合图如果显示有某一段或某一亚层曲线局部不同寻常的走势，可进一步采用诊断数据关联关系模块对局部研究对象是否有某种特殊性进行诊断。

　　回顾研究设计部分提到的病因通路模型，假设 Y 的发生有① $X+A+B$、② $D+C+E$ 两条通路，如果所有人都没有 A 或 B，不可能通过通路①发生 Y，则无法确定通路①是否存在，也就无法分析 X 与 Y 的联系。例如不可能在男性中研究痛经。如果所有人都能通过通路②发生 Y，也无法确定通路①是否存在。例如一项队列研究入选新婚妇女，用记日记的方式跟踪每天是否有被动吸烟、是否有月经和痛经，分析被动吸烟是否与痛经有联系时要将基线有痛经史的妇女排除在外。

　　运用诊断数据关联关系模块，给定 X 和 Y，输出 X 对 Y 的曲线拟合散点图，如图8-4显示一个研究人群的年龄对 FEV1（一秒肺活量）的曲线拟合散点图，年龄15～30岁段走势不同寻常。

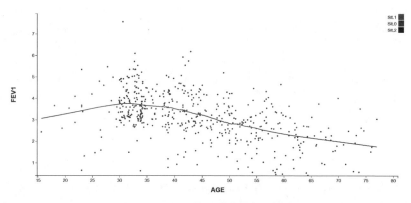

图8-4　AGE-FEV1曲线拟合散点图

　　该模块可进行可视化数据分析，即可直接在图形上重新圈出研究对象，进行分组比较，如图8-4所示，选定15～30岁这一段的散点，将其保存为组1（slt.1 红色），与其他人群（slt.0 黑色）进行比较。诊断结果如图8-5所示。

　　结果显示，组1的均为患COPD（慢性阻塞性肺病）的患者，提示要分析FEV1与

Selected points:

Name	Select 1: (N=28)	Select 0: (N=495)	Select 2: (N=0)
AGE	25.03 (3.82) [15.6 - 29.9]	44.78 (11.54) [30 - 77]	
FEV1	3.32 (1.21) [0.65 - 5.48]	3.18 (1.09) [0.42 - 7.57]	

Scan variables for associations with FEV1:

Name	P value			Select 1	Select 0	Total
COPD	< 0.00001		0	0 (0%)	377 (76.5%)	377 (72.4%)
			1	28 (100%)	116 (23.5%)	144 (27.6%)
EDU	< 0.00001		1	2 (7.1%)	270 (54.8%)	272 (52.2%)
			2	16 (57.1%)	122 (24.7%)	138 (26.5%)
			3	10 (35.7%)	101 (20.5%)	111 (21.3%)
SMKAMT	0.008825		(N) Mean ± SD	(9) 10.2 ± 6	(224) 6.7 ± 3.8	(233) 6.83 ± 3.95
			Median (Q1 - Q3)	10.11 (5.68 - 14.11)	6.12 (4.03 - 9.19)	6.37 (4.05 - 9.29)
			Min - Max	1.75 - 21.24	0.09 - 19.12	0.09 - 21.24

图8-5　诊断结果

年龄的关系应先剔除COPD患者。

▪ 三、阈值效应或饱和效应分析

通过平滑曲线拟合，发现危险因素与结局变量有无分段的线性关系。如有分段线性关系，可用"阈值效应与饱和效应分析"模块，采用分段线性回归模型拟合数据。

可以根据对曲线的目测结果，直接"输入拐点"，也可由系统自动确定拐点。系统确定拐点的原则是最大似然法，即从数据中寻找一个X的拐点（K值），其所得出的模型给出最大的似然值。如何找到这个K值呢？系统采用递归实验法，具体操作分两步：

第一步：从X的5%百分位数开始，按5%逐步递增，到95%百分位数，共19个点，分别赋K值为这19个点的X值，找出哪个百分位数给出最大的似然值，记为P_1。再分别找出$P_1 - 4\%$与$P_1 + 4\%$两个百分位数所对应的X值，记为K_{min}、K_{max}，即将K值缩小到该范围内。

第二步：用递归方法在$K_{min} \sim K_{max}$之间的所有观察到的X取值内，找出哪个X作为K值给出最大似然值。具体方法是首先比较该范围内的Q_1（25%百分位点）、Q_2（50%百分位点）与Q_3（75%百分位点），找出哪个位点作为K值所给出的模型似然值最大，然后把范围缩小到该位点前后25%范围内，这样每次递归剔除50%的X取值。最终得出能给出最大的模型似然值的K值。

确定阈值可信区间（CI）：采用Bootstrap重抽样方法确定阈值的可信区间。即从现有数据中随机抽样，重新抽取一个同样本量的数据i。抽出的个体再放回，这样在抽取的数据中，原数据中有些个体可能未被抽中，也有些个体可能被抽出多次。对抽取的数据进行阈值分析，记录所得阈值K_i。这样重复随机抽样1 000次，计算出1 000个阈值K_i。再计算这1 000个K_i的2.5%与97.5%百分位数，即为所观察阈值的95%CI。

系统输出结果包括一条直线的回归模型（模型1）、分段的回归模型（模型2）。是否存在阈值效应或饱和效应，可有两种检验方法：一是检验分段的回归系数（斜率）之间差是否等于零（Wald检验）；二是用似然比检验比较模型1和模型2。系统输出两种检验结果，通常两种检验结果一致。

如有分层分析变量，该模块自动进行分层变量与X分段的交互作用分析，看分段回归系数在分层变量不同层级上是否有显著差异。该交互作用P值是两个模型比较的总体检验，不代表每段的回归系数在分层变量的不同层级之间都有显著差异。用户可以查看详细的分段交互作用回归模型输出结果（.lst文件）。

示例输入页面如图8-6所示，输出结果如图8-7所示。

结果解释：

上例中，结果变量为SBP(收缩压)，危险因素为AGE（年龄）。首先分SEX分析，

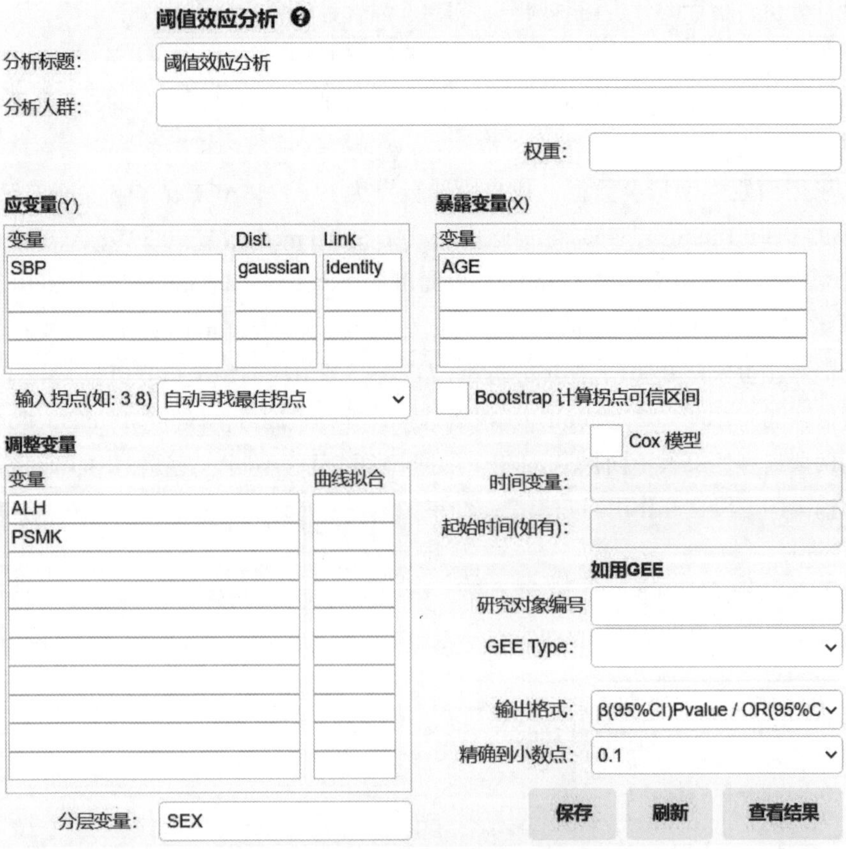

阈值效应分析 ❓

分析标题: 阈值效应分析

分析人群:

权重:

应变量(Y)

变量	Dist.	Link
SBP	gaussian	identity

暴露变量(X)

变量
AGE

输入拐点(如: 3 8) [自动寻找最佳拐点 ▾]

☐ Bootstrap 计算拐点可信区间

调整变量

变量	曲线拟合
ALH	
PSMK	

分层变量: SEX

☐ Cox 模型

时间变量:

起始时间(如有):

如用GEE

研究对象编号

GEE Type: [　　　　　 ▾]

输出格式: [β(95%CI)Pvalue / OR(95%C ▾]

精确到小数点: [0.1 ▾]

[保存] [刷新] [查看结果]

图8-6 "阈值效应分析"模块操作设置界面

For outcome: SBP
For Exposure: AGE

SEX	1	2	Total
模型 I			P-interaction: 0.001
一条直线效应	0.6 (0.5, 0.7) <0.001	0.9 (0.8, 1.1) <0.001	0.7 (0.6, 0.8) <0.001
模型 II			P-interaction: 0.002
折点(K)	43.1	37.8	39.5
< K 段效应 1	-0.0 (-0.3, 0.3) 0.882	0.2 (-0.1, 0.6) 0.179	0.1 (-0.1, 0.3) 0.397
> K 段效应 2	1.3 (1.0, 1.6) <0.001	1.4 (1.1, 1.6) <0.001	1.3 (1.1, 1.5) <0.001
2与1的效应差	1.3 (0.8, 1.9) <0.001	1.1 (0.6, 1.7) <0.001	1.2 (0.8, 1.5) <0.001
折点处方程预测值	126.8 (122.9, 130.6)	122.5 (118.9, 126.1)	124.4 (121.8, 127.0)
对数似然比检验	<0.001	<0.001	<0.001

表中数据: β (95%CI) Pvalue / OR (95%CI) Pvalue

图8-7 "阈值效应分析"模块结果界面

然后合计分析，合计的分析同时调整了SEX。以合计的分析结果为例：

如果用一条直线拟合数据，结果是AGE每增加1岁，SBP增加0.7 mmHg，95%可信区间0.6 ~ 0.8 mmHg，*P*<0.001；P-interaction 0.001表示SEX不同，AGE对SBP的回归系数有显著差别。

如果用两段模型拟合数据，找出最佳折点为39.5岁，AGE在39.5岁前，每增加1岁，SBP增加0.1 mmHg，95%可信区间 − 0.1 ~ 0.3 mmHg，*P*=0.397；AGE在39.5岁后，每增加1岁，SBP增加1.3 mmHg，95%可信区间1.1 ~ 1.5 mmHg，*P*<0.001。两段回归系数差1.2 mmHg，该差值的95%可信区间为0.8 ~ 1.5 mmHg，*P*<0.001；两模型比较的似然比检验*P*<0.001；找出的折点AGE 39.5岁对应的SBP预测值为124.4 mmHg，95%可信区间121.8 ~ 127.0 mmHg。没有选择计算拐点的可信区间。P-interaction 0.002表示用两段模型，SEX不同AGE对SBP的回归系数显著不同。查看输出的.lst文件，找到最后输出的分段交互作用回归模型，结果如图8-8所示。

```
[1] "Interaction model === >"
[1] "tp.value == 39.5"

Call:
glm(formula = formula(fml), family = "gaussian", data = wdtmp,
    weights = wdtmp$weights)

Deviance Residuals:
    Min      1Q   Median       3Q      Max
-55.165  -11.212   -2.080    8.187   88.088

Coefficients:
                       Estimate Std. Error t value Pr(>|t|)
(Intercept)           125.35420    2.11353  59.310   <2e-16 ***
tmp.X1                 -0.12259    0.16560  -0.740    0.459
factor(SEX)2           0.28015    3.00655   0.093    0.926
tmp.X2                 1.15086    0.13342   8.626   <2e-16 ***
factor(ALH)1           0.04047    2.16247   0.019    0.985
factor(PSMK)1         -2.04432    1.56434  -1.307    0.192
tmp.X1:factor(SEX)2    0.44526    0.23549   1.891    0.059 .
factor(SEX)2:tmp.X2    0.26762    0.19974   1.340    0.181
---
Signif. codes:  0 '***' 0.001 '**' 0.01 '*' 0.05 '.' 0.1 ' ' 1

(Dispersion parameter for gaussian family taken to be 374.8971)

    Null deviance: 397779  on 783  degrees of freedom
Residual deviance: 290920  on 776  degrees of freedom
AIC: 6881.3
```

图8-8 "阈值效应分析"模块输出的回归模型

其中，tp.value 为拐点，等于 39.5；tmp.X1 为第一段（$X \leqslant 39.5$）SEX=1 的回归系数 − 0.122 59，tmp.X2 为第二段（$X > 39.5$）SEX=1 的回归系数 1.150 86；tmp.X1: factor（SEX）2 为第一段 SEX=2 与 SEX=1 相比回归系数的差 0.445 26，$P = 0.059$；factor（SEX）2:tmp.X2 为第二段 SEX=2 与 SEX=1 相比回归系数的差 0.267 62，$P = 0.181$；虽然单独看第一段和第二段，SEX=2 与 SEX=1 相比的回归系数差别都不显著，但如前所述，似然比综合检验两段的回归系数，SEX=2 与 SEX=1 相比有显著差异，$P = 0.002$。

第三节 · 什么因素修饰 X 对 Y 的作用

数据分析要回答的第二大问题是什么因素修饰 X 对 Y 的作用，也就是寻找交互作用因素。

一、交互作用概念

简单地说，交互作用指当两个因素都存在时，它们的作用大于（协同）或小于（拮抗）各自作用的和。以吸烟与饮酒对 Y 的影响为例，交互作用模型为

$$f(Y) = \beta_0 + \beta_1 ALH + \beta_2 SMK + \beta_{12} SMK \times ALH$$

根据吸烟与饮酒与否将研究对象分成四组，各组 $f(Y)$ 的均值可用表 8-2 表示。

表 8-2　吸烟与饮酒分组后各组 $f(Y)$ 的均值

	不饮酒	饮　酒
不吸烟	β_0	$\beta_0 + \beta_1$
吸烟	$\beta_0 + \beta_2$	$\beta_0 + \beta_1 + \beta_2 + \beta_{12}$

有无交互作用反映在 β_{12} 上，检验 β_{12} 是否等于零就是检验吸烟与饮酒有无交互作用。

交互作用模型都是建立在相加模型基础上的。如果 Y 为 SBP（收缩压），是连续变量，$f(Y) = Y$，单纯吸烟导致 Y 增加 β_2，单纯饮酒导致 Y 增加 β_1，两者联合导致 Y 增加 $\beta_1 + \beta_2 + \beta_{12}$，这是相加模型。如果应变量是 HBP，表示是否患高血压，是取值为 0 或 1 的二分类变量，$f(Y) = logit(Y)$，从回归系数的角度看还是相加模型。但如果把回归系数转换成比值比，单纯吸烟导致 Y 的比值比 e^{β_2}，单纯饮酒导致 Y 的比值比 e^{β_1}，两者联合导致 Y 的比值比 $e^{(\beta_1 + \beta_2 + \beta_{12})}$，因为，$e^{(\beta_1 + \beta_2 + \beta_{12})} = e^{\beta_1} e^{\beta_2} e^{\beta_{12}}$，所以从比值比的角度看是相乘

（注意：这里不是比值或率的相乘）。

▪ 二、交互作用的检验

交互作用检验有两种方法，一是对交互作用项回归系数的检验（Wald检验）。这个方法比较直接，但如果所研究的危险因素是多分类指标，方程中就有多个交互作用项，这时候方程不能给出一个整体的交互作用检验结果，就需要采用似然比检验方法。似然比检验比较两个回归模型，一个有交互作用项。如以吸烟（SMK）与基因型（SNP）两个二分类变量为例，基因型分三组，生成三个哑变量SNP0、SNP1、SNP2分别表示AA、AB、BB三种基因型。具体编码为

当基因型为AA时，SNP0=1, SNP1=0, SNP2=0。

当基因型为AB时，SNP0=0, SNP1=1, SNP2=0。

当基因型为BB时，SNP0=0, SNP1=0, SNP2=1。

以AA型为参照，可以构建回归方程

方程1：　$f(Y)=\beta_0+\beta_1 SMK+\beta_2 SNP1+\beta_3 SNP2+\beta_{12} SMK \times SNP1+\beta_{13} SMK \times SNP2$

计算该方程似然数（likelihood），似然数表示按得出的模型抽样，获得所观察的样本的概率。它是一个很小的数，因此一般取对数表示。

如果假定吸烟与基因型无交互作用，β_{12}与β_{13}都等于零，则方程为

$$方程2：f(Y)=\beta_0+\beta_1 SMK+\beta_2 SNP1+\beta_3 SNP2$$

如果方程1和方程2得到的似然数没有显著差别，表明β_{12}与β_{13}是多余的，或者说β_{12}、β_{13}与零都无显著性差异，吸烟与基因型对$f(Y)$无交互作用。反之，吸烟与基因型对$f(Y)$有交互作用。

▪ 三、交互作用分析

交互作用分析也可以理解为，在分层分析基础上，对分层变量的不同层级水平上危险因素对结果变量的作用的回归系数差异进行统计学检验。如上述方程1，在基因型为AA组，吸烟的作用是β_1，在AB组中吸烟的作用是$\beta_1+\beta_{12}$，在BB组中吸烟的作用是$\beta_1+\beta_{13}$，如β_{12}与β_{13}等于零则表示吸烟的作用在不同基因型的人群中都是一样的。分析交互作用主要回答的问题是：有哪些因素修饰危险因素（X）对结果变量（Y）的作用？发现交互作用有助于进一步理解危险因素对结果变量的作用通路。

危险因素可以是连续变量，也可以是分类变量。为便于理解与应用，交互作用因素即效应修饰因子通常用分类变量，如果原变量为连续变量则先需将它按切点分组或等分

分组（如分成两等分组、三等分组）。

易俪软件自动检测应变量的类型（如二分类变量、连续变量），再自动选择默认的回归模型（如Logistic回归或线性回归模型）。用户也可以对分布类型和联系函数进行定义。应变量还可以是时间依赖的生存结局，易俪软件将调用Cox模型进行分析。如果是配对的病例对照研究，也是调用Cox模型进行条件Logistic回归，此时不需要指定时间变量，但需要给出配对组编号变量。

易俪软件有快速扫描交互作用以及交互作用检验两个模块，前者用于数据挖掘，后者可以直接输出论文发表中所需要的表格。

1. 如果危险因素是分类变量 系统将：

（1）列出危险因素与效应修饰因子的每种层级组合（联合亚组），如危险因素分3组，效应修饰因子分2组，联合亚组就有6组。

（2）如果结果是一个连续变量，统计每个联合亚组内结果变量的均值与标准差；如果结果是一个二分类变量，统计频数与百分数。

（3）运行两种回归模型：A和B。

模型A：按联合亚组生成哑变量，放入模型中（如有6个联合亚组，把一组作为参照组，放入5个哑变量于模型中）。

模型B：不考虑危险因素与效应修饰因子的联合，分别产生哑变量放入模型中，如危险因素分3组，把一组作为参照，放入2个哑变量于模型中；效应修饰因子分2组，一组为参照，放入一个哑变量于模型中，共3个哑变量。然后进行似然比检验比较模型A与模型B，报告P值，即交互作用的P值。

2. 如果危险因素是连续变量 系统将运行两种回归模型：A和B。

模型A：按效应修饰因子的每个层级产生危险因素参数。如效应修饰因子为SMK分2组（吸烟与不吸烟），危险因素为BMI（体重指数），产生2个BMI（BMI1与BMI2），当SMK=0（不吸烟）时，BMI1=BMI，BMI2=0；当SMK=1（吸烟）时，BMI2=BMI，BMI1=0。把BMI1与BMI2同时放入模型中。

模型B：只有一个危险因素参数，如上例的BMI。

似然比检验比较模A与模型B，报告P值，即交互作用的P值。

▪ 四、交互作用模型与分层分析模型

上述交互作用的回归方程1可以分解成SMK=0与SMK=1的两个模型。

方程1.1：SMK=0，$f(Y) = \beta_0 + \beta_2 SNP1 + \beta_3 SNP2$

方程1.2：SMK=1，$f(Y) = \beta_0 + \beta_1 + (\beta_2 + \beta_{12}) SNP1 + (\beta_3 + \beta_{13}) SNP2$

如果按SMK分层运行SNP对Y的回归模型，则为

方程1.1x：SMK=0，$f(Y)=\beta_{00}+\beta_{10}\text{SNP1}+\beta_{20}\text{SNP2}$

方程1.2x：SMK=1，$f(Y)=\beta_{01}+\beta_{11}\text{SNP1}+\beta_{21}\text{SNP2}$

对照上述4个模型，不难得出：$\beta_0=\beta_{00}$，$\beta_2=\beta_{10}$，$\beta_3=\beta_{20}$，$\beta_0+\beta_1=\beta_{01}$，$\beta_2+\beta_{12}=\beta_{11}$，$\beta_3+\beta_{13}=\beta_{21}$。因此，$\beta_1$就是两个分层回归方程的截距的差，$\beta_{12}$就是两个分层回归方程SNP1的回归系数的差，$\beta_{13}$就是两个分层回归方程SNP2的回归系数的差。

同理，方程1也可以分解成SNP=0（SNP1=0，SNP2=0）、SNP=1（SNP1=0，SNP2=0）、SNP=2（SNP1=0，SNP2=1）三个模型，这三个模型等同于按SNP分层分析SMK对Y的回归模型。

方程1.3：SNP=0，$f(Y)=\beta_0+\beta_1\text{SMK}$

方程1.4：SNP=1，$f(Y)=\beta_0+\beta_2+(\beta_1+\beta_{12})\text{SMK}$

方程1.5：SNP=2，$f(Y)=\beta_0+\beta_3+(\beta_1+\beta_{13})\text{SMK}$

所谓的交互作用检验，是将分层分析的分层回归方程合并成一个方程，在这个合并的方程中可以对分层之间X的回归系数的差进行显著性检验。

如果方程1中包含其他调整变量Z，假设其回归系数为β_4，方程表达式为

方程1x：$f(Y)=\beta_0+\beta_1\text{SMK}+\beta_2\text{SNP1}+\beta_3\text{SNP2}+\beta_{12}\text{SMK}\times\text{SNP1}+\beta_{13}\text{SMK}\times\text{SNP2}+\beta_4Z$

此时，按SMK分解为

SMK=0，$f(Y)=\beta_0+\beta_2\text{SNP1}+\beta_3\text{SNP2}+\beta_4Z$

SMK=1，$f(Y)=\beta_0+\beta_1+(\beta_2+\beta_{12})\text{SNP1}+(\beta_3+\beta_{13})\text{SNP2}+\beta_4Z$

这表示用同一个回归系数拟合Z在SMK=0与SMK=1对$f(Y)$的作用，而如果按SMK分层运行回归方程，Z的回归系数不一定是一样的，如下式中β_{30}可以不等于β_{31}。

SMK=0，$f(Y)=\beta_{00}+\beta_{10}\text{SNP1}+\beta_{20}\text{SNP2}+\beta_{30}Z$

SMK=1，$f(Y)=\beta_{01}+\beta_{11}\text{SNP1}+\beta_{21}\text{SNP2}+\beta_{31}Z$

如果Z在SMK不同层中对Y的作用本来是一样的，分层的模型每一层对Z的回归系数估计是根据该层的样本来计算的，所用的样本量比较小。抽样误差会导致分层的回归模型不一样。而在交互作用模型中，用一个回归系数拟合Z，而且这个回归系数是根据全部的样本计算的，相对来说比较可靠。对Z的作用估计越准确，反过来会导致对X及其交互作用项的回归系数估计越准确，交互作用的检验结果越可信。

然而，如果 Z 在 SMK 不同层中对 Y 的作用本来是不一样的，而在交互作用模型中，强行用一个回归系数拟合 Z，就可能造成对 Z 的作用拟合不充分，Z 的残余混杂就会导致对 X 及其交互作用项的回归系数估计有误。这样一来，交互作用的检验结果实际上是由 Z 的残余混杂造成的。

因此，问题就在于如何判断调整因素 Z，在交互作用因素的不同层中，对 Y 的作用是否是一样的？这就涉及对 Z 的交互作用检验，而对 Z 的交互作用检验是否准确又依赖于对 X 及其交互作用的估计是否准确。如果把 Z 与 X 互换过来看这个问题，就能理解，两者互相依赖，很难给出一个统一的标准答案。

易俪软件交互作用检验模块，如有调整变量，会自动检验每个调整变量与交互作用因子的交互作用，如交互作用检验显著，会引进调整变量与交互作用因子之间的交互作用项，输出含调整变量与交互作用因子的交互作用项的模型。表 8-3 为 X 和 G 的交互作用对 Y 的影响示例。

表 8-3 X 和 G 的交互作用对 Y 的影响

Model	G: 1	G: 2	P.interaction
Crude	1.0（0.8, 1.3）<0.000 1	1.0（0.7, 1.2）<0.000 1	0.753 2
Model Ⅰ	−1.1（−1.3, −0.9）<0.000 1	−1.1（−1.3, −0.9）<0.000 1	0.262 6
Model Ⅰ*	−2.1（−2.5, −1.8）<0.000 1	−0.9（−1.1, −0.7）<0.000 1	<0.000 1

Results in table: β (95%CI) P value / OR (95%CI) P value。
Model Ⅰ 调整了：Z。
Model Ⅰ* 调整了：Z and interaction terms of Z*X。

这里需要注意的是调整变量与交互作用因子是否有交互作用，只是根据样本数据统计得出来的，不代表其本质如此，既有Ⅰ类错误又有Ⅱ类错误的可能。也因为这样，易俪软件同时输出只含调整变量不含其交互作用项的模型。至于该用哪个模型，还要结合专业知识与分层分析的结果综合判断。表 8-3 示例中，结合分层分析结果，应该用 Model Ⅰ*，交互作用 $P<0.000\ 1$。

第四节 · X 对 Y 有没有独立作用？独立作用大小是多少

数据分析要回答的第三大问题是 X 对 Y 有没有独立作用？独立作用大小是多少？这是文章的核心结果，所有的图表都是围绕这个核心问题来展现的。所谓的独立作用，即调整了可能的混杂因素的作用后，X 对 Y 的作用。构成混杂的条件是混杂因素与 Y 有关，又与X有关，因此，论文的图表中一般要呈现哪些因素与Y有关，大多数情况下还会呈现哪些因素与X有关。

通常论文的表1是研究人群描述，视研究设计类型不同，表1通常也有分层的和总的研究人群的描述。如是病例对照研究，通常表1按病例与对照（即Y）分别描述，并有相应的统计检验比较病例组与对照组的差异是否显著，这样的表1就回答了哪些因素与Y有关。如果是队列研究、RCT试验、横断面的研究，通常不按Y分层描述研究人群，但如X是分类变量，表1常按X分层描述研究人群，这样的表1就回答了哪些因素与X有关。如果表1没有包含哪些因素与Y有关的内容，通常作者会有另外一个单因素分析结果表回答哪些因素与Y有关。这些单因素分析结果的呈现是为了后面估计独立作用时，要调整哪些因素做准备的。

是不是可以把所有可能的混杂因素变量都纳入方程进行调整呢？理论上是可以的，但需要考虑到如果方程中有很多本不需要调整的变量，会降低统计检验效率。这是为什么有些论义的核心结果有不同的调整方案的模型，其中包含调整部分需要调整的变量，和调整所有可能的混杂变量两套或多套结果。

■ 一、协变量检查与筛选

要确定哪些变量需要调整？如何调整？首先要通过单因素分析，结合曲线拟合，看每个可能的协变量与Y有没有关系？是什么样的关系？如果是曲线性的关系，要根据曲线形态决定是否要引进其二次项来进行调整；或把该协变量分组，转换成分类变量来进行调整，分组方法宜根据曲线形态，按切点分组或按等分组的方法分组；或直接用曲线拟合调整，参照本书第七章"回归分析基础"。正确拟合所要调整的变量与Y的关系，才能有效地消除它的混杂作用，否则无法准确判断该变量是否需要调整，而且即使方程中调整了该变量，也不能真正达到调整的效果。

虽然构成混杂的条件是混杂因素既与Y有关，又与X有关，但因为混杂因子之间可能有相互混杂，再加上抽样误差，因此，不能仅仅根据P值来确定某因素是否与X有关，是否与Y有关，不能按P值来筛选要调整的变量。而需要比较调整与不调整某协变量的两个模型，看X回归系数的变化，来确定是否需要调整该协变量，参照本书第七章"回归分析基础"。

（一）筛选协变量一：估计独立作用

易侕"协变量检查与筛选"模块示例输入页面如图8-9所示。

示例输出结果解读：

首先输出共线性筛查结果（表8-4），如有VIF ≥ 10将从自变量中移除VIF最大的，然后重复检查剩下的自变量，直至所有的自变量VIF均小于10（也可设置为5）。

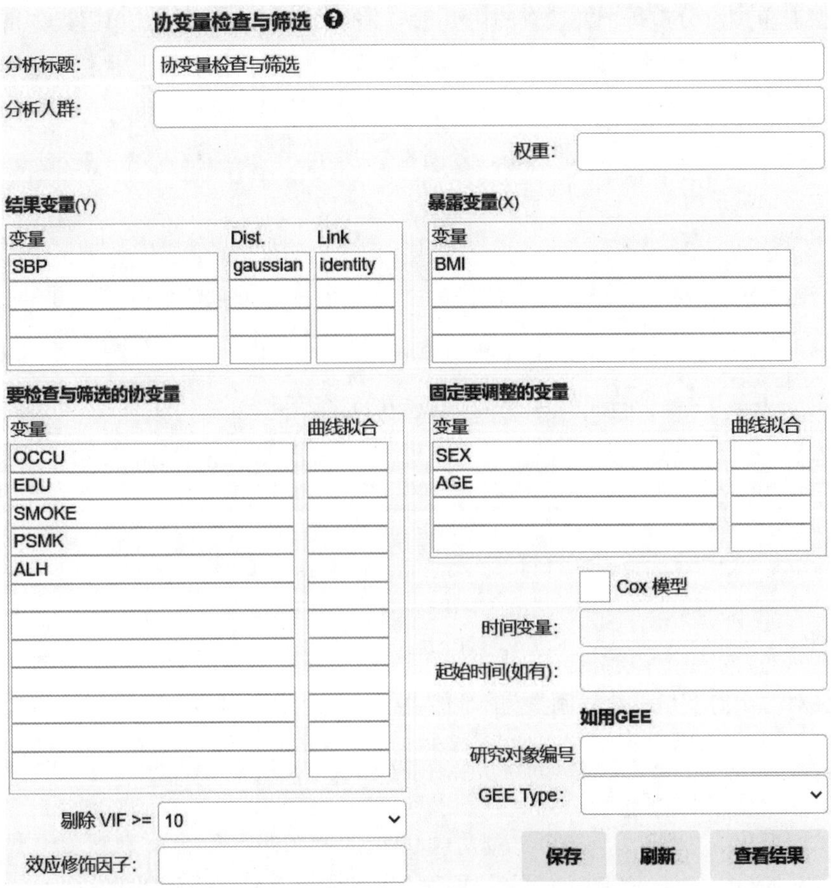

协变量检查与筛选 ❓

分析标题:	协变量检查与筛选
分析人群:	
	权重:

结果变量(Y)

变量	Dist.	Link
SBP	gaussian	identity

暴露变量(X)

变量
BMI

要检查与筛选的协变量

变量	曲线拟合
OCCU	
EDU	
SMOKE	
PSMK	
ALH	

固定要调整的变量

变量	曲线拟合
SEX	
AGE	

☐ Cox 模型

时间变量:

起始时间(如有):

如用GEE

研究对象编号

GEE Type:

剔除 VIF >= 10

效应修饰因子:

保存   刷新   查看结果

图 8-9 "协变量检查与筛选"模块输入界面

表 8-4 VIF 共线性筛查

	Step 1
BMI	1
SEX	2.4
AGE	1.4
OCCU	1.1
EDU	1.8
SMOKE	1.9
PSMK	1.2
ALH	1.2

　　紧接着单因素分析每个要检查的协变量与Y的关系，这里所说的单因素分析是指逐个分析，不是指单元回归模型，本例中固定要调整的变量有 SEX、AGE，每个协变量与Y的回归模型中都有 SEX、AGE 两调整变量。输出结果如下：

　　首先逐个查看协变量与Y的关系，如图8-10所示。

Covariates	N	term	beta	Se.	95%CI Low	95%CI Upp	P. value
Education	788	factor(EDU.NEW)2	0.7279	1.9299	-3.0548	4.5105	0.7062
		factor(EDU.NEW)3	2.1351	2.2689	-2.3119	6.5822	0.3470
Occupation	793	factor(OCCU.NEW)2	-4.7507	1.4113	-7.5169	-1.9845	0.0008
SMOKE	787	factor(SMOKE)1	-4.5281	1.9676	-8.3846	-0.6716	0.0216
Passive smoke	788	factor(PSMK)1	-0.5152	1.5567	-3.5663	2.5359	0.7408
Alcohol	784	factor(ALH)1	-2.1228	2.1878	-6.4108	2.1652	0.3322

图8-10　每个协变量与Y的关系

　　然后对每个协变量，比较调整与不调整导致X的回归系数变化。本例，基本模型为

$$SBP = \beta_0 + \beta_1 BMI + \beta_2 SEX + \beta_3 AGE$$

　　这个模型中X（BMI）的回归系数β_1=0.695 3（起始回归系数）。在这个模型中引进某协变量，如 Occupation（OCCU：0=农民，1=非农民）后，模型变成

$$SBP = \beta_0 + \beta_1 BMI + \beta_2 SEX + \beta_3 AGE + \beta_4 OCCU$$

　　这时，BMI的回归系数变成β_1= 0.763 9。本例，完整模型为

$$SBP = \beta_0 + \beta_1 BMI + \beta_2 SEX + \beta_3 AGE + \beta_{41}（EDU=2）+ \beta_{42}（EDU=3）+ \beta_5 OCCU + \beta_6 SMOKE + \beta_7 PSMK + \beta_8 ALH$$

　　模型中，BMI的回归系数β_1=0.781 4。在这个模型中剔除某协变量，如 Occupation（OCCU）后，模型变成

$$SBP = \beta_0 + \beta_1 BMI + \beta_2 SEX + \beta_3 AGE + \beta_{41}（EDU=2）+ \beta_{42}（EDU=3）+ \beta_6 SMOKE + \beta_7 PSMK + \beta_8 ALH$$

　　这时，BMI的回归系数变成β_1=0.726 9。输出结果如图8-11所示。

　　最后，给出筛选出的协变量。筛选标准1是根据在基本模型中引进协变量或在完整模型中剔除协变量对X的回归系数的影响大于10%来确定哪些变量需要调整，筛选标准

		基本模型	完整模型	
协变量	+/- term	BMI	BMI	选出
	起始回归系数	0.6953	0.7814	
Education	factor(EDU.NEW)	0.7081	0.7790	
Occupation	factor(OCCU.NEW)	0.7639	0.7269	
SMOKE	factor(SMOKE)	0.7065	0.7834	
Passive smoke	factor(PSMK)	0.6904	0.7871	
Alcohol	factor(ALH)	0.7154	0.7649	

图8-11 基本模型和完整模型分析

2是在筛选标准1的基础上，增加了另外一种入选可能性，即如果协变量与Y的关系的P值<0.10，也可以入选。逐个协变量对Y的模型、基本模型、完整模型中均调整了固定要调整的变量：SEX Age, years。

输出结果如图8-12所示。

Y	X	选出的协变量（标准1）	选出的协变量（标准2）
Systolic BP, mmhg	Body mass index, kg/m2		SMOKE
Diastolic BP, mmhg	Body mass index, kg/m2		EDU.NEW OCCU.NEW

图8-12 筛选出来的协变量

"协变量检查与筛选"模块，不仅帮助筛选要调整的变量，更重要的是检查哪些变量的调整对X的回归系数影响比较大。

（二）筛选协变量二：交互作用检验

在分析某因素如G与X的交互作用时，需要充分调整其他协变量的混杂作用，才能准确估计按G分层的X对Y的回归系数，从而准确发现G与X是否有交互作用。首先看一下按G分层的模型，假如G分0与1两组。

方程1：当$G=0$时，$Y=\beta_{00}+\beta_{10}X+\beta_{20}Z+\cdots$

方程2：当$G=1$时，$Y=\beta_{01}+\beta_{11}X+\beta_{21}Z+\cdots$

交互作用检验需要构建综合的模型。

方程3：$Y=\beta_0+\beta_{0a}（G=1）+\beta_{10}X（G=0）+\beta_{11}X（G=1）+\beta_2Z+\cdots$

如果方程1中Z的回归系数β_{20}与方程2的β_{21}相差比较大，那么在方程3中只用一个回归系数β_2来拟合Z的作用，就不一定能有效地消除Z的混杂作用，从而导致模型3中的X的回归系数β_{10}与β_{11}估计不准，从而导致交互作用检验的结果不可靠。这时，需要考虑引进G与Z的交互作用项于模型3中，才能有效地调整Z的作用。易俪软件的"协变量检查与筛选"模块，在筛查交互作用检验的协变量时，自动筛查协变量与交互作用因素（效应修饰因子）的交互作用项。该模块自动比较有协变量与效应修饰因子交互作用项的模型与没有交互作用项的模型，查看引进协变量与效应修饰因子的交互作用项后，X的回归系数的变化，以确定是否需要调整协变量与效应修饰因子的交互作用项。

易俪"协变量检查与筛选"模块示例输入页面如图8-13所示。

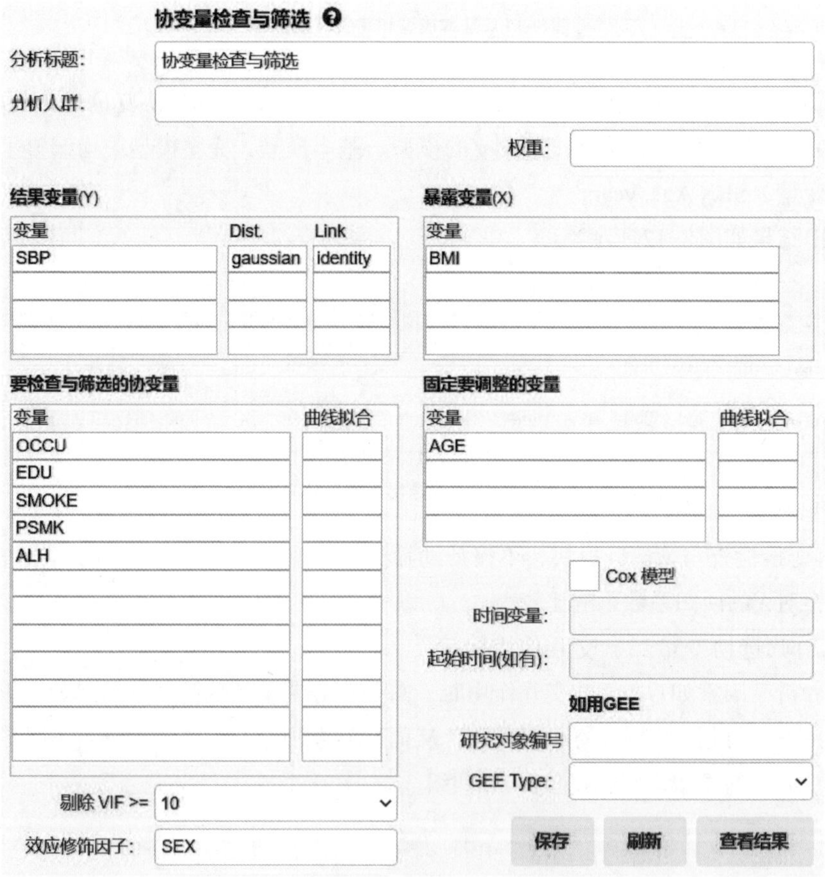

图8-13 "协变量检查与筛选"模块示例输入

输出结果同样有VIF共线性筛查，然后是逐个查看协变量与Y的关系（图8-14），在基本模型中引进协变量（模型1）及协变量与效应修饰因子的交互作用项（模型2）

（图8-15），在完整模型中剔除协变量（模型1）或协变量与效应修饰因子的交互作用项（模型2）（图8-16），最后是筛选出的协变量（图8-17）。

本例，基本模型为

$$\text{SBP} = \beta_0 + \beta_{02}\text{SEX.2} + \beta_{11}\text{BMI.1} + \beta_{12}\text{BMI.2} + \beta_2\text{AGE}$$

Covariates	N	term	beta	Se.	95%CI Low	95%CI Upp	P.value
OCCU	790	factor(OCCU)1	0.2168	2.0400	-3.7817	4.2153	0.9154
factor(OCCU)1:factor(SEX)2	8.8750	2.8759	3.2382	14.5118	0.0021		
EDU	790	factor(EDU)2	6.2012	2.9230	0.4722	11.9302	0.0342
factor(EDU)3	5.8867	3.0121	-0.0171	11.7904	0.0510		
factor(EDU)2:factor(SEX)2	-9.1373	3.6722	-16.3347	-1.9399	0.0130		
factor(EDU)3:factor(SEX)2	-5.0635	4.2979	-13.4874	3.3604	0.2391		
SMOKE	788	factor(SMOKE)1	-6.1924	2.2614	-10.6248	-1.7600	0.0063
factor(SMOKE)1:factor(SEX)2	6.4136	4.2736	-1.9627	14.7899	0.1338		
PSMK	790	factor(PSMK)1	0.5691	2.0644	-3.4772	4.6154	0.7829
factor(PSMK)1:factor(SEX)2	-2.4129	3.1046	-8.4979	3.6722	0.4373		
ALH	784	factor(ALH)1	-2.3466	2.2267	-6.7110	2.0177	0.2923
factor(ALH)1:factor(SEX)2	6.4346	11.7692	-16.6330	29.5022	0.5847		

图8-14　每个协变量与Y的关系

协变量	+/- term	模型1		模型2		选出1	选出2
		BMI.1	BMI.2	BMI.1	BMI.2		
	起始回归系数	-0.0484	1.1782	-0.0484	1.1782		
OCCU	factor(OCCU)	-0.0036	1.2635	-0.0635	1.3061	Yes	Yes
EDU	factor(EDU)	-0.0406	1.1955	-0.0899	1.1788	Yes	Yes
SMOKE	factor(SMOKE)	-0.0119	1.1725	-0.0087	1.2034	Yes	Yes
PSMK	factor(PSMK)	-0.0600	1.1744	-0.0374	1.1677	Yes	Yes
ALH	factor(ALH)	-0.0092	1.1829	-0.0065	1.1801	Yes	Yes

图8-15　在基本模型中引进协变量（模型1）及协变量与效应修饰因子的交互作用项（模型2）

| 协变量 | +/- term | 模型 1 | | 模型 2 | | 选出 1 | 选出 2 |
		BMI.1	BMI.2	BMI.1	BMI.2		
	起始回归系数	-0.0885	1.3054	-0.0885	1.3054		
OCCU	factor(OCCU)	-0.0301	1.1918	-0.0025	1.2548	Yes	Yes
EDU	factor(EDU)	-0.0208	1.3243	-0.0204	1.3206	Yes	Yes
SMOKE	factor(SMOKE)	-0.0926	1.2899	-0.0820	1.2801		
PSMK	factor(PSMK)	-0.0799	1.3055	-0.0845	1.3040		
ALH	factor(ALH)	-0.1100	1.3063	-0.0907	1.3084	Yes	

图8-16　在完整模型中剔除协变量（模型1）或协变量与效应修饰因子的交互作用项（模型2）

Y	X	选出的协变量（标准 1）	选出的协变量（标准 2）
SBP	BMI	OCCU EDU SMOKE PSMK ALH OCCU*SEX EDU*SEX SMOKE*SEX PSMK*SEX ALH*SEX	OCCU EDU SMOKE PSMK ALH OCCU*SEX EDU*SEX SMOKE*SEX PSMK*SEX ALH*SEX

图8-17　筛选出来的协变量

性别（SEX）分1、2两组，BMI.1表示SEX=1组的BMI，BMI.2表示SEX=2组的BMI。在该模型中，BMI.1的回归系数$\beta_{11}=-0.0484$，BMI.2的回归系数$\beta_{12}=1.1782$。

以OCCU（0=农民 1=非农民）为例，引进OCCU，如结果输出中的模型1，则变成

$$SBP= \beta_0 +\beta_{02}SEX.2+\beta_{11}BMI.1+\beta_{12}BMI.2+\beta_2AGE+\beta_3OCCU$$

此时，BMI.1的回归系数$\beta_{11}=-0.0036$，BMI.2的回归系数$\beta_{12}=1.2635$。

如再引进OCCU与SEX的交互作用项，如结果中是模型2，则为

$$SBP=\beta_0+\beta_{02}SEX.2+\beta_{11}BMI.1+\beta_{12}BMI.2+\beta_2AGE+\beta_3OCCU+\beta_4OCCU（SEX=2）$$

此时，BMI.1的回归系数$\beta_{11}=-0.635$，BMI.2的回归系数$\beta_{12}=1.3061$。

完整模型，即包含了所有可能的协变量及协变量与SEX的交互作用项的模型，该模型BMI.1（SEX=1）的回归系数$\beta_{11}=-0.0885$，BMI.2（SEX=2）的回归系数$\beta_{12}=1.3054$，以OCCU为例，如除去OCCU及OCCU与SEX的交互作用项（模型1），BMI.1的回归系数β_{11}变为-0.0301，BMI.2的回归系数β_{12}变为1.1918；如只除去OCCU与SEX的交互作用项（模型2），β_{11}变为-0.0025，β_{12}变为1.2548。

根据模型1与起始回归系数比较得出一组要调整的变量，即筛选结果一。根据模型2与起始回归系数比较得出另一组要调整的变量，即筛选结果二，该模块分别给出这两组结果。易俪软件的交互作用检验模块会自动进行上述筛选过程，输出分别调整这两组变量的回归模型。

二、构建多个回归方程

通常论文中，既要呈现由调整模型得出的X对Y的独立作用，又要呈现未调整的模型X对Y的粗作用。如果考虑到调整不同的协变量，结果解释不同，则还要呈现不同调整的模型的结果。必要时还需要呈现按人群某些特征（如地区、性别等）分层的模型，这就可能需要构建多个回归方程。

易俪软件数据分析菜单下"多个回归方程"模块可以设置两套调整变量，并可勾选未调整的模型，这样会输出未调整、调整Ⅰ和调整Ⅱ三套模型。可以给出多个X（危险因素）变量，并可指定"模型构建"为单因素（每次放入一个X于模型中），多因素（所有X同时进入模型），或单因素（逐个）加多因素（同时），如选后者，输出结果分两列，第一列为单因素模型，第二列为多因素模型。该模块同时输出各模型所用的样本量，以帮助用户检查原数据和判断结果的可靠性。

示例1输入页面如图8-18所示，输出结果如图8-19所示，各模型所用样本量如图8-20所示。

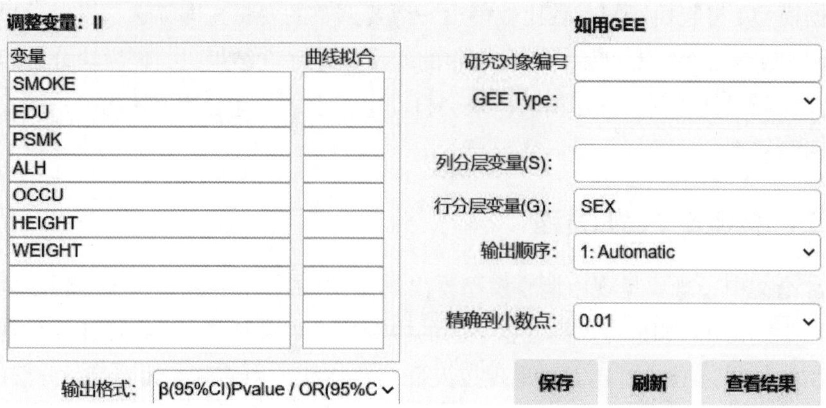

图8-18 "多个回归方程"模块操作设置界面

Outcome	Adjust I	Adjust II
SEX= 1		
FEV1	-0.05 (-0.05, -0.04) <0.0001	-0.05 (-0.06, -0.04) <0.0001
FVC	-0.03 (-0.04, -0.03) <0.0001	-0.04 (-0.05, -0.03) <0.0001
SEX= 2		
FEV1	-0.03 (-0.03, -0.02) <0.0001	-0.03 (-0.03, -0.02) <0.0001
FVC	-0.02 (-0.03, -0.02) <0.0001	-0.02 (-0.03, -0.02) <0.0001
Total		
FEV1	-0.04 (-0.04, -0.03) <0.0001	-0.04 (-0.04, -0.03) <0.0001
FVC	-0.03 (-0.03, -0.02) <0.0001	-0.03 (-0.04, -0.03) <0.0001

表中数据： β (95%CI) Pvalue / OR (95%CI) Pvalue

结果变量：FEV1; FVC

暴露变量：AGE

Adjust I model adjust for: HEIGHT; WEIGHT

Adjust II model adjust for: SMOKE; EDU; PSMK; ALH; OCCU; HEIGHT; WEIGHT

图8-19 多个回归方程

SEX	Outcome	Exposure	Adjust I	Adjust II
1	FEV1	AGE	366	361
1	FVC	AGE	366	361
2	FEV1	AGE	358	355
2	FVC	AGE	358	355
Total	FEV1	AGE	724	716
Total	FVC	AGE	724	716

图8-20　各模型所用的样本量

（陈常中）

第九章
分析流程与实例讲解

前面介绍了危险因素研究数据分析思路。本章用两个实例介绍如何在实战中应用分析思路，找出隐藏在数据中的变量间的联系。

第一节 · 循环往复、逐步深入的分析流程

要回答第一个问题：X与Y有没有关系？是什么样的关系？需要在有效调整混杂因素作用的情况下才能正确评价。同时，如果有交互作用因素出现，又需要按效应修饰因子分层分别进行调整估计。当X与Y存在阈值效应或饱和效应的关系时，混杂因素、交互作用因素会导致这种关系不容易被发现。

要回答第二个问题：什么因素修饰X对Y的作用？需要按交互作用因素分层，比较层间X的作用大小，而X的作用大小又需要在有效调整混杂的前提下，才能做出正确估计。同时，X对Y的作用还有可能存在阈值效应或饱和效应的情况，这就需要用分段的线性模型拟合数据，才能发现交互作用。

要回答第三个问题：X对Y有没有独立作用？独立作用的大小是多少？分析独立作用前首先要知道，需要调整哪些可能的混杂因素？如何调整？如前所述，某因素Z构成混杂的条件是Z与X有关又与Y有关。因此，除了分析X与Y有没有关系，还需要查看哪些因素与X有关？哪些因素与Y有关？它们之间的关系不一定是简单的线性关系，有可能是曲线性的关系。如果是曲线性的关系，单纯地按直线拟合的方法就不能有效地调整它们的作用。如果有交互作用因素出现，就需要按交互作用因子分层分析X对Y的独立作用。

综上所述，在分析流程上要结合单因素分析、分层分析与多元回归，通过比较不同的回归模型，按各种因素分层，反复筛查，由表入里，不断深入，不断去伪存真。数据分析

不是简单的统计方法的应用，不要盲目地追求使用高深的统计方法，而要有客观严谨的科学态度，以流行病学分析思路为指导，对中间分析结果进行解释，去粗取精，去伪存真，逐步厘清数据的内部联系，形成结论，并对支持结论的完整证据链进行推敲、思辨。一篇论文不会因为应用了高深的统计模型而显得有分量，而会因为充分地阐述上述的三大问题，把混杂作用排除了，把可能的交互作用因素找出来了，把 X 与 Y 的关系说清楚了，才显示出其价值。要追求的是用简单的方法把 X 与 Y 之间复杂的关联关系分析清楚。

第二节 · 发现混杂因素与交互作用因素

一、数据与分析思路

有这样一个数据（详见练习数据 simuTest.xls），100 条记录，4 个变量。其中 G 是二分类变量，编码为 1 和 2，X、Y 和 Z 是连续变量。研究目的是分析 X 对 Y 是否有影响？如何影响？

假设是 X 影响 Y，X 与 Y 有联系，如何从数据中分析 X 与 Y 的关系呢？分析思路以回答三大问题为指导思想，第一大问题：X 与 Y 有没有关系？是什么样的关系？第二大问题：什么因素修饰 X 对 Y 的作用？第三大问题：X 对 Y 有没有独立作用？独立作用的大小是多少？

二、软件操作与结果解释

有了分析思路，开始进行数据分析。打开易俪软件，创建分析项目，给出要分析的数据文件，点击读取数据文件。数据读取进来后，易俪软件自动识别变量类型，给出变量分布，如图 9-1 所示。对分类变量 G 列出了两组的例数和百分数；对连续变量 X 列出了最小值、最大值、均值、标准差和频数分布图。这可以帮助快速查看变量分布，熟悉数据，也便于数据分析前的数据检错。

现在开始数据分析。第一个要回答的问题是：X 与 Y 有没有关系？是什么样的关系？可以用"变量图示与统计检验"模块，给出要分析的危险因素 X 和结果变量 Y，点击"查看结果"，如图 9-2 所示。

结果如图 9-3 所示，易俪软件自动用了三种统计方法，分析 X 和 Y 的关系。首先是直线回归，然后做了曲线拟合，分别绘出了直线拟合图与曲线拟合图；最后把 X 分为 5 等分组进行方差分析。通过点击后面的链接，可以快速查看分析图表，如图 9-3 所示。如果任何一种统计方法得出的 P 值显著，会在第一列用星号标出。这里看到 X 和 Y 有关系，是正向的直线性的关系。

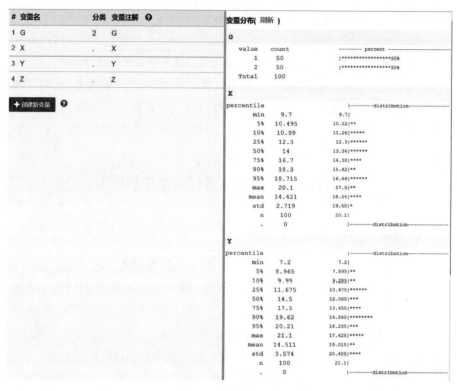

图 9-1 变量分布界面

变量图示与统计检验 ❓

分析标题: 变量图示与统计检验

分析人群:

分析变量(Y)　　　　　　　　　　**与变量(X)**　　　☐ Y-X 按序配对分析

变量	变量
Y	X

时间变量(Y是0/1生存状态)　　　　**选择分层变量**

保存　　刷新　　查看结果

图 9-2 "变量图示与统计检验"模块操作设置界面

Summary

sig.	Y,X	P.value	Method	Output files
***	Y X	0.0000 0.0000 0.0000	1.线性回归 2.曲线拟合 3.方差分析：将X分成5组	* X Y R.htm * X Y glmplot.png * X Y gamplot.png * X Y boxplot.png

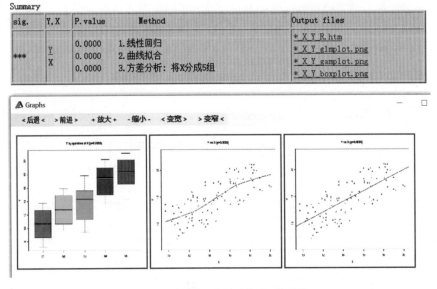

图9-3　变量图示与统计检验运行结果

现在观察到的X与Y的正向的线性关系，只是单因素分析的结果，可能是由其他因素的混杂造成的，需要看看有没有混杂因素。构成混杂的条件是混杂因素与X有关，同时与Y有关，因此有必要先看看哪些因素与X有关，哪些因素与Y有关。可以用“扫描关联关系”模块，给出结果变量分别为X和Y，点击“查看结果”，如图9-4所示。

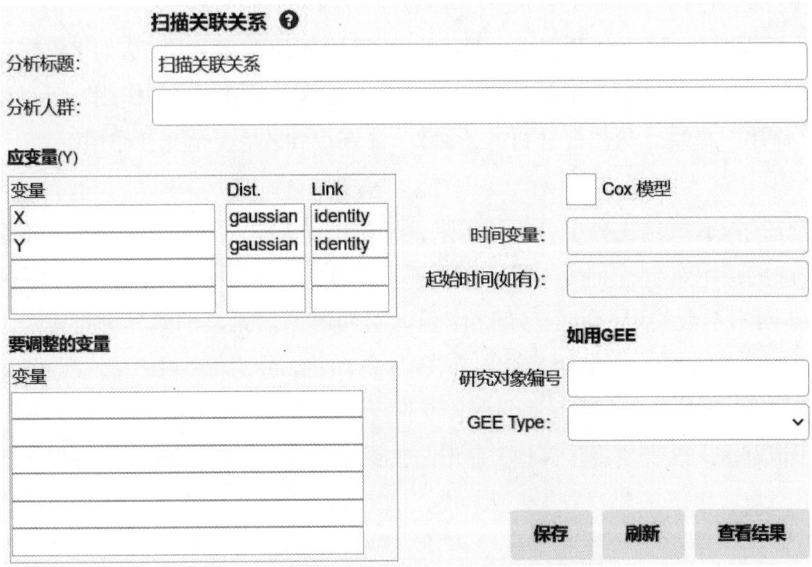

图9-4　“扫描关联关系”模块操作设置界面

结果出来后，首先分析数据库中其他变量与X的关系。对连续变量，如Z，用了直线回归和曲线拟合两种方法。对分类变量，如G，也是用回归分析方法。分析结果按统计检验的P值排序。数据库中其他变量与Y的关系的扫描结果如图9-5所示。可以看到，变量Z与X和Y均有关系，提示Z是可能的混杂因素。

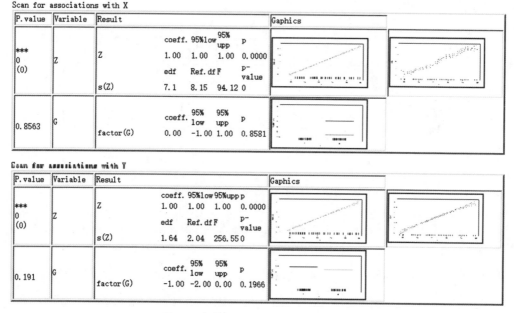

图9-5　扫描数据关联关系运行结果界面

单因素分析发现X与Y是正向的关系，如果按其他因素分层，X对Y的作用是否不同呢？这就是接下来要回答的第二大问题：什么因素修饰X对Y的作用？可以用"快速扫描交互作用"模块，给出要分析的X和Y，筛查G和Z是否是交互作用因素，如图9-6所示。

交互作用检验既给出分层分析的结果，又对层间X的回归系数差异进行检验。结果看到，$G=1$的层中有50个研究对象，回归系数等于1；在$G=2$的层中，回归系数也等于1。后面是回归系数的95%可信区间和P值。对两层回归系数的差异进行检验，得出交互作用的P值不显著。对于连续变量Z，软件自动将Z分为低、中、高三等分组，然后进行交互作用检验，P值也不显著，如图9-7所示。

到目前为止，已经发现了X和Y有正向关系，Z与X、Y也都有关系，但没有发现有交互作用因素。接下来要看看第三大问题，X对Y有没有独立作用？独立作用大小是多少？首先调用"协变量检查与筛选"模块，确立要调整哪些变量。给出要分析的X和Y，以及要筛查的变量G和Z。点击"查看结果"，如图9-8所示。

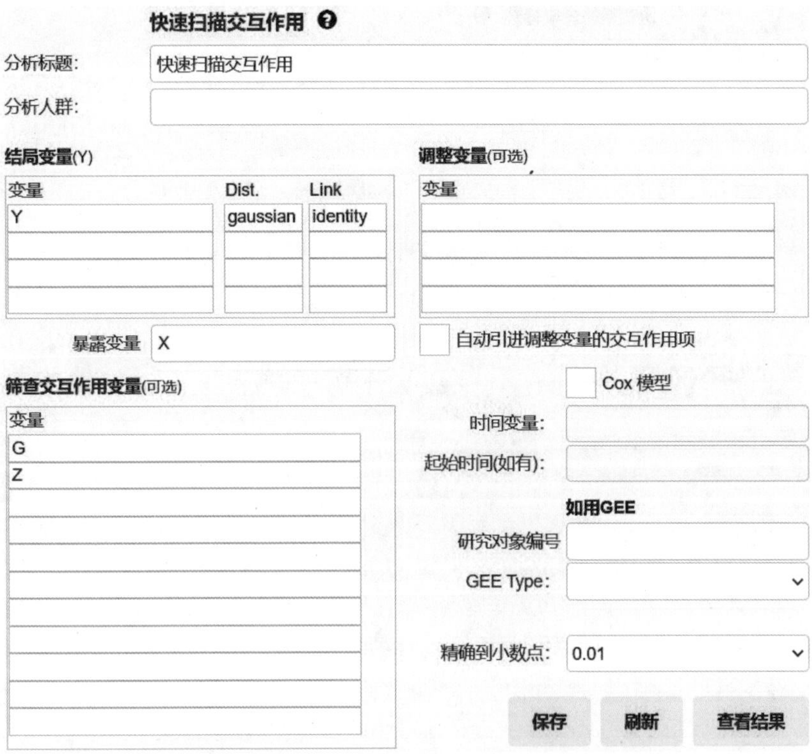

快速扫描交互作用 ❷

分析标题: 快速扫描交互作用

分析人群:

结局变量(Y)

变量	Dist.	Link
Y	gaussian	identity

暴露变量 X

筛查交互作用变量(可选)

变量
G
Z

调整变量(可选)

变量

☐ 自动引进调整变量的交互作用项

☐ Cox 模型

时间变量:

起始时间(如有):

如用GEE

研究对象编号

GEE Type:

精确到小数点: 0.01

保存　刷新　查看结果

图9-6 "快速扫描交互作用"模块操作设置界面

Scan for Interactions

Summary

	Y(Outcome)	X	X(modifier)	Min P. terms	P.interaction
1	Y	X	Z Tertile	0.1660	0.3341
2	Y	X	G	<0.0001	0.7532

X (risk variable): X

Y: Y	N	Coeff.	95%CI Low	95%CI High	P value	P(interaction)

G						0.7532
1	50	1.01	0.76	1.26	<0.0001 ***	
2	50	0.96	0.73	1.19	<0.0001 ***	
Total	100	0.98	0.81	1.15	<0.0001 ***	
Z Tertile						0.3341
Low	33	-0.37	-0.89	0.15	0.1660	
Middle	32	-0.10	-0.51	0.31	0.6321	
High	35	0.12	-0.30	0.54	0.5736	
Total	100	-0.08	-0.34	0.17	0.5214	

图9-7 "快速扫描交互作用"模块结果界面

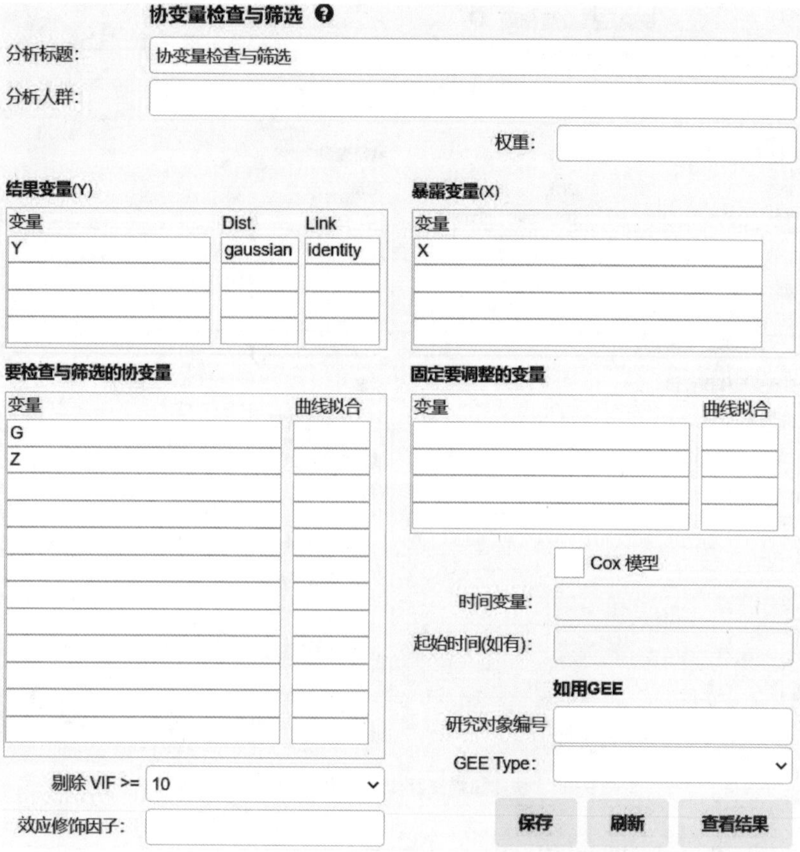

图9-8 "协变量检查与筛选"确立要调整的变量

结果出来后，首先逐个查看每个协变量与 Y 的关系，看到 Z 对 Y 的回归系数 P 值小于0.000 1。接着，在基本模型中引进协变量与在完整模型中剔除协变量，观察 X 的回归系数的变化，基本模型是只包括 X 的模型，X 的起始回归系数是0.980 5；完整模型包括所有的协变量 G 和 Z，X 的回归系数是 $-1.110\ 1$。筛选结果，根据标准1：在基本模型中引进协变量，或在完整模型中剔除协变量，对 X 的回归系数的影响大于10%，认为变量 Z 是需要调整的协变量，如图9-9所示。

既然需要调整 Z，那么重新分析第一个问题与第二个问题，首先重新寻找有没有交互作用因素，这里除了 Z 就只有 G 这一协变量，如果有很多协变量，可以再次调用"快速扫描交互作用"模块，调整 Z 再扫一遍。这里因为只剩下一个协变量 G，可以直接用"交互作用检验"模块，在调整 Z 的前提下，检验 G 与 X 有没有交互作用。输入界面如图9-10所示，点击"查看结果"。

看输出结果（图9-11），第一个模型Crude没有调整 Z，在 $G=1$ 与 $G=2$ 时 X 对 Y 的

1. 逐个查看协变量与Y的关系

Covariates	N	term	beta	Se.	95%CI Low	95%CI Upp	P.value
G	100	factor(G)2	-0.9260	0.7123	-2.3221	0.4701	0.1966
Z	100	Z	1.1302	0.0498	1.0326	1.2278	<0.0001

2. 在基本模型中引进协变量与在完整模型中剔除协变量，观察X的回归系数的变化
X= X

协变量	+/- term	基本模型	完整模型	
		X	X	选出
	起始回归系数	0.9805	-1.1101	
G	factor(G)	0.9839	-1.1332	
Z	Z	-1.1332 *	0.9839 *	Yes

* 表示与起始回归系数相比变化超过 10%

筛选出来的协变量

Y	X	选出的协变量（标准1）	选出的协变量（标准2）
Y	X	Z	Z

图9-9　需调整协变量筛选结果

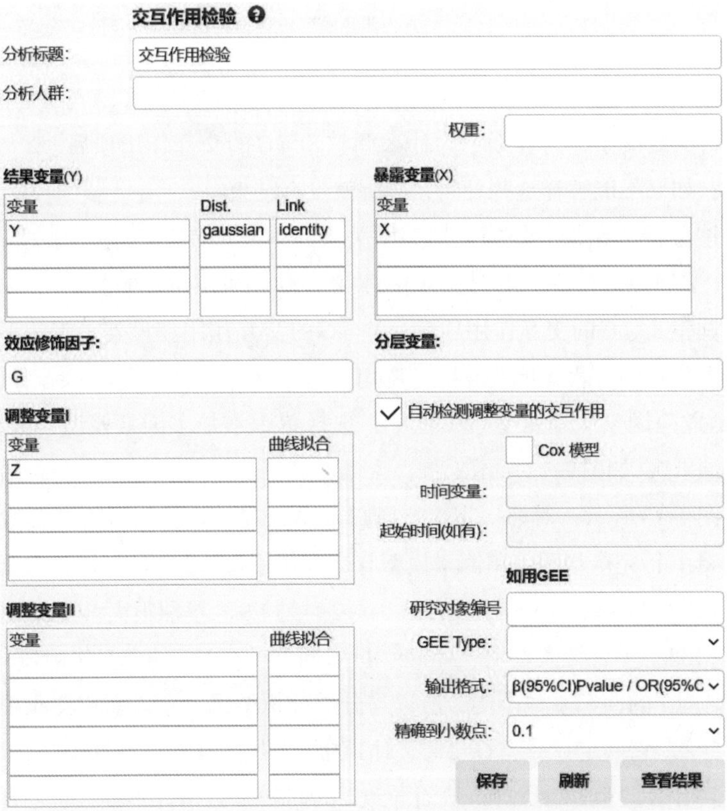

图9-10　"交互作用检验" 模块操作设置界面

回归系数都是正1，交互作用P值不显著；Model Ⅰ调整了Z，X对Y的回归系数都变成负的，交互作用P也不显著；而Model Ⅰ*得出：G=1时，X的回归系数是 − 2.1；G=2时，X的回归系数是 − 0.9，与Model Ⅰ有很大不同，而且交互作用P显著。Model Ⅰ*与Model Ⅰ不同在于调整了Z与G的交互作用项。

交互作用检验

Model	G: 1	G: 2	P interaction
Crude	1.0 (0.8, 1.3) <0.0001	1.0 (0.7, 1.2) <0.0001	0.7532
Model I	-1.1 (-1.3, -0.9) <0.0001	-1.1 (-1.3, -0.9) <0.0001	0.2626
Model I*	-2.1 (-2.5, -1.8) <0.0001	-0.9 (-1.1, -0.7) <0.0001	<0.0001

Results in table: β (95%CI) Pvalue / OR (95%CI) Pvalue
结果变量: Y
危险因素: X
效应修饰因子: G
Model I 调整了: Z
Model I* 调整了: Z and the interaction terms for following variables: Z

图9-11 "交互作用检验"模块运行结果

为什么这三个模型得出的结果有如此大的差别？不调整Z，X与Y是正向的关系；调整Z后，完全变反了，为什么？为什么调整Z与G的交互作用项后，X与G的交互作用就显著了？如果不能解释这些疑问，分析就没有结束。

再看前述分析的结果，扫描数据关联关系时，发现Z与X是正向的关系，Z与Y是正向的关系，Z的混杂导致X与Y是正向的关系，这是可以解释的。

为什么调整Z与G的交互作用项后，X与G的交互作用就显著了呢？不妨用分层分析，结合"多个回归方程"模块验证。调用"多个回归方程"模块，结果变量是Y，把X与Z都放到危险因素（暴露变量）框中，选择单因素加多因素模型，分层变量是G，点击"查看结果"，如图9-12所示。

结果如图9-13所示，对照一下X的回归系数，按G分层的多因素模型，与交互作用检验的Model Ⅰ*完全相同；单因素模型与交互作用检验的Crude模型完全相同；看多因素模型中Z的回归系数，G=1时是3.2，G=2时是1.9，差别很大。这就解释了为什么Model Ⅰ*与Model Ⅰ有很大差别。Model Ⅰ*中调整了G与Z的交互作用项，即允许Z在G=1与G=2时对Y的回归系数不同，所以与分层分析结果一致。而Model Ⅰ只用同一个回归系数拟合Z，它假定G=1与G=2时Z对Y的作用是一样的。而这个假定是不正确的，因此没有达到有效调整Z的目的，从而导致X的回归系数估计不准，也不能观察出X与G的交互作用。

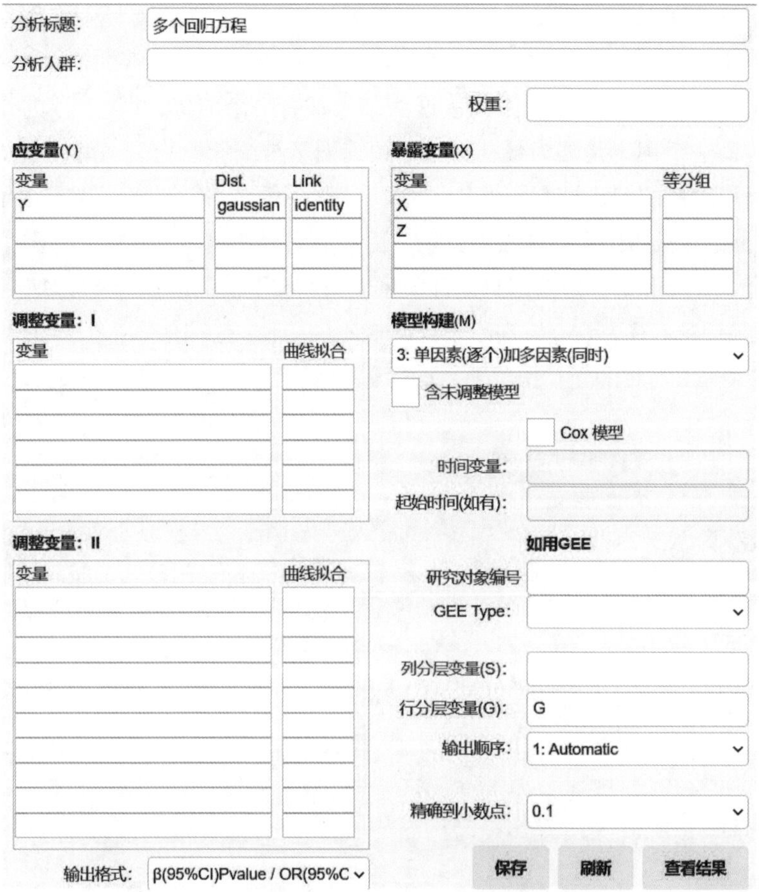

分析标题:	多个回归方程
分析人群:	
	权重:

应变量(Y)

变量	Dist.	Link
Y	gaussian	identity

暴露变量(X)

变量	等分组
X	
Z	

调整变量: I

变量	曲线拟合

模型构建(M)

3: 单因素(逐个)加多因素(同时) ▼

☐ 含未调整模型

☐ Cox 模型

时间变量:

起始时间(如有):

调整变量: II

变量	曲线拟合

如用GEE

研究对象编号	
GEE Type:	▼
列分层变量(S):	
行分层变量(G):	G
输出顺序:	1: Automatic ▼
精确到小数点:	0.1 ▼

输出格式: β(95%CI)Pvalue / OR(95%C ▼

[保存] [刷新] [查看结果]

图9-12 "多个回归方程"模块操作设置界面

多个回归方程

Exposure	Univariate	Multivariate
G= 1		
X	1.0 (0.8, 1.2) <0.001	-2.1 (-2.5, -1.7) <0.001
Z	1.1 (1.0, 1.3) <0.001	3.2 (2.8, 3.6) <0.001
G= 2		
X	1.0 (0.7, 1.2) <0.001	-0.9 (-1.0, -0.8) <0.001
Z	1.1 (1.0, 1.2) <0.001	1.9 (1.7, 2.0) <0.001
Total		
X	1.0 (0.8, 1.2) <0.001	-1.1 (-1.3, -0.9) <0.001
Z	1.1 (1.0, 1.2) <0.001	2.1 (1.9, 2.3) <0.001

表中数据: β (95%CI) Pvalue / OR (95%CI) Pvalue
结果变量: Y
暴露变量: X; Z

图9-13 "多个回归方程"结果界面

　　既然这些疑问都有解释了，是不是分析就可以结束了呢？对照三大问题，已经发现 G 修饰 X 对 Y 的作用，Z 是混杂因素，调整 Z 后观察到，$G=1$ 时 X 的独立作用是 -2.1，$G=2$ 时 X 的独立作用是 -0.9。然而，这些结果都有一个前提，即 X 对 Y 的作用是直线性的关系。而这个假定是因为最初通过"快速图示与统计检验"，分析 X 与 Y 的关系时得出的，而那时候的分析没有调整 Z，也没有按 G 分层。现在发现了 Z 是混杂因素，要调整 Z，G 是交互作用因素，要按 G 分层，因此有必要调整 Z，并按 G 分层做一下 X 对 Y 的曲线拟合，看两者是否仍然是直线性关系。调用"平滑曲线拟合"模块，Y 为结果变量，X 为危险因素，G 为效应修饰因子，调整 Z，并且右键单击选择 Z，模块自动引进所选择的调整变量 Z 与 G 的交互作用项。如图9-14所示。

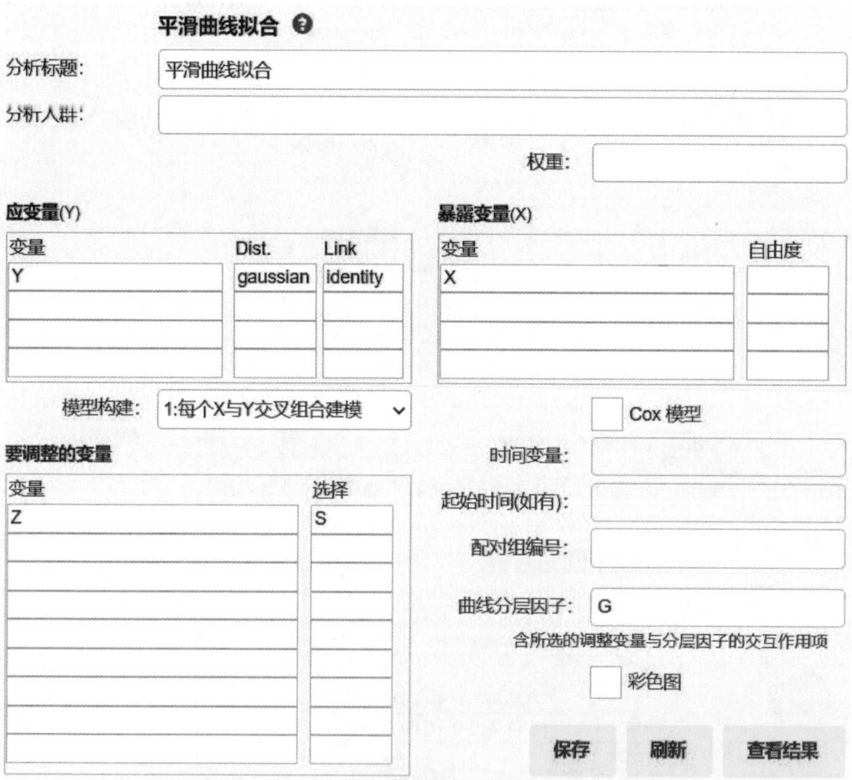

图9-14　"平滑曲线拟合"模块操作设置界面

　　结果如图9-15所示，Y 与 X 是反向的直线性关系，按 G 分层的两条线斜率有很大不同，与交互作用检验结果一致。

　　到此为止，已经完全回答了三大问题，对中间出现的结果，也都有解释，数据分析可以说圆满了。

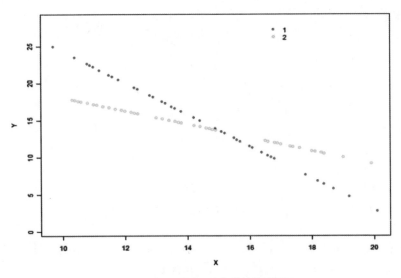

图9-15 "平滑曲线拟合"模块结果界面

▪ 三、分析流程总结与结果验证

总结上述分析思路是基于三大问题，循环往复、逐步深入地分析。通过图9-16可以帮助梳理整个流程。

对照数据来源，查看这个分析结果是否符合真实情况。本例数据是这样产生的：

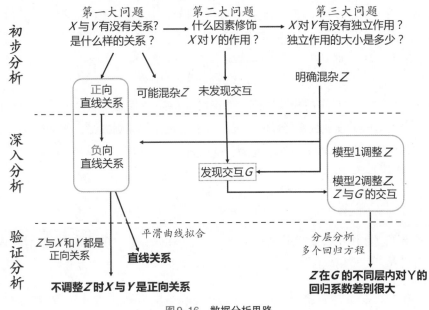

图9-16 数据分析思路

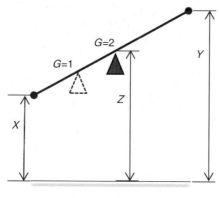

图9-17 数据的产生

如图9-17所示，X为左侧点的高度，Y为右侧点的高度，Z为支点的高度，G表示支点的两个位置，位置1和2分别代表左右两点距离的1/3和1/2处。

Z的高度在上下变化，Z升高，X与Y都会随之升高；同时，X的高度也在上下变化，当Z固定时，X升高，Y就会下降。当支点靠近X时，即G=1时，X变化导致Y的变化大。X、Y、Z三个高度都有一定的测量误差。在两个支点位置分别进行了50次测量，共100条记录。

分析结果完全符合真实场景，调整Z，X与Y是反向的关系，而且G=1时与G=2时，X对Y的作用大小显著不同，G=1时X的作用大。

这个例子显示，数据分析的主要目的是控制混杂，发现交互。如果不控制Z这个混杂，表面上看X升高Y升高，这就是一个假象。如果不能充分地调整Z的混杂作用，也不能发现G的交互作用。如在交互作用检验时，Model Ⅰ虽然也调整了Z，但因子G不同时Z的作用不同，如果没有引进Z与G的交互作用项，就没有充分调整Z的作用，导致X的作用估计不准确，不能观察出G与X的交互作用。

易侕软件的"交互作用检验"模块，能自动检测是否需要引进Z与G的交互作用项。这就大大增加了发现真实规律的能力。可以想象，对本例数据，即使一开始就被告知Z是混杂因素，G与X可能有交互作用，一般人也只会运行以下两个方程。

未调整的模型：$Y = \beta_0 + \beta_1 X + \beta_2 X\,(\,G=2\,) + \beta_3\,(\,G=2\,)$

调整Z的模型：$Y = \beta_0 + \beta_1 X + \beta_2 X\,(\,G=2\,) + \beta_3\,(\,G=2\,) + \beta_4 Z$

这相当于交互作用检验结果中的Crude模型与Model Ⅰ，其结果都是没有发现G是交互作用因素。而易侕软件能自动给出一个Model Ⅰ*，发现G的交互作用。

第三节 · 系统化的分析流程

一、案例介绍

一项研究要分析的变量（Y）为符合正态分布的连续变量，多种因素对它有影响，研究对象分为四组（用X表示，$X=0$、1、2、3分别表示四组），组间年龄（AGE）、体重指数（BMI）、血压（BP）等均有显著差异。分析目的是比较四组之间有没有差异，但要考虑到组间AGE、BMI、BP等不同对Y的影响。

做数据分析好比打乒乓球，多数人是自己摸索，没有专业教练指导，接、发球等动作是自己摸索出来一套野路子，常常一个球打好了，也不知道是怎么打好的，下一个就打不出来了，无法重复，因为不知道什么是规范的动作要领，打到一定水平后也无法再提高。而从小就经过专业训练的则完全不一样，他们动作规范，技术水平提高快。像上面这个案例，就有业余选手与专业选手两种打法。

业余选手的通常打法：

（1）先做方差分析看四组之间差别有没有显著性，如果有显著性，接着做组间比较，看是哪两组间有显著差别。

（2）考虑其他因素的影响，用逐步回归的方法建立一个多元模型，初始模型为：$Y=X+AGE+BMI+BP+\cdots$最后出来一个最终模型，如$Y=X+BMI$，最后结论是X的组间差别有意义，另外BMI也是Y的一个危险因素。

（3）业余段位高一点的会根据X生成4个指示变量，用X_0表示$X=0$；X_1表示$X=1$；X_2表示$X=2$；X_3表示$X=3$。然后以$X=0$组为参照，把X_1、X_2、X_3放入模型中，这样初始模型变为：$Y=X_1+X_2+X_3+AGE+BMI+BP+\cdots$最后得出一个模型可能是$Y=X_2+X_3+BMI$。结论是$X=2$和$X=3$组与$X=0$组差别有意义，另外BMI也是$Y$的一个危险因素。

二、系统化的分析流程

专业选手的打法：首先专业选手使用的球拍比较讲究，要具备必要的功能并且顺手。易倾统计软件是按分析思路设计的软件，可以说是很好用的球拍，下面用易倾软件演示一下对这个案例的分析思路与操作规范。

第一步：数据整理

数据文件中变量名要用英文的，数据要数字化，如X编码成0、1、2、3；性别编码为：0=男，1=女。数据整理好后存成制表符分隔的文本文件。

第二步：创建分析项目

打开易侕统计软件，给出数据文件名，易侕读取数据文件后自动给出变量清单与每个变量的分布，如图9-18所示，这时候就可以非常方便地查看每个变量的分布，如Y、AGE、BMI、BP等连续变量的分布形态、最大值、最小值、常用的几个百分位数、均值、标准差等，X等分类变量每组的观察数及其百分比。

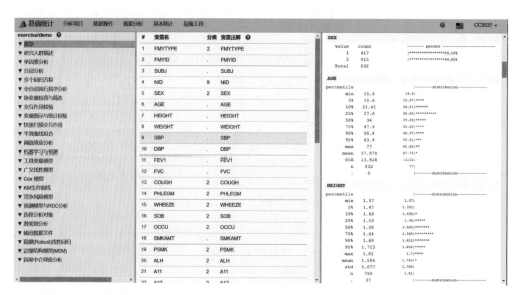

图9-18　变量分布情况

可以看出易侕自动识别变量类型（分类或连续），根据变量类型做相应的统计描述，并将其分布用非常简明的方式呈现出来。

第三步：扫描关联关系

用"扫描关联关系"模块，把Y拖入（或双击）结果变量框内，如图9-19所示。

易侕自动扫描数据中哪些变量与Y有关，给出如图9-20的图表结果。

这个时候做的是单因素分析，看每个变量与Y的关系，没有考虑其他因素的影响，如果确定哪个（或几个）变量如AGE对Y有影响，可以把AGE放到调整变量里，这就是看在调整了AGE的情况下，其余每个变量对Y有没有影响。

易侕在分析连续变量如BMI与Y有没有关系时，会自动考虑到BMI与Y的关系可能不是线性的变化关系，因此在做直线回归分析的同时，还会自动做平滑曲线拟合，以展现Y随BMI的变化曲线，帮助判断两者之间是什么样的关系。

在分析分类变量如X与Y的关系时，自动生成指示变量放入模型，把$X=1$、2、3组与0组比较，呈现三个回归系数及其95%可信区间与P值。这个回归系数的大小很重

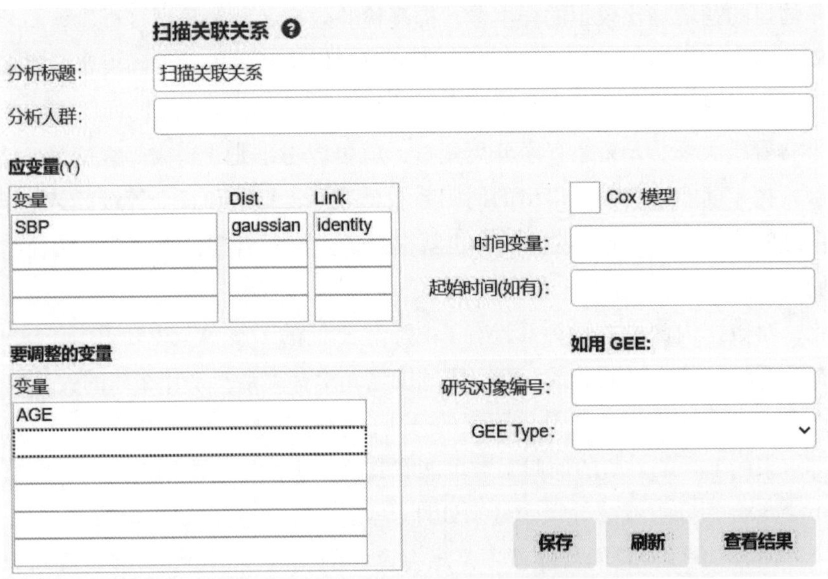

图9-19 “扫描关联关系”模块操作设置界面

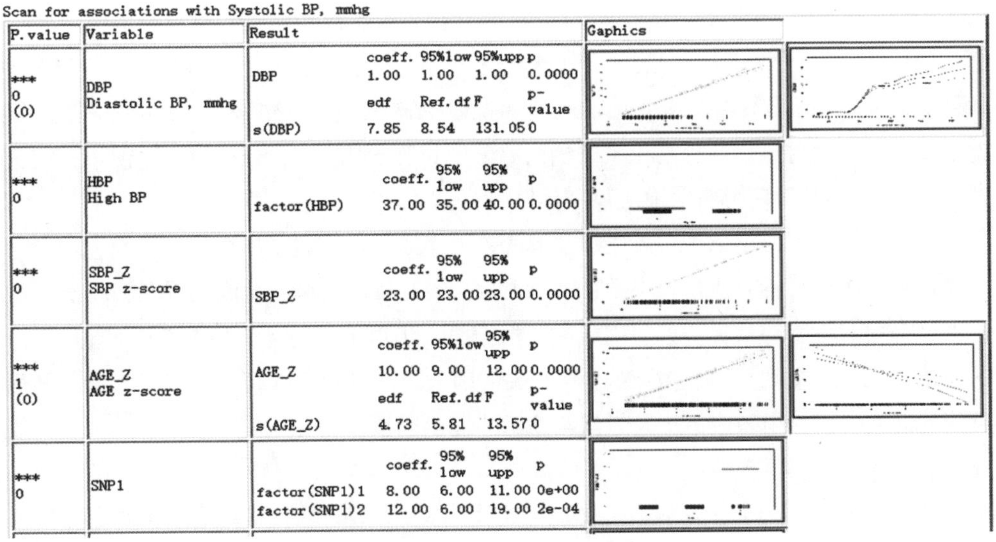

Scan for associations with Systolic BP, mmhg

P.value	Variable	Result	Gaphics
*** 0 (0)	DBP Diastolic BP, mmhg	DBP: coeff. 1.00, 95%low 1.00, 95%upp 1.00, p 0.0000; s(DBP): edf 7.85, Ref.df 8.54, F 131.05, p-value 0	
*** 0	HBP High BP	factor(HBP): coeff. 37.00, 95% low 35.00, 95% upp 40.00, p 0.0000	
*** 0	SBP_Z SBP z-score	SBP_Z: coeff. 23.00, 95% low 23.00, 95% upp 23.00, p 0.0000	
*** 1 (0)	AGE_Z AGE z-score	AGE_Z: coeff. 10.00, 95%low 9.00, 95% upp 12.00, p 0.0000; s(AGE_Z): edf 4.73, Ref.df 5.81, F 13.57, p-value 0	
*** 0	SNP1	factor(SNP1)1: coeff. 8.00, 95% low 6.00, 95% upp 11.00, p 0e+00; factor(SNP1)2: coeff. 12.00, 95% low 6.00, 95% upp 19.00, p 2e-04	

图9-20 扫描关联关系运行结果

要，可以帮助判断是否可以进行组间合并，X=0组是参照组，相当于其回归系数是0，如果X=1的回归系数与0接近且不显著，也就是说X=1组与X=0组没有差别，后面的分析就可以考虑把这两组合并为一组。同理，如果X_2组与X_3组回归系数接近，也可以考虑把它们合并，这样一来原来4组之间的比较，就可能合并成2组（或3组）之间的比较，合并的目的是增加比较组的样本量，提高检验效率，原来只是接近显著的差别就可能变得显著了。使用易侕"分类变量取值重编码"模块通过重新编码很容易实现上述的合并分组。如果根据回归系数大小不能合并分组，则看X_1、X_2、X_3的回归系数的相对大小，如果有等级关系，X又是有序分类变量，就可以考虑把X当成等级变量，直接把X放入模型。把X直接放入模型得出的回归系数就表示X每增加一个等级Y变化多少，这样模型用到的参数少了2个，检验效率也就提高了。易侕有把分类变量"按连续变量处理"功能。

至此，对数据内部的关联关系就有了一个轮廓性的了解。至少知道了X与Y表面上看有没有关系？是什么样的关系？还有哪些因素与Y有关系？是什么样的关系？

也许你会问，这个过程只是单因素的分析，没有考虑组间诸如AGE、BMI、BP的影响，得出来的X_1、X_2、X_3的回归系数可能有其他因素的混杂作用在内，这时候根据它们的大小决定合并分组或按等级变量来处理是否过早，因为以后在调整了AGE、BMI、BP这些因素的影响后，它们可能就不是现在这样的相对大小了，可能要重新合并。这个考虑完全正确，这就需要循环往复，由表入里，调整其他可能的影响因素后看结果决定，不行就保持用原来的三个指示变量。

顺便提一句：如果X是个连续变量，Y是否随X呈直线变化呢？有没有阈值效应或饱和效应呢？阈值效应即当X达到某点后，X增加Y开始发生变化；饱和效应指当X达到某点后，X增加Y不再发生变化。这种现象在生物医学领域很常见，找到这种关系，就是发现了一个亮点，能提高论文的档次。怎么找呢？用"平滑曲线拟合"模块，结合"阈值效应与饱和效应分析"模块很容易发现。

第一步是准备，第二步、第三步是摸底，下面该进入主题了，也就是要确定攻击的主要目标与次要目标。当然最主要的目标是X，次要目标是可能的混杂因素，在次要目标中又有相对重要的目标。如何确定呢？根据第二步得出了还有哪些因素与Y有什么样的关系，再结合文献上已经报道的与Y有关的因素，不难列出这篇分析里需要考虑哪些可能的混杂因素（用Z_s表示）及如何调整这些混杂因素。

如何调整混杂因素呢？

（1）假设AGE与Y有关系，如果是直线性的关系，调整时就可以把AGE直接放入模型；如果是曲线性的关系，可以根据曲线形状考虑：① 调整时放入AGE和AGE的平方；② 把AGE分成四等分或三等分，按分类变量处理；③ 根据曲线上的节点把AGE分组，按分类变量处理，如何分组，参考"回归分析基础"部分。易侕"连续变量分组"很容易实现上述操作。

（2）假设文化程度（EDU）与Y有关，EDU本来也分成4组，有3个指示变量，根据这3个指示变量的回归系数，考虑是否可以合并成3组或2组，或按等级变量来处理，以减少模型的自由度。

（3）假设职业（OCCU）与Y有关系，OCCU本来分成4组，有3个指示变量，根据这3个指示变量的回归系数，考虑是否可以合并成3组或2组，以减少模型的自由度。注意：职业不是等级变量，如果有3个或以上的分类，就不宜把OCCU直接放入模型。

确定了Y、X、Z_s，并进行了必要的处理，如合并、分组后，现在开始实施系统性的"攻城计划"了。

第四步：研究人群描述

调用"研究人群描述"模块，把X作为列分组变量，如是病例对照研究也可把Y作为列分组变量，把Y及Z_s拖入要描述的变量，如图9-21所示，点击"查看结果"。首先得出一张如图9-22所示的研究人群描述表，看4个（或合并后的2个或3个）比较组人群有什么差异，这张表通常就是文章的表1。

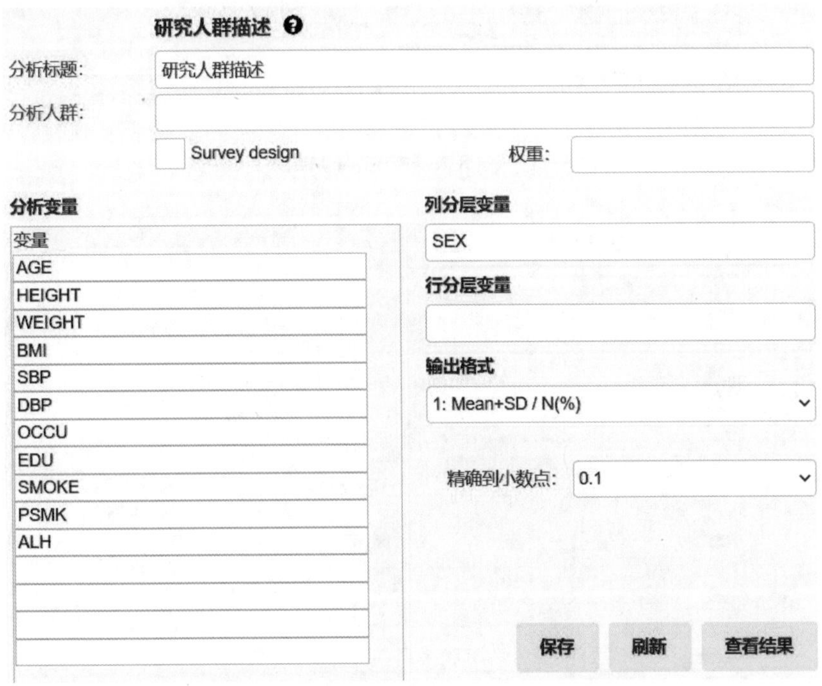

图9-21 "研究人群描述"模块操作设置界面

第五步：单因素分析

调用"单因素分析"模块，把Y作为结果变量，把X及Z_s拖入危险因素变量框内，如图9-23所示，点击"查看结果"。得出如图9-24所示的单因素分析结果，看这些因素与Y有没有关系，这张表通常就是文章的表2。这里需要注意的是，要根据上述第三

SEX	1	2	Standardize diff.	P-value	P-value*
N	417	415			
AGE	38.4 ± 14.7	37.3 ± 13.1	0.1 (-0.1, 0.2)	0.242	0.481
HEIGHT	1.6 ± 0.1	1.5 ± 0.1	2.0 (1.8, 2.2)	<0.001	<0.001
WEIGHT	56.4 ± 7.1	50.4 ± 6.8	0.9 (0.7, 1.0)	<0.001	<0.001
BMI	20.9 ± 2.0	21.5 ± 2.5	0.2 (0.1, 0.4)	0.001	<0.001
SBP	132.1 ± 22.0	128.5 ± 23.0	0.2 (0.0, 0.3)	0.026	<0.001
DBP	69.6 ± 11.7	69.3 ± 11.0	0.0 (-0.1, 0.2)	0.725	0.937
OCCU			0.0 (-0.1, 0.2)	0.512	-
0	197 (47.4%)	204 (49.6%)			
1	219 (52.6%)	207 (50.4%)			
EDU			1.1 (0.9, 1.2)	<0.001	-
1	80 (19.2%)	262 (63.7%)			
2	155 (37.3%)	104 (25.3%)			
3	181 (43.5%)	45 (10.9%)			
SMOKE			1.7 (1.5, 1.9)	<0.001	-
0	119 (28.7%)	377 (92.0%)			
1	296 (71.3%)	33 (8.0%)			
PSMK			0.8 (0.7, 0.9)	<0.001	-
0	253 (60.8%)	98 (23.8%)			
1	163 (39.2%)	313 (76.2%)			
ALH			0.9 (0.8, 1.0)	<0.001	-
0	286 (69.6%)	407 (99.3%)			
1	125 (30.4%)	3 (0.7%)			

表中结果: Mean+SD / N(%)
P值*: 如是连续变量, 用Kruskal Wallis秩和检验得出, 如计数变量有理论数<10, 用Fisher精确概率检验得出.
此表用易俪统计软件 (www.empowerstats.com) 和R软件生成, 生成日期: 2021-08-02

图9-22 "研究人群描述"模块结果界面

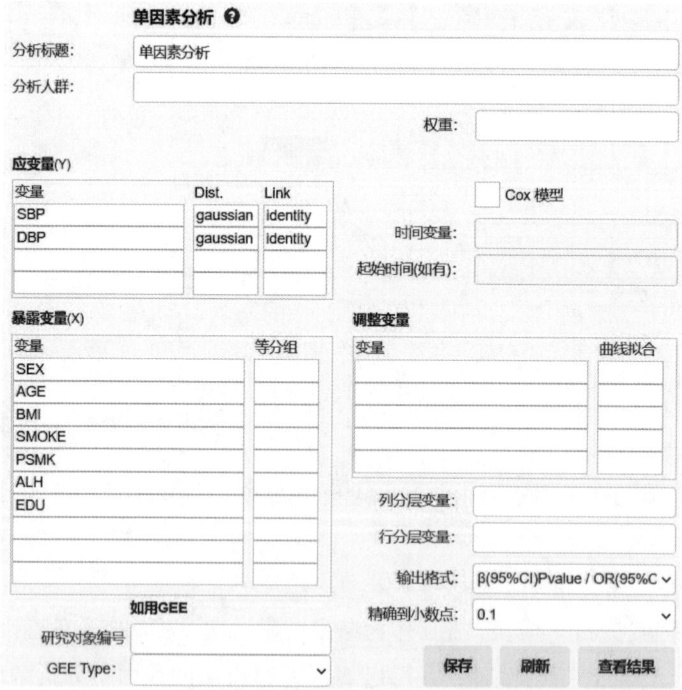

图9-23 "单因素分析"模块操作设置界面

	Statistics	SBP	DBP
SEX			
1	417 (50.1%)	0	0
2	415 (49.9%)	-3.6 (-6.7, -0.4) 0.026	-0.3 (-1.9, 1.3) 0.725
AGE	37.9 ± 13.9	0.8 (0.7, 0.9) <0.001	0.3 (0.2, 0.3) <0.001
BMI	21.2 ± 2.3	0.1 (-0.6, 0.8) 0.807	0.0 (-0.3, 0.4) 0.854
SMOKE			
0	496 (60.1%)	0	0
1	329 (39.9%)	4.6 (1.4, 7.8) 0.005	1.6 (-0.1, 3.2) 0.058
PSMK			
0	351 (42.4%)	0	0
1	476 (57.6%)	-4.2 (-7.4, -1.0) 0.010	-1.0 (-2.6, 0.6) 0.214
ALH			
0	693 (84.4%)	0	0
1	128 (15.6%)	3.2 (-1.3, 7.6) 0.162	1.5 (-0.7, 3.7) 0.178
EDU			
1	342 (41.4%)	0	0
2	259 (31.3%)	-5.8 (-9.5, -2.1) 0.002	-1.4 (-3.3, 0.4) 0.132
3	226 (27.3%)	-7.5 (-11.3, -3.6) <0.001	-2.2 (-4.1, -0.2) 0.027

表中数据: β (95%CI) Pvalue / OR (95%CI) Pvalue
结果变量: SBP; DBP
暴露变量: SEX; AGE; BMI; SMOKE; PSMK; ALH; EDU
调整变量: None

图9-24 "单因素分析"模块结果界面

步的结果决定如何放入 X 或/和 Z 到模型中，如 AGE 与 Y 不是直线性的关系，就需要把 AGE 先分组，然后按分类变量进行单因素分析。

第六步：扫描交互作用

调用"快速扫描交互作用"模块，把 Y 作为结果变量，把 X 作为危险因素，把 Z_s 拖入筛查交互作用变量框内，如图9-25所示，点击"查看结果"。得出一个如图9-26所示的交互作用筛查结果，看哪些因素修饰 X 对 Y 的作用（图9-27）。

何为交互作用呢？如 Z_i 与 X 有交互作用，指的是 Z_i 不同的情况下 X 对 Y 的回归系数不同（有显著差异），这个时候 X 分组不能太多，最好是2组或是连续变量。如果 Z_i 是连续变量，如 AGE，易侕会自动对 AGE 进行等分组，看 AGE 低、中、高不同情况下 X 的回归系数有没有显著差异。

这个模块只是快速筛查交互作用，如果发现某个 Z_i，如 EDU，与 X 交互作用显著或接近显著，就需要用"交互作用检验模块"分析，这个模块中同时输出未调整的与调整其他因素的模型，输出论文中常用的表格格式。

如果 Z_i 是连续变量，如 AGE，"筛查交互作用模块"自动把 AGE 分组，然后分析 AGE 分组与 X 的交互作用。对这种连续变量，如果它对 Y 的作用是线性的，而 X 是分组变量，交互作用还可以反过来，即把 AGE 当成危险因素，分析 X 不同 AGE 对 Y 的作

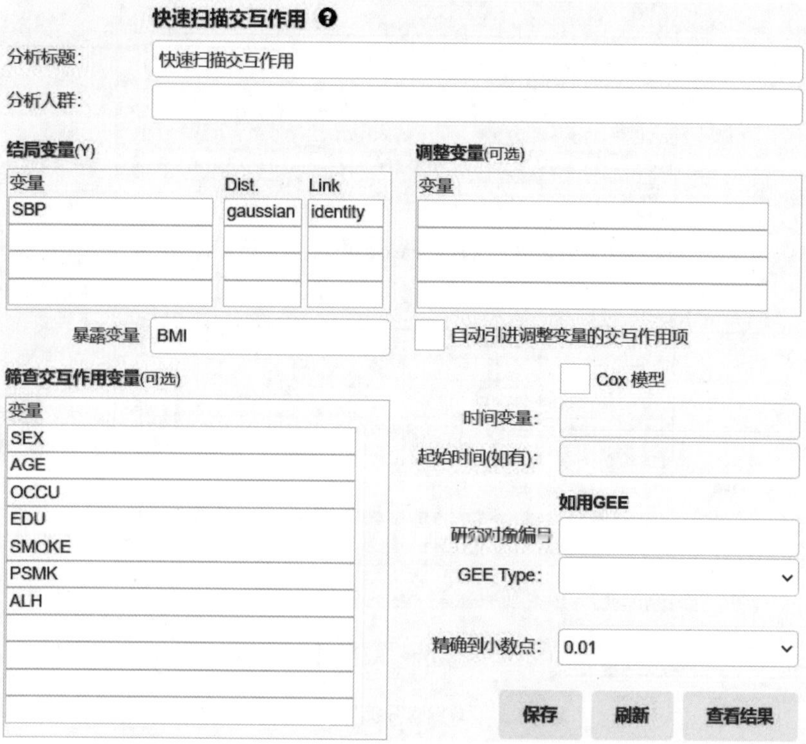

图9-25 "快速扫描交互作用"模块操作设置界面

Scan for Interactions

Summary

	Y(Outcome)	X	X(modifier)	Min P. terms	P.interaction
1	SBP	BMI	OCCU	0.0179	0.0009 ***
2	SBP	BMI	SEX	0.1279	0.0732
3	SBP	BMI	PSMK	0.2567	0.1309
4	SBP	BMI	SMOKE	0.2344	0.1545
5	SBP	BMI	ALH	0.7096	0.7035
6	SBP	BMI	EDU	0.6149	0.8282
7	SBP	BMI	AGE Tertile	0.1758	0.9031

图9-26 快速扫描交互作用结果界面（概览）

Y: SBP	N	Coeff.	95%CI Low	95%CI High	P value	P(interaction)
SEX						0.0732
1	395	-0.59	-1.67	0.49	0.2868	
2	400	0.69	-0.20	1.57	0.1279	
Total	795	0.18	-0.51	0.86	0.6118	
AGE Tertile						0.9031
Low	268	0.23	-0.87	1.33	0.6807	
Middle	261	0.47	-0.73	1.67	0.4438	
High	266	0.56	-0.41	1.54	0.2587	
Total	795	0.43	-0.19	1.05	0.1758	
OCCU						0.0009 ***
0	383	-1.31	-2.39	-0.23	0.0179 *	
1	407	1.05	0.18	1.93	0.0187 *	
Total	790	0.12	-0.57	0.80	0.7401	
EDU						0.8282
1	327	0.26	-0.75	1.26	0.6149	
2	249	-0.15	-1.33	1.03	0.8083	
3	214	-0.20	-1.68	1.28	0.7937	
Total	790	0.03	-0.65	0.71	0.9360	
SMOKE						0.1545
0	478	0.51	-0.33	1.35	0.2344	
1	310	-0.55	-1.73	0.64	0.3690	
Total	788	0.16	-0.53	0.85	0.6516	
PSMK						0.1309
0	336	-0.55	-1.61	0.51	0.3103	
1	454	0.52	-0.38	1.41	0.2567	
Total	790	0.07	-0.61	0.76	0.8302	
ALH						0.7035
0	666	0.14	-0.59	0.87	0.7096	
1	118	-0.28	-2.30	1.74	0.7878	
Total	784	0.09	-0.60	0.78	0.7955	

图9-27　扫描交互作用结果（详细）

用（回归系数）是否有显著性差异。这时，可以先用"变量图示与统计检验"模块，把 Y 放入分析变量框内，把连续的 Z_s 放入变量框内（可以是多个），选 X（分组变量）为"分层变量"（图9-28），点击"查看结果"。得出如图9-29所示结果。

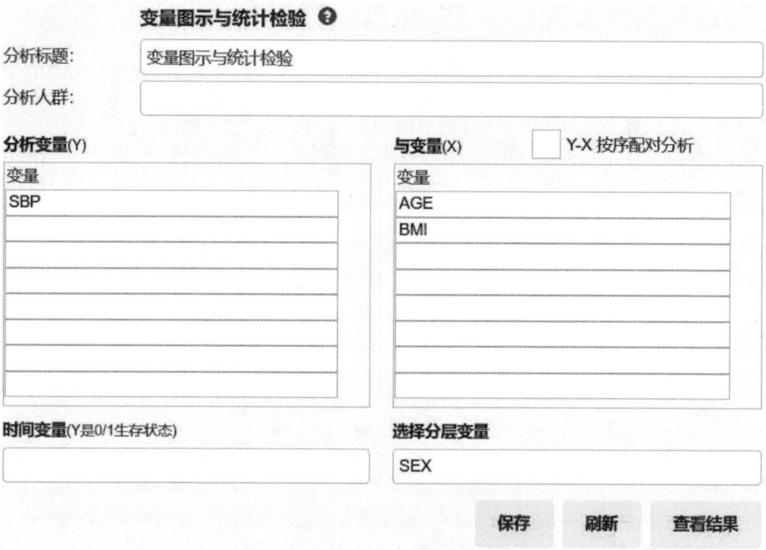

图9-28 "变量图示与统计检验"模块操作设置界面

Summary

SBP : AGE

sig.	Y,X	SEX	P.value	Method	Output files
***	SBP AGE	1	0.0000	Linear regression	*_AGE_SBP_SEX_1_R.htm
		1	0.0000	Spline smoothing regression	*_AGE_SBP_SEX_1_glmplot.png
		1	0.0000	Multiple Fractional Polynomial	*_AGE_SBP_SEX_1_gamplot.png
		1	0.0000	ANOVA: group AGE by quintiles	*_AGE_SBP_SEX_1_boxplot.png
		2	0.0000	Linear regression	*_AGE_SBP_SEX_2_R.htm
		2	0.0000	Spline smoothing regression	*_AGE_SBP_SEX_2_glmplot.png
		2	0.0000	Multiple Fractional Polynomial	*_AGE_SBP_SEX_2_gamplot.png
		2	0.0000	ANOVA: group AGE by quintiles	*_AGE_SBP_SEX_2_boxplot.png
		interaction	0.0016	1.Linear regression	*_AGE_SBP_SEX_R.htm
		interaction		2.Lowess smoothing plot	*_AGE_SBP_SEX_iaglm.png
		interaction	0.0153	3.Linear regression: group AGE by quintiles	*_AGE_SBP_SEX_iagam.png
					*_AGE_SBP_SEX_iaaov.png
	SBP BMI	1	0.2771	Linear regression	*_BMI_SBP_SEX_1_R.htm
		1	0.2771	Spline smoothing regression	*_BMI_SBP_SEX_1_glmplot.png
		1	0.2771	Multiple Fractional Polynomial	*_BMI_SBP_SEX_1_gamplot.png
		1	0.6861	ANOVA: group BMI by quintiles	*_BMI_SBP_SEX_1_boxplot.png
		2	0.1359	Linear regression	*_BMI_SBP_SEX_2_R.htm
		2	0.1359	Spline smoothing regression	*_BMI_SBP_SEX_2_glmplot.png
		2	0.1359	Multiple Fractional Polynomial	*_BMI_SBP_SEX_2_gamplot.png
		2	0.1528	ANOVA: group BMI by quintiles	*_BMI_SBP_SEX_2_boxplot.png
		interaction	0.0732	1.Linear regression	*_BMI_SBP_SEX_R.htm
		interaction		2.Lowess smoothing plot	*_BMI_SBP_SEX_iaglm.png
		interaction	0.6070	3.Linear regression: group BMI by quintiles	*_BMI_SBP_SEX_iagam.png
					*_BMI_SBP_SEX_iaaov.png

图9-29 "变量图示与统计检验"模块结果概览

该模块自动得出X与每个Z的交互作用。如果这个模块出来的交互作用显著或接近显著，再用"交互作用检验"模块分不调整与调整其他因素的两种模型，做交互作用检验。如果X与AGE有显著的交互作用，说明Y随AGE的变化受X影响，如$X=1$时Y随AGE变化显著大于或小于$X=0$时，这就很有意义。

如果不调整其他因素，交互作用显著，而调整了其他因素后，交互作用就不显著了，怎么解释呢？首先要比较按Z_i分层的X的回归系数，并与未调整的模型比较，如果调整后按Z_i分层的X的回归系数差别仍然存在，并且与未调整的模型相比，变化也不大，说明其他因素的混杂作用小，只是交互作用的P值不显著了，这可能就是因为模型增加了调整因素，自由度增加了，检验效率降低了，增加样本量就可能显著，不等于没有交互作用。这是为什么要同时呈现未调整与调整的模型。交互作用是论文的亮点，它能让论文价值一下子上升几个档次。

第七步：分层分析与多元回归

这就要根据第六步的结果决定下一步的走向。

1.如果发现某因素，如SEX，与X有交互作用

（1）决定哪些因素要调整，调用"协变量检查与筛选"模块，Y作为结果变量，X作为危险因素，把固定要调整的（可无）与要检查与筛选的协变量（不包括SEX）放入相应的框内，把SEX作为分层变量（图9-30），点击"查看结果"。得出要调整的协变量有哪些，

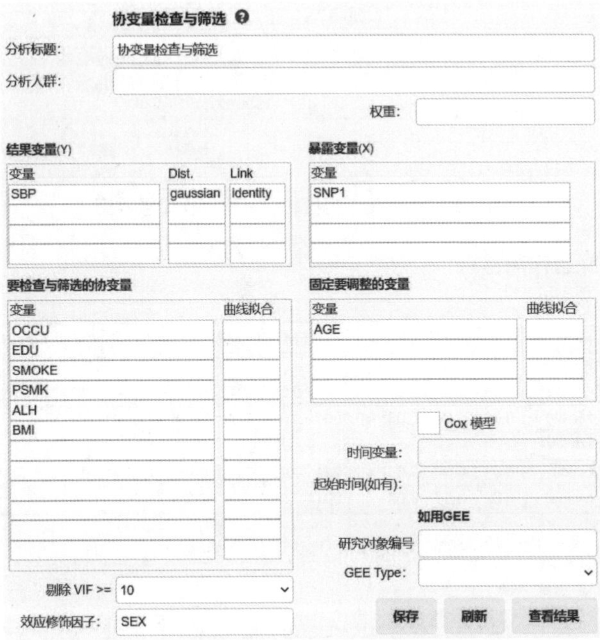

图9-30 "协变量检查与筛选"模块操作设置界面

当然这个结果只是从现有数据中得来的，可能有些变量根据文献需要调整但这里却被筛出去了，可以把它们纳进来，也可以在调用模块时把这些变量作为固定要调整的变量。

（2）确定了要调整的协变量后，就用"交互作用检验"模块，运行不调整的模型与调整的模型（图9-31），呈现按SEX分层分析的结果与交互作用检验的P值（图9-32）。

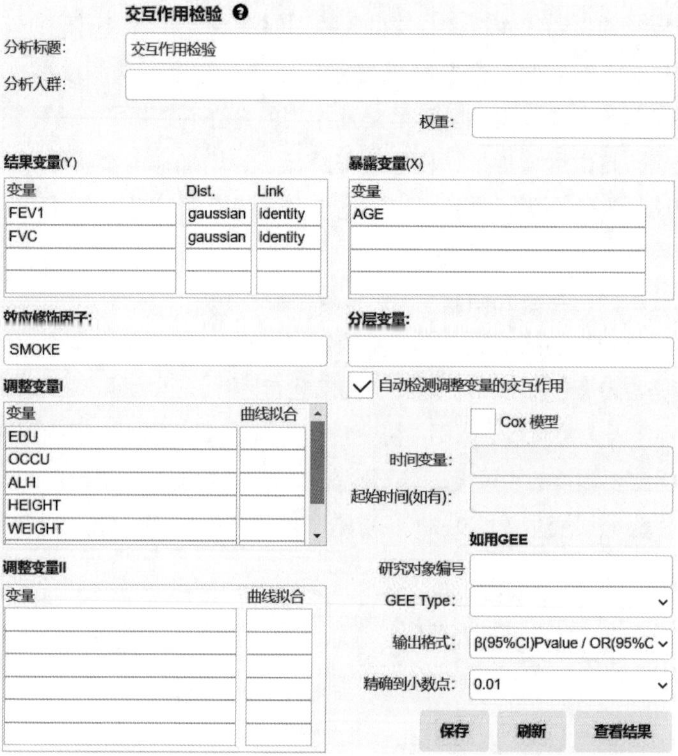

图9-31 "交互作用检验"模块操作设置界面

交互作用检验

Model	SMOKE: 0	SMOKE: 1	P interaction
For FEV1			
Crude	-0.04 (-0.05, -0.03) <0.0001	-0.06 (-0.07, -0.05) <0.0001	<0.0001
Model I	-0.03 (-0.04, -0.03) <0.0001	-0.05 (-0.06, -0.04) <0.0001	<0.0001
For FVC			
Crude	-0.03 (-0.04, -0.03) <0.0001	-0.05 (-0.06, -0.05) <0.0001	0.0002
Model I	-0.02 (-0.03, -0.02) <0.0001	-0.04 (-0.05, -0.03) <0.0001	0.0002

Results in table: β (95%CI) Pvalue / OR (95%CI) Pvalue
结果变量: FEV1 FVC
危险因素: AGE
效应修饰因子: SMOKE
Model I 调整了: EDU, OCCU, ALH, HEIGHT, WEIGHT, SEX

图9-32 "交互作用检验"模块结果界面

如果有几个 Z_i 与 X 都有交互作用，那就分别运行这个模块。如果 X（分类变量）与几个连续的 Z 都有交互作用，在调用"交互作用检验"模块时，还可以把这些 Z 作为危险因素，把 X 作为效应修饰因子，运行模型，结果直接呈现在一张表中。

这里的要点是当发现有交互作用时，就应该用分层的分析结果，来呈现 X 对 Y 有没有独立作用？独立作用大小是多少？因为这时候独立作用的大小因交互作用因素不同而不同，就不能用一个值来表达，否则论文就可能前后矛盾。

2. 如果没有发现交互作用

（1）第六步交互作用检验里做了很多分层的分析，比较（按 Z_i）分层的 X 的回归系数与单因素分析时得出的 X 的回归系数，如果差别比较大，说明这个分层因素（Z_i）就是个混杂因素。混杂的结果是双向的，如果单因素分析 X 的回归系数大，P 值显著，按 Z_i 分层，每层内 X 的回归系数小，都不显著，这样单因素分析发现的 X 与 Y 有关可能就是个表象，是由 Z_i 的混杂造成的。如果单因素分析 X 的回归系数小，P 值不显著，按 Z_i 分层，每层内 X 的回归系数都大，都显著或接近显著，那么单因素分析发现的 X 与 Y 无关也可能是个表象，是由 Z_i 的混杂造成的，实际上它们之间是有关系的。

有时候需要呈现分层分析的结果，以说明发现的 X 与 Y 的关系不是由这些分层因素的混杂造成的，增加说服力。调用"分层分析"模块，把 Y 放入结果变量，X 作为危险因素，把分层变量放入相应的框中，模块自动按每个分层变量分层，分析 X 与 Y 的关系，直接输出论文常见的表格格式。这个时候看分层分析结果时，P 值是否显著不是那么重要，因为分层后每层内的样本量减少了，P 值不一定显著，关键是看每层内 X 与 Y 的关系趋势是否仍然存在，回归系数有多大改变。

（2）接下来是要评价 X 对 Y 独立作用的大小。同上所述，先调用"协变量检查与筛选"模块，Y 作为结果变量，X 作为危险因素，把固定要调整的与要检查与筛选的协变量放入相应的框内，点击"查看结果"，得出要调整的协变量有哪些。需要注意的是，对于连续的协变量 Z_i 首先需要用曲线拟合明确其与 Y 的关系是否是直线性关系，如否，要做相应的处理或用曲线拟合调整（参照第一步如何调整混杂因素）。

确定了要调整的变量后，调用"多个回归方程"模块，Y 作为结果变量，X 作为危险因素，勾选"含未调整模型"（图9-33），设置模型 I 调整上面得出的要调整的因素（或添加模型 II 调整所有可能的混杂因素），对输出表格可以进行相应的行列设计（或用默认的格式），点击"查看结果"，得出论文常见的多个模型输出的结果，如图9-34所示。

上述的分析流程，要领虽然很多，但经过几次练习后，不难掌握，而且一旦掌握了，把规范变成习惯，以后用起来自然就得心应手。

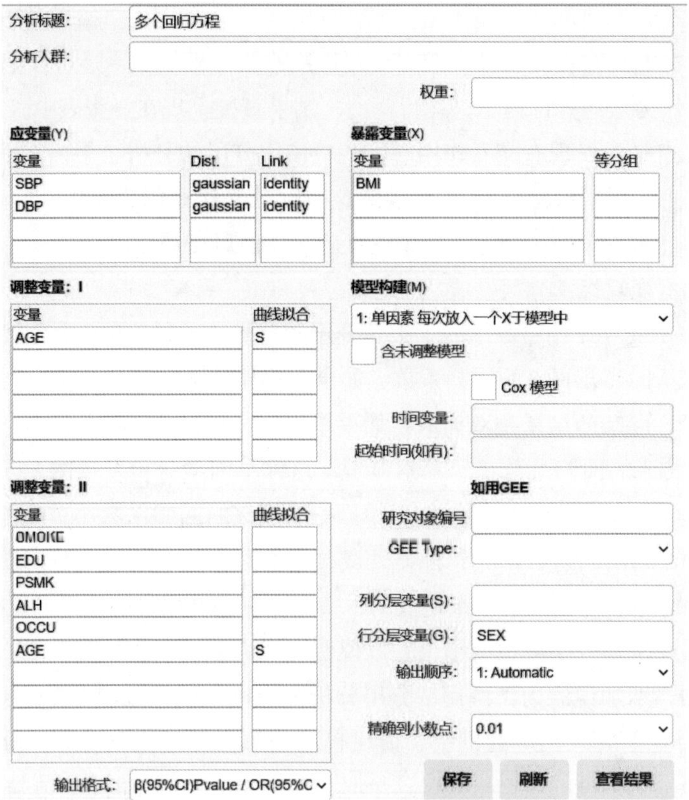

图 9-33 "多个回归方程"模块操作设置界面

多个回归方程

Outcome	Adjust I	Adjust II
SEX= 1		
SBP	0.24 (−0.72, 1.21) 0.6198	0.20 (−0.78, 1.17) 0.6941
DBP	−0.09 (−0.64, 0.45) 0.7372	−0.10 (−0.65, 0.46) 0.7313
SEX= 2		
SBP	1.56 (0.81, 2.31) <0.0001	1.54 (0.80, 2.29) <0.0001
DBP	0.55 (0.15, 0.95) 0.0079	0.57 (0.17, 0.98) 0.0051
Total		
SBP	1.04 (0.45, 1.64) 0.0007	1.05 (0.44, 1.65) 0.0007
DBP	0.32 (−0.01, 0.65) 0.0578	0.34 (0.01, 0.67) 0.0441

表中数据: β (95%CI) Pvalue / OR (95%CI) Pvalue
结果变量: SBP; DBP
暴露变量: BMI
Adjust I model adjust for: AGE(Smooth)
Adjust II model adjust for: SMOKE; EDU; PSMK; ALH; OCCU; AGE(Smooth) .
Generalized additive models were applied

图 9-34 "多个回归方程"模块结果界面

（陈常中）

第十章
重复测量数据分析

重复测量是指同一研究对象的某一个或一组测量指标，分别在不同时间点或不同情景下进行了多次测量，用于分析观测指标随时间或条件的变化。队列研究多次随访得出的数据大多是重复测量。本章结合两个实例，主要介绍重复测量数据的分析思路与易侕重复测量数据GAMM分析模块的应用，旨在提供一个入门性的指导。

第一节 · 分析目的概述

一、数据结构

本书在"数据采集与管理"部分已提到，随访数据有横向数据与纵向数据两种结构类型，数据分析时宜用纵向结构，即每次测量（随访）一条记录，一个研究对象有多条记录。每条记录有研究对象编码、研究对象的基本特征、测量次序和时间、测量结果。重复测量数据，因为同一观察对象的多次观察值之间有内部相关性，不符合观察记录相互独立的原则，不能直接使用广义线性模型，而需要使用广义估计方程调整内部相关性，或用混合效应模型引进随机效应。

重复测量数据在分析时往往要做很多数据操作。一是进行数据结构转换，如把横向数据转换成纵向数据；二是生成中间变量，如计算重复测量指标在某时间段的均值。易侕软件针对重复测量数据，有非常丰富的数据查看、数据结构转换、生成中间变量等功能，如"时间变化线图""查看散点图""横向数据转换成纵向数据""纵向数据转换成横向数据""按ID或时间窗计算统计量""非同步重复测量数据转换"等。

二、主要分析目的

对重复测量的 Y，人们关心的不只是某时点 Y 的测量值，更重要的是其随时间的变化趋势，包括方向（上升或下降）、速度（即斜率）、幅度、Y 随 T 变化曲线形态等。首先要分析的是 Y 与 T 的关系。通常先用平滑曲线拟合 Y 与 T 的关系，如果 Y 随 T 呈直线性变化，直接用 T 来拟合；如果 T 与 Y 的关系不是直线关系，在模型中考虑引进时间的平方项（ T^2 ）或按分类变量（如重复测量时间固定统一）拟合 T。如果只是为了调整 T 对 Y 的作用，也可用相加混合模型，放入平滑曲线函数 s（ T ）于方程中进行调整。

如果 X 是基线测量值，或固定的干扰措施（如治疗方案、药物），X 是固定的，X 对 Y 的作用不仅体现在基线（ $T=0$ ）时 X 不同 Y 可能不同，更重要的是 X 与 T 的交互作用，即 X 不同，Y 随 T 的变化趋势（方向或斜率）是否不同。

如果每次随访（重复测量）都测量 X 和 Y，X 随 T 变化，这时 T 与 Y 有关又与 X 有关，模型中需要调整 T 才能正确观察 X 的作用。因此对 T 的作用拟合得充分与否直接影响对 X 作用的评估是否正确。重复测量的 X 的内涵不只是某时点 X 的测量值，还包括 X 的动态变化。如某时间段内 X 的均值、中位值、最大值、最小值、变异系数、上升/下降幅度、随时间的变化斜率等。计算这些指标，分析其与后期 Y 的联系，以反映 X 变化在前、Y 变化在后的时间关系，是重复测量数据分析的重要部分。

如果 X 是连续变量，可以首先用平滑曲线观察 X 与 "Y" 是否是直线性关系，然后考虑是否可以采用：① 直线拟合；② 加上二次项的曲线拟合；③ 把 X 分组，然后按分类变量拟合。这里所说的 "Y"，如前所述，不只是 Y 在某时点的测量值，还包括 Y 的动态变化。

三、重复测量数据 GAMM 分析模块

易侕 "重复测量数据 GAMM 分析" 模块使用广义混合模型（generalize mixed model）或广义相加混合模型（generalize additive mixed model, GAMM）检验危险因素（ X ）和时间变量（ T ）及其交互作用对重复测量的结果变量（ Y ）的影响。广义混合模型包含随机效应（可以是随机截距或/和随机时间斜率）和固定效应。广义相加混合模型是广义相加模型与混合模型的结合，可以指定平滑曲线拟合项。

重复测量数据的特点是 Y 随 T 变化，X 对 Y 及 Y 随 T 的变化趋势有影响。X 可以是固定的，也可以随 T 变化。如果 X 是固定的（一般是基线测量值），X 对 Y 的作用主要看 X 与 T 的交互作用，有交互作用表示 X 不同，Y 随 T 的变化趋势（斜率）不同。此模块给出如下模型供选择，并可自动比较几个常用模型。

（1）如果 T 是连续变量

1）$Y = X + T$

2）$Y = X + T + T^2$

3）$Y = X + T + XT$

4）$Y = X + T + T^2 + XT + XT^2$

5）$Y = X + s（T）$

（2）如果 T 是分类变量

1）$Y = X + factor（T）$

2）$Y = X + factor（T）+ X factor（T）$

如选择自动进行模型比较，易俪自动构建上述模型，并用似然比检验进行模型之间的比较，判断如何拟合 T 及是否存在 X 与 T 的交互作用。

第二节 · 固定的 X 重复测量的 Y

固定的 X 重复测量的 Y 常出现于队列研究的资料，研究对象入选后首先收集基线资料，然后随访观察 Y 的动态变化。如分析基线收集的某变量 X 与随访观察的 Y 的关系，X 就是固定的。如果干预措施是一次性的（如手术方式）或固定的治疗方案（如药物），比较干预的效果，X 也是固定的。

▪ 一、分析思路

对 Y 的重复测量又分固定时点（如术后1个月、3个月、6个月、1年）和不固定时点（每次随访时间点不统一）的重复测量。对固定时点的重复测量数据，很多初学者首先想到的是做时点间的比较。对不固定时点的重复测量数据，很多人为了做时点间的比较，试图将不固定的测量时点转换成固定的几个时点。其实，时点间的比较不是目的，甚至没有必要。

例 10-1　8个观察对象分成对照（Group=0）和干预（Group=1）两组，分别测量4个时点0、1、2、4周某肿瘤生长因子的浓度，分析干预对肿瘤生长因子的影响，测量结果见表10-1。

对这样的数据，如果进行组间与时点间比较，会得出如图10-1所示的比较结果。

图10-1A对每个时点进行两组间比较，未发现统计学差异，$P > 0.05$。图10-1B对每个组内不同时点与0周比较，对照组：与0周相比第1、2、4周有显著差异；干预组：与0周相比，第4周有显著差异，$P < 0.05$。

表 10-1　肿瘤生长因子 4 个时点测量结果

ID	Group	0周	1周	2周	4周
1	0	0.35	1.01	1.47	2.46
2	0	0.77	1.32	1.60	2.54
3	0	0.48	1.18	1.65	2.86
4	0	0.63	1.42	1.88	3.13
5	1	0.45	0.59	0.64	0.99
6	1	0.56	0.86	1.37	2.04
7	1	1.08	1.44	1.93	2.63
8	1	0.55	1.20	1.68	2.87

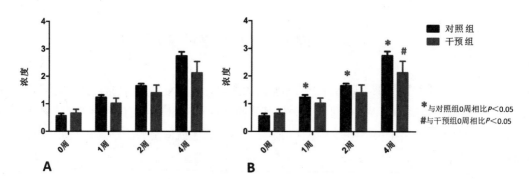

图 10-1　A 每个时点进行两组间比较；B 每个组内不同时点与 0 周比较

　　这些比较的结果能说明什么呢？能回答干预对肿瘤生长因子有影响吗？是什么样的影响？不能。一开始就陷入"组间比较"，就是走偏了。

　　在前面"流行病学数据分析思路"部分，阐述了 X 与 Y 的因果联系的分析思路是要回答三大问题：① X 与 Y 有没有关系？是什么样的关系？② 什么因素修饰 X 对 Y 的作用？③ X 对 Y 有没有独立作用？独立作用的大小是多少？这同样适用于重复测量数据的分析，只不过这里的 Y 是重复测量的 Y，不只是 Y 的某一个测量值。重复测量的 Y 指的是 Y 的动态变化，即 Y 随时间（t）的变化趋势。不管测量时点是否固定，X 与 Y 的联系体现在，X 不同 Y 随 t 的变化趋势是否不同？而首先要弄清楚的是 Y 随 t（时间）的变化趋势。

　　针对本例数据，分析目的是：① 肿瘤生长因子随时间（周数）的变化是什么样的趋势？② 两组相比这个趋势是否不同？

二、数据结构转换

　　原始数据格式是横向数据，即一个观察对象一条记录，每次观察结果用不同的变量表示，用V0、V1、V2、V4分别代表0、1、2、4周的测量结果。调用"横向数据转换成纵向数据"模块，输入页面设置如图10-2所示。转换成如表10-2的纵向数据结构，即每个观察对象每次观察一条记录，如ID=1的4个时点变成4条记录，WEEK表示观察时点，VALUE表示观察值。

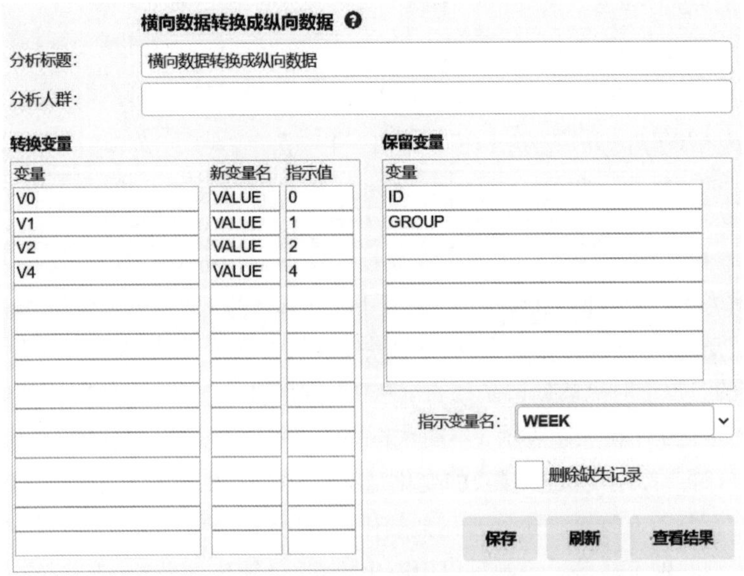

图10-2 "横向数据转换成纵向数据"模块操作设置界面

表10-2 纵向数据结构

ID	GROUP	WEEK	VALUE
1	0	0	0.35
1	0	1	1.01
1	0	2	1.47
1	0	4	2.46
2	0	0	0.77
2	0	1	1.32
2	0	2	1.6
2	0	4	2.54
3	0	0	0.48
3	0	1	1.18
……			

三、回归方程应用

对本例数据，肿瘤生长因子（Y）与分组 X 和时间 t 的关系可用如下 4 个回归方程表达。

方程 1：$Y = \beta_0 + \beta_1 X + \beta_2 t$

方程 2：$Y = \beta_0 + \beta_1 X + \beta_2 t + \beta_3 Xt$

方程 3：$Y = \beta_0 + \beta_1 X + \beta_2 (t=1) + \beta_3 (t=2) + \beta_4 (t=4)$

方程 4：$Y = \beta_0 + \beta_1 X + \beta_2 (t=1) + \beta_3 (t=2) + \beta_4 (t=4) + \beta_5 X(t=1) + \beta_6 X(t=2) + \beta_7 X(t=4)$

其中，方程 1 和方程 2 都假定 Y 随 t 的变化是直线性的。方程 1 不管 X 是什么，t 每增加一个单位，Y 的变化都是 β_2。方程 2 增加了 Xt 的交互作用项，当 $X=0$ 时，t 每增加一个单位，Y 变化 β_2；当 $X=1$ 时，t 每增加一个单位，Y 变化 $\beta_2 + \beta_3$，Y 随 t 的变化速度因 X 不同而不同。方程 3 和方程 4 是把 t 按分类变量处理，不假定 t 每增加一个单位，Y 改变的幅度是一致的。每个时点的回归系数表示从 0 点到该时点 Y 的变化幅度（差值）。方程 4 增加的 X 与 t 的交互作用项，表示 X 不同，Y 从 0 到某一时点 t 的变化幅度（差值）不同。

数据分析时，首先要检查 Y 随 t 的变化是不是直线性的，可通过观察方程 3 与方程 4 中的 β_2、β_3、β_4 是否有梯度，进一步用似然比检验比较方程 1 与方程 3，或方程 2 与方程 4，如果两模型差别不显著，表示可以用简化的方程 1 替代方程 3，或方程 2 替代方程 4。X 与 t 有没有交互作用，可以看方程 2 与方程 4 中的交互作用项。如果交互作用项的回归系数显著不等于 0，表示 Y 随 t 的变化斜率因 X 不同而不同。也可用似然比检验比较方程 2 与方程 1（如果 Y 与 t 的关系是直线性的），或比较方程 4 与方程 3，如果差别显著，表示 X 与 t 有交互作用。

四、混合效应模型分析

调用"重复测量数据 GAMM 分析"模块，输入页面如图 10-3 所示，因为不确定 Y 与 T 是否是直线性关系，选用"1：Auto compare models"自动对多个回归方程进行比较。

输出结果首先是自动比较后选出的模型，如图 10-4 和图 10-5 所示，表中结果是 β（95%CI） P value。结果显示暴露变量 GROUP 与时间 tmp.TIME 有交互作用，这里时间变量在输出结果中被替换为 tmp.TIME。

其中模型 1 与模型 2 是将 T 按分类变量拟合，等同于前述的方程 4 与方程 3；模型 3 与模型 4 是用 T 加 T^2 项（tmp.TIME2）拟合；模型 5 与模型 6 是直接拟合 T，等同于前述的方程 2 与方程 1。模型之间比较的似然比检验（LRT）总结如图 10-6 所示。

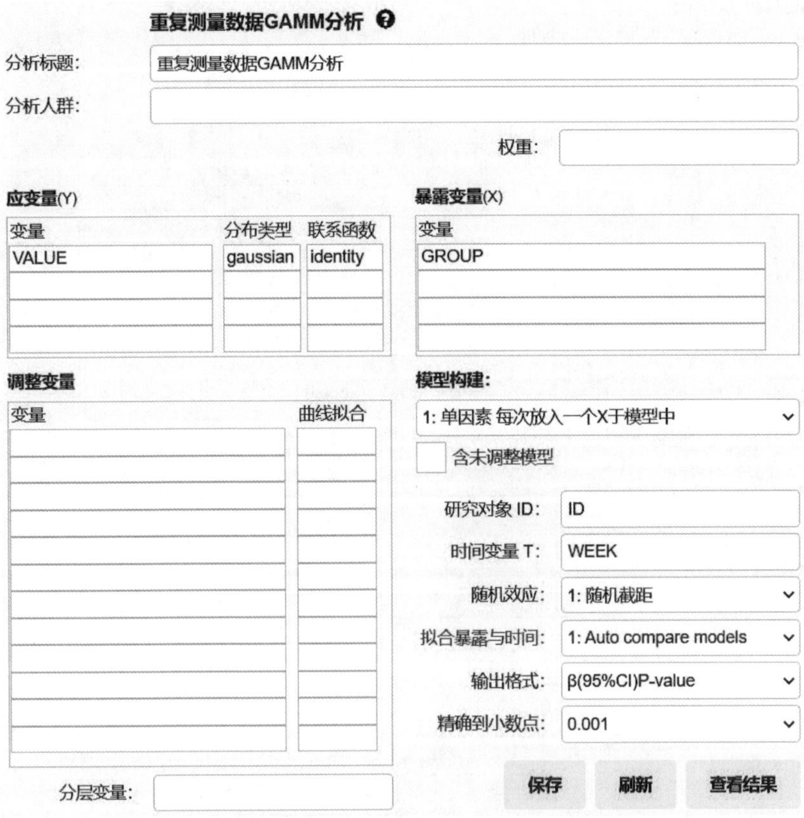

图 10-3 "重复测量数据 GAMM 分析"模块操作设置界面

Exposure: GROUP

Outcome: * VALUE	
GROUP:1	0.051 (−0.454, 0.557) 0.848
tmp.TIME	0.537 (0.461, 0.612) <0.001
GROUP:1 * tmp.TIME	−0.168 (−0.275, −0.060) 0.006

图 10-4 输出结果

X 与 T 是否有交互作用看横向比较的 LRT。此例中，模型 1 与模型 2 比较 LRT 得出 P 值为 0.023；模型 3 与模型 4 比较 LRT 的 P 值为 0.012；模型 5 与模型 6 比较 LRT 的 P 值为 0.003。无论怎么拟合 T，X 与 T 的交互作用都显著。

Y 与 T 的关系是否是直线性的？是否需要用 $T+T^2$？是否需要按分类变量拟合 T？如 X 与 T 有交互作用，看模型 1、3、5 之间的比较；否则，看模型 2、4、6 之间的比较。

```
Detailed outputs:
Outcome: VALUE, Exposure: GROUP, Sub-group: Total
```

	Model 1	Model 2	LRT p-value
(Intercept)	0.557 (0.144, 0.971) 0.017	0.730 (0.352, 1.107) 0.001	
factor(GROUP)1	0.102 (-0.482, 0.687) 0.743	-0.242 (-0.720, 0.236) 0.360	
factor(tmp.TIME)1	0.675 (0.339, 1.011) <0.001	0.519 (0.245, 0.792) 0.001	
factor(tmp.TIME)2	1.093 (0.756, 1.429) <0.001	0.919 (0.645, 1.192) <0.001	
factor(tmp.TIME)4	2.190 (1.854, 2.526) <0.001	1.831 (1.558, 2.105) <0.001	
factor(GROUP)1:factor(tmp.TIME)1	-0.313 (-0.788, 0.163) 0.214	NA	
factor(GROUP)1:factor(tmp.TIME)2	-0.348 (-0.823, 0.128) 0.169	NA	
factor(GROUP)1:factor(tmp.TIME)4	-0.717 (-1.193, -0.242) 0.008	NA	

Log likelihood	-4.313	-9.087	0.023

	Model 3	Model 4	LRT p-value
(Intercept)	0.586 (0.192, 0.979) 0.009	0.742 (0.376, 1.109) <0.001	
factor(GROUP)1	0.072 (-0.485, 0.628) 0.809	-0.242 (-0.711, 0.228) 0.352	
tmp.TIME	0.583 (0.300, 0.866) <0.001	0.478 (0.246, 0.710) <0.001	
tmp.TIME2	-0.011 (-0.077, 0.054) 0.743	-0.006 (-0.060, 0.048) 0.826	
factor(GROUP)1:tmp.TIME	-0.209 (-0.609, 0.191) 0.318	NA	
factor(GROUP)1:tmp.TIME2	0.010 (-0.083, 0.103) 0.834	NA	

Log likelihood	-4.750	-9.208	0.012

	Model 5	Model 6	LRT p-value
(Intercept)	0.608 (0.250, 0.966) 0.003	0.755 (0.410, 1.099) <0.001	
factor(GROUP)1	0.051 (-0.454, 0.557) 0.848	-0.242 (-0.703, 0.219) 0.344	
tmp.TIME	0.537 (0.461, 0.612) <0.001	0.453 (0.389, 0.516) <0.001	
factor(GROUP)1:tmp.TIME	-0.168 (-0.275, -0.060) 0.006	NA	

Log likelihood	-4.819	-9.237	0.003

图10-5　输出结果中6个模型的具体参数

Model	LLK	LRT	LRT		Model	LLK	LRT	LRT		LRT
1	−4.313	Ref.			2	−9.087	Ref.			0.023
3	−4.750	0.646	Ref.		4	−9.208	0.623	Ref.		0.012
5	−4.819	0.908	0.934		6	−9.237	0.861	0.812		0.003

图10-6　模型之间比较的似然比检验（LRT）

此例模型1与模型3比较LRT的P值为0.646，模型1与模型5比较P值为0.908，模型3与模型5比较P值为0.934，提示可直接用T拟合。所以最终选出的模型为模型5。

同时输出按X分层的Y随T变化图，如图10-7所示。

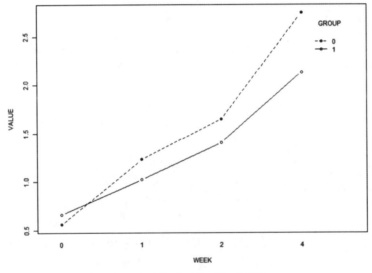

图10-7　按X分层的Y随T变化图

对于这种简单的数据，没有其他调整变量，样本量又小，也可以用易俪统计工具"重复测量数据随机效应模型分析"，更加方便快捷，读者可参考其帮助文件。

▪ 五、广义估计方程分析

调用"广义估计方程（GEE）"模块，输入页面如图10-8所示，如果直线拟合T与Y的关系，首先要将时间变量（WEEK）按连续变量处理，生成WEEK.CONT变量。如果直接放入WEEK变量，易俪默认将它按分类变量拟合。要拟合X与T的交互作用，需要在自变量输入WEEK.CONT后再输入"S"，表示选择此变量，这样易俪就可以"自动检验与选择的自变量（S）的交互作用"。

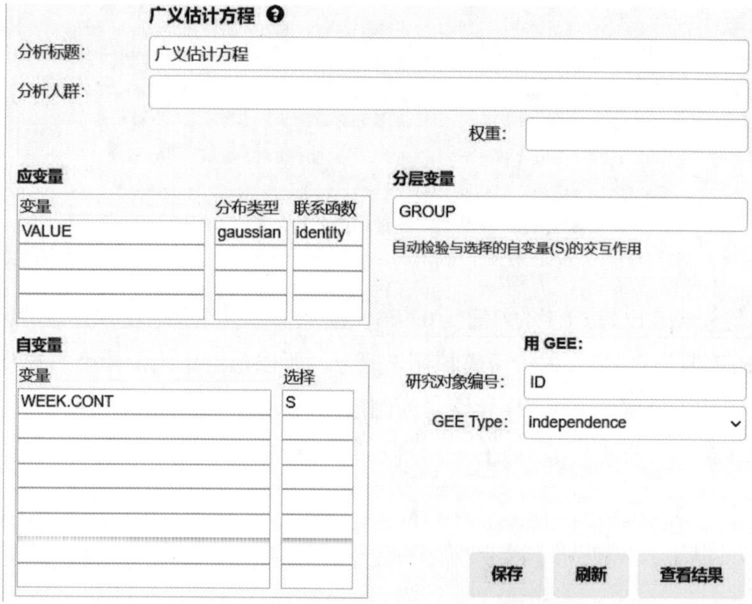

图10-8 "广义估计方程"模块操作设置界面

输出结果首先是分GROUP的分层分析结果（略），然后是交互作用检验结果，如图10-9所示，GEE得出的交互作用回归系数 − 0.167 6与混合效应模型一致，P值略大，为0.050 5。此数据用GEE统计检验效率没有混合效应模型高。

	Estimate	Std. err	Wald	95%CI low	95%CI upp	P. value
(Intercept)	0.6080	0.0751	65.4678	0.4607	0.7553	0.0000
WEEK.CONT	0.5365	0.0347	239.2958	0.4685	0.6045	0.0000
factor(GROUP)1	0.0515	0.1460	0.1244	−0.2347	0.3377	0.7243
WEEK.CONT:factor(GROUP)1	−0.1676	0.0857	3.8249	−0.3357	0.0004	0.0505

图10-9 分组因素与选择的自变量交互作用分析：GROUP with WEEK continuous

六、GEE 与 GAMM 的比较

使用广义估计方程（GEE），回归方程里不能包含曲线拟合，GEE的核心目的是调整重复测量记录的内部相关性，让所有的重复测量记录都能参与分析。广义相加混合效应模型（GAMM）不仅可以有曲线拟合自变量，更重要的是将研究对象之间的个体差异通过随机效应项尽可能消除，这样一来对X和T的固定效应的拟合，就比较少地受到

个体差异的影响，各观测点的残差大大变小。如上例数据，GEE 模型为

$$Y = 0.61 + 0.05\text{GROUP} + 0.54\text{WEEK} - 0.17\text{GROUP} \times \text{WEEK}$$

混合效应模型为

$$Y_i = \beta_{0i} + 0.05\text{GROUP} + 0.54\text{WEEK} - 0.17\text{GROUP} \times \text{WEEK}$$

GEE 模型的 β_0 固定为 0.61，每个人都一样。而混合效应模型方程中的 β_{0i} 是随机效应的，也就是每个观察对象的 β_0 可以不一样，以尽可能消除个体的差异。因此混合效应模型出来的残差的方差小于 GEE，本例数据混合效应模型得出的残差的标准差为 0.191 2，而 GEE 得出的残差的标准差为 0.373 2。因为残差小导致 WEEK 与 GROUP 的交互作用项回归系数的标准误小，检验效率高。

是不是混合效应模型一定比 GEE 检验效率高呢？不一定，要看具体数据的个体差异、测量误差和 Y 与 T 联系的强度。因此，可以用两套分析方法分别分析，看哪套方法检验效率高。

第三节 · 重复测量的 X 重复测量的 Y

■ 一、分析思路

重复测量的 X 与重复测量的 Y 也常出现于队列研究的随访资料。X 随时间变化，Y 也随时间变化，要分析 X 与 Y 是否有联系，首先要看 Y 随 T 是什么样的变化趋势，以正确调整 T 的混杂，还要看 X 随 T 的变化趋势，以帮助确定计算 X 的统计量，如时间窗均值、最大值、最小值、变异系数、变化幅度或斜率等，分析 X 的统计量与后期 Y 的关系。要说明 X 变化在前 Y 变化在后，需做滞后效应分析，即看前面测量的 X 或 X 的统计量与后面观察到的 Y 的联系。

例 10-2 根据 5 个国家某传染病逐年发病率与男、女肿瘤死亡率资料，分析这两者之间的关系，数据见表 10-3。（模拟练习数据见 Excel 文件：malcancer.xls）

表 10-3 5 个国家某传染发病率与男女肿瘤死亡率

Country	Year	Mal.incidence	Mortality.Male	Mortality.Female
Salvador	1958	3.85	22.53	38.97
Salvador	1959	7.05	23.76	41.64

（续表）

Country	Year	Mal.incidence	Mortality.Male	Mortality.Female
……				
Salvador	2008	0.01	57.1	63.51
Greece	1961	0.02	116.45	74.94
Greece	1962	0.02	118.97	74.59
……				
Greece	1981	0.01	142.7	79.93
Panama	1955	2.07	57.86	60.1
Panama	1956	3.27	59.22	64.18
……				
Panama	2008	0.22	89.59	68.02

本例数据特点是：① 每个国家的某传染病逐年发病率与逐年肿瘤死亡率，X 和 Y 均是重复测量，都随时间在变化；② 各个国家提供的资料年份不完全相同，如 Salvador 国家的资料是 1958—2008 年，Greece 只是 1961—1981 年。

■ 二、易俪软件操作

为方便表述，用 X 表示某传染病发病率，Y_1 表示男性肿瘤死亡率，Y_2 表示女性肿瘤死亡率，t 表示年份。在分析 X 与 Y 有没有关系，是什么样的关系时，要围绕以下三个问题思考：① X、Y 随 t 如何变化？② X 与 Y 有没有联系？③ 有没有滞后效应？当然，如果除时间外还可能有其他混杂因素，需要参照流行病学分析思路章节提出的，回答三大问题。

第一步：创建分析项目与数据清理

创建分析项目，读取原始数据文件后，先把每个变量分布查看一遍。这里 COUNTRY 变量为字符变量，需要生成一个数字型的国家代号变量。具体方法是：右击中间变量名列表中的 COUNTRY 变量，选"函数转换"，再选"编唯一系列号"，生成新变量 COUNTRY.SN。

第二步：分别分析 X、Y_1、Y_2 与 t 是什么样的关系

调用"广义相加混合模型"模块，用曲线拟合分别分析 X、Y_1、Y_2 随 t 的变化，输入界面如图 10-10 所示。如果拟合线接近直线，再用直线拟合。

广义相加混合模型 ❷

分析标题： 广义相加混合模型

分析人群：

权重：

应变量

变量	分布类型	联系函数
CANCERMORTALITY.MAL	gaussian	identity
CANCERMORTALITY.FEM	gaussian	identity
MALARIA.INCIDENCE	gaussian	identity

曲线拟合自变量

变量	自由度
YEAR	

更多自变量

变量	选择

研究对象编号： COUNTRY.SN

✓ 随机截距效应

随机效应变量：

曲线分层因子：

分层变量：

自动检验与选择的自变量(S)的交互作用

保存　刷新　查看结果

图10-10　"广义相加混合模型"模块操作设置界面

　　图10-10显示的是用曲线拟合自变量t，如果用直线拟合，把t移到"更多自变量"框内即可。得出一系列分析的图表结果，查看X、Y_1、Y_2随t的变化曲线如图10-11所示。

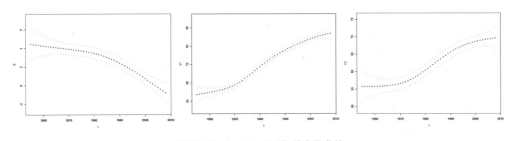

图10-11　X、Y_1、Y_2随t的变化曲线

　　接下来，如用直线拟合X、Y_1、Y_2与t的关系，得出如下结果：X随t每年下降 − 0.103，Y_1随t每年上升0.743，Y_2随t每年上升0.338。

　　第三步：分析X与Y_1、Y_2有没有联系

　　在分析X与Y_1、Y_2有没有联系时，需要考虑两个问题：

　　（1）X、Y_1、Y_2都随时间变化，因此在分析X与Y_1、Y_2的关系时，要调整t的影响。

如何调整呢？调整得不好，t的混杂作用没有得到有效控制，得出来的结果就不可靠。

（2）Y随X变化是否是直线性的变化关系？有没有分段或阈值效应呢？如果不是直线性的变化，直接用直线拟合，就不能发现它们之间的关系。

如前所示，调用"广义相加混合模型"模块，首先用曲线拟合Y与X和t的关系，设置输入界面如图10-12所示。

广义相加混合模型 ❓

分析标题:	广义相加混合模型
分析人群:	
	权重:

应变量

变量	分布类型	联系函数
CANCERMORTALITY.MAL	gaussian	identity
CANCERMORTALITY.FEM	gaussian	identity

曲线拟合自变量

变量	自由度
YEAR	
MALARIA.INCIDENCE	

更多自变量

变量	选择

研究对象编号: COUNTRY.SN

✓ 随机截距效应

随机效应变量:

曲线分层因子:

分层变量:

自动检验与选择的自变量(S)的交互作用

保存　刷新　查看结果

图10-12　"广义相加混合模型"模块操作设置界面

点击"查看结果"，得一系列图表结果（图10-13）。首先查看X与Y_1、Y_2的关系。

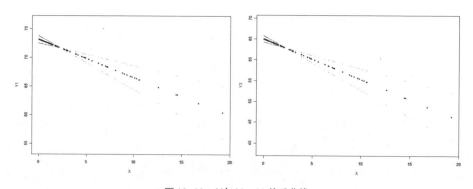

图10-13　X与Y_1、Y_2关系曲线

看到 X 与 Y_1、Y_2 均呈直线性的关系，改用直线拟合 X，曲线拟合 t，重新运行上述模块。得输出结果如图 10-14 和图 10-15 所示。

	Estimate	Std. Error	t value	95%区间下限	95%区间上限	P.value
(Intercept)	73.1025	16.2695	4.4932	41.2143	104.9906	<0.0001
MALARIA.INCIDENCE	-0.6608	0.1386	-4.7679	-0.9324	-0.3891	<0.0001

图 10-14　结局变量为 CANCERMORTALITY.MALE 的线性回归项的作用

	Estimate	Std. Error	t value	95%区间下限	95%区间上限	P.value
(Intercept)	64.9547	4.6699	13.9093	55.8017	74.1076	<0.0001
MALARIA.INCIDENCE	-0.9684	0.1696	-5.7107	-1.3008	-0.6361	<0.0001

图 10-15　结局变量为 CANCERMORTALITY.FEMALE 的线性回归项的作用

结果显示，Y_1、Y_2 均随 X 呈反向变化，回归系数分别为 - 0.660 8、- 0.968 4。这里是用曲线拟合调整 t 的混杂作用，曲线拟合的自由度分别为 4.5、3.5，如果改用直线拟合，不一定能充分调整 t 的混杂作用，从而影响对 X 的回归系数的准确评估。

第四步：分析 X 对 Y_1、Y_2 的滞后效应

所谓滞后效应，即 X 变化发生在前，Y_1、Y_2 的变化在后。到底滞后多少，需要根据研究目的和专业知识确定，可以多尝试几种时间段的滞后效应，如本例数据可以计算过去 2 年、3 年、4 年或 5 年的平均 X，然后分别分析其对 Y_1、Y_2 的作用，通过比较得出哪个时间段的滞后效应最大。

下面介绍如何计算过去 3 年的 X 均值。选择"数据操作"菜单下"按 ID 或时间窗计算统计量"模块，设置输入界面如图 10-16 所示。

输入界面说明：

（1）设置移动窗口位置为"时间点左侧含时点"、窗口宽度为 3，表示要计算的时间段为当年及其过去 2 年（共 3 年）这个时间段。

（2）"要计算的变量"为 X，可以同时输入多个变量。

（3）"计算统计量"为均值，可以同时选择多个。该模块还可以对"要计算的变量"与指定的自变量或时间变量进行回归，计算斜率。

（4）点击运行后将产生新数据文件。

打开新生成的数据文件，看到最后一列是新创建的变量可以看到，每个国家第一年

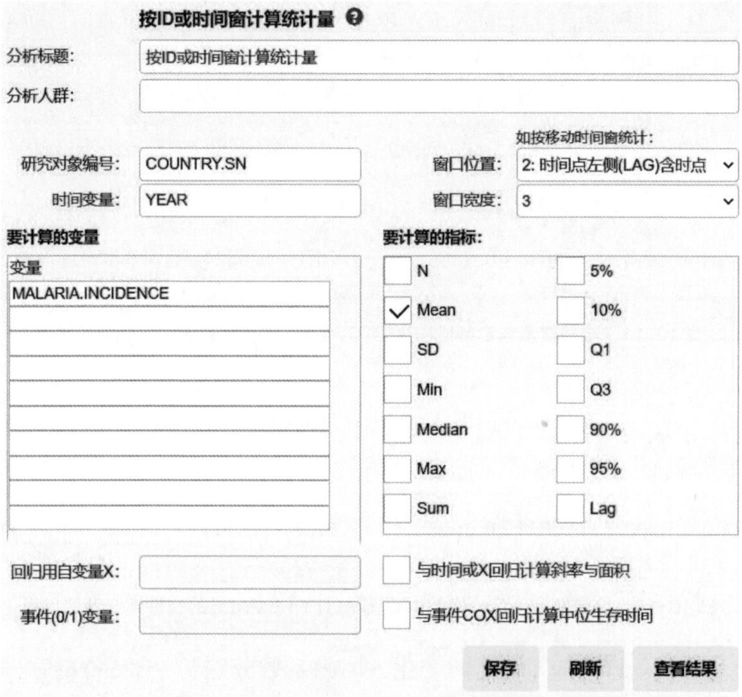

图10-16 "按ID或时间窗计算统计量"模块操作设置界面

和第二年是缺失的，因为"时间窗"设置为3，第一年和第二年没有过去3年的值，从第三年开始有前3年（包括该年）的X的均值。

下一步，用上述新生成的数据新建一个分析项目，用新创建的过去3年的X的均值作为自变量进行分析，参考前述操作。

结果发现，过去3年X的均值对Y_1的回归系数为 - 0.925，对Y_2的回归系数为 - 1.344，效应更强。进一步说明了X对Y有影响。

（陈常中）

第十一章
真实世界研究数据分析

　　真实世界研究（real world study, RWS; real world research, RWR）是在真实世界环境下收集与临床实践相关的数据（RWD），通过分析，获得某种医疗产品或处理措施与临床结局（获益和风险）的联系，研究设计类型是观察性研究。

　　临床工作者随着一天天临床工作经历的积累，必然形成一定的临床经验，所谓的经验也就是某两者之间的因果联系。当建立了某两者之间的因果联系后，就可以控制因来获得所要的果。可以说每个人在有了一定的工作经历后都有自己的经验。再仔细分析每个经验的形成过程，一般都有一个从模糊到具体，从大概到明确的过程。先前模糊的经验有可能在后续的实践中没有得到验证而被推翻或修改。实际上这个过程就包含数据的收集、分析、形成假设、积累数据、验证假设和对结论精准化的过程。只不过是在人脑中自觉或不自觉地进行着。需要做的就是，以流行病学因果联系推断的原理和方法为指导，有计划地系统化地收集和记录数据，用计算机存储数据，然后用计算机通过编程来分析数据，把经验变成科学证据。从这个角度来说，临床工作者人人都能做科研，因为他们本来就在自觉与不自觉地做着。

　　从真实世界中获得的关于某两者之间的因果联系，是通过观察、分析得来的，最终要想得到验证，需要随机对照试验（RCT）。随机对照试验（RCT）被认为是用于估计某种处理措施（X）对结局（Y）的影响的金标准方法。随机分配处理组可确保处理状态（X）不会被已测量和未测量的基线特征混杂，这样就可以直接比较处理组与非处理组，估计处理（X）对结局（Y）的影响。在真实世界观察性研究中，处理（X）不是随机分配的，X的选择受受试者特征的影响，在估计X对结局（Y）的影响时，必须考虑到处理组（$X=1$）与非处理组（$X=0$）研究对象的基线特征的系统性差异。

　　真实世界因为其处理状态（X）不是随机分配的这个先天缺陷，要靠后面的数据分析控制或调整混杂来弥补。RCT也有其先天缺陷，首先其对参与研究的对象是有选择的，研究结果能否外推到其他人群是无法直接回答的。另外，RCT随访观察的时长也是有限度的，而且有些 X 是无法随机分配的，等等。真实世界研究不能替代RCT，但RCT也不能替代真实世界研究。对于初学者来说，更重要的是参与研究，在实践中建立因果联系研究的思维方式，提高思辨能力。真实世界研究因为是"真实世界"，所以人人都能做。

真实世界研究数据分析控制混杂的传统方法是采用多元回归模型调整基线特征。后来发展了用倾向性评分的方法模仿RCT。本章重点介绍倾向性评分的基本概念，及如何使用倾向性评分来减少或消除混杂因素对处理效应的影响。

第一节·基本概念

■ 一、平均效应

首先根据 X 将研究对象分为处理组（treated，$X=1$）和非处理（untreated，$X=0$）组，也常被译为治疗组和对照组。随机对照试验（RCT）的处理组与非处理组从人群特征与影响 Y（结果）的其他因素分布上来说，是可比的或者通俗地说是一样的。如果对这两组都不给任何处理（treatment），未来的结果（发生 Y 的比例）理论上是相同的；如果对他们都给相同的处理，未来的结果理论上也是一样，换句话说，处理对他们带来的效应是一样。真实世界研究则不然，处理组和非处理组本来就不一样，如果对他们都不给任何处理，他们未来发生 Y 的概率就不一样；如果给他们都做同样的处理，处理带来的效应也不一样。理解了这个问题，就能理解下面这几个重要概念。

处理组平均效应（average treatment effect for treated, ATT）：是最终接受处理（$X=1$）的研究对象因处理措施而获得的平均效应。

非处理组平均效应（average treatment effect for untreated, ATC）：是未接受处理（$X=0$）的研究对象如果接受处理而获得的平均效应。

平均处理效应（average treatment effect, ATE）：是整个研究人群如果从未处理转换到处理而获得的平均效应。

随机对照试验，处理组是随机分配的，基线时处理组与非处理组等同。如果不考虑知情同意和依从性问题，ATT等于ATC等于ATE。通过比较处理组与非处理组的结局变量可以直接观察到ATE。观察性研究则不同，基线时处理组与非处理组不同，ATT不等于ATC，也都不等于ATE。比较处理组与非处理组不能得到ATE的无偏估计。

一般情况下，人们关注的是平均处理效应。当进入处理有障碍和/或比较难完成时，处理组的平均效应更值得关注。如让吸烟的人参与一项戒烟的健康效应研究，选择戒烟并完成戒烟是很不容易的事，此时人们更想知道最终戒烟者的健康效应。

■ 二、倾向性评分

倾向性评分：以观察到的基线协变量为前提的接受处理的概率即为倾向性评分。倾向性评分是一个平衡得分，如果倾向性评分相同，测量到的基线协变量的分布相同。

随机对照试验和观察性研究实际上都存在倾向性评分。随机对照试验每个研究对象的真实的倾向性评分是由试验设计预定的。真实世界观察性研究每个研究对象的真实倾向性评分是不知道的，但可以通过数据来估计。通常使用Logistic回归模型，把是否接受处理（0/1）作为应变量，研究对象的基线特征变量作为自变量构建回归模型，计算接受处理（$X=1$）概率，即为倾向性评分。除了Logistic回归模型预测外，还可以使用递归分区或基于树的方法[1]，随机森林[2]和神经网络[1]等估计倾向性评分。

第二节 · 倾向性评分的应用

倾向性评分用于消除混杂因素的影响，正确估计处理措施对结局的作用，主要有四种方法：倾向性评分匹配，倾向性评分分层，倾向性评分逆概率加权（IPTW）和倾向性评分调整。

■ 一、倾向性评分匹配

通过匹配来估计因果效应的关键是如何取得最佳匹配效果。最常用的方法有两种：一是倾向性评分匹配，二是以马氏（Mahalanobis）距离为基础的多元匹配。

倾向性评分匹配首先将与处理组（$X=1$）倾向性评分相近的非处理组（$X=0$）研究对象匹配给处理组，最常见的是一比一匹配，生成处理和非处理的研究对象匹配集。匹配后可估计处理组的处理效应（ATT）。一旦形成匹配的样本，就可以通过直接比较处理组和非处理组的结局变量来估计处理组的处理效应。如果结局是连续的，处理效果为两组之间均值的差异。如果结局变量是二分类（0/1）变量，处理效果为两组事件发生率的差异。两组比较的方法可使用两独立样本的比较或配对资料的比较的方法，一般更倾向于使用后者。同理，如果以非处理组为基础，将处理组的研究对象匹配给非处理组，得出来的就是非处理组平均处理效应（ATC）。

倾向性评分匹配后的样本可看作随机对照的模仿。随机分组后期望两组协变量的分布是均匀的，但不排除会有个别变量在两组之间分布不均。此时可使用多元回归模型调整这些变量的残余混杂。同理，倾向性评分匹配后仍有可能个别变量在两组之间分布不均，仍可使用多元回归模型调整残余混杂，以提高对处理效应的正确估计。

匹配的方法有多种，首先需要选定采用唯一匹配（without replacement）还是可重复匹配（with replacement），前者一个非处理组研究对象一旦被匹配给一个处理组研究对象，不能再被使用。后者一个非处理组研究对象可以匹配给多个处理组对象，最终匹配后的样本中会有重复使用的研究对象，在数据分析时需要考虑来自同一研究对象的多条记录具有内部相关性的问题。

确定了是否可重复使用匹配对象后，再需要选择的是贪婪匹配还是最优匹配。贪婪匹配的操作过程是，首先随机选择一个处理组研究对象，然后从非处理组找出倾向性评分与之最接近的来匹配。可匹配的标准有倾向性评分近邻或近邻加最大差异上限（即卡钳值）两种，前者只要倾向性评分与之差异最小即可，后者还需要满足倾向性评分差异不超过设定的卡钳值，如不满足则该处理组对象未找到匹配。重复上述过程直至所有处理组研究对象都完成匹配，或可用于匹配的非处理组研究对象被耗尽（如为不可重复匹配）。之所以被称为贪婪，是因为每一步对随机选出的处理组研究对象进行匹配时，选择非处理组与之倾向性评分最近的那一位，即使该研究对象的理想的匹配对象是其他人。最优匹配则致力于缩小总配对组内差异，其中也有设或不设卡钳值两种匹配标准。匹配时如设置卡钳值，建议把它设置为倾向性评分标准差的0.2倍。有研究表明如两组倾向性评分标准差接近，设置卡钳值为0.2倍的标准差，能消除99%测量到的混杂因素的混杂。

除了一对一匹配外，还可以采用多对一匹配，而且每个处理对象也可以有不同个数的匹配对象。

马氏距离匹配或马氏距离结合倾向性评分匹配是另一种常用的匹配方法。当各个协变量均呈正态或t分布时，理论上说马氏距离或马氏距离结合倾向性评分匹配更有吸引力，因为它能在协变量的各种线性组合的情况下都减少混杂偏倚。

遗传匹配（GenMatch）：是一种较新的匹配算法[3, 4]，该算法使用遗传算法[5]尽可能地优化处理组与非处理组的平衡。GenMatch 是倾向性评分和马氏距离匹配的拓展，该方法是非参数的，不依赖于已知的或估计的倾向性评分。但如果结合倾向性评分，能提高匹配效果。

▪ 二、倾向性评分分层

将研究对象按倾向性评分排序后分成（通常）五等分，分层分析，然后合并各层的效应。只要倾向性评分计算合理，在每等分组内处理组与非处理组的倾向性评分基本一致，基线协变量分布也将基本一致。如果样本量比较大，可用更多的分层。有研究表明，将连续协变量五等分后分层分析，可以消除该变量导致的90%的偏倚。由此推理，按倾向性评分五等分分层分析，能消除约90%的由测量到的混杂因素导致的偏倚。增加分层数能进一步消除更多的偏倚。

三、倾向性评分加权

倾向性评分加权即采用逆概率加权（inverse probability of treatment weighting using the propensity score, IPTW）。倾向性评分为接受处理的概率，处理组的研究对象的权重为1/倾向性评分，非处理组的研究对象权重为1/（1－倾向性评分），对加权后的样本进行分析得出平均处理效应（ATE）。需要注意的是，方差估计须考虑样本的加权性质，采用稳健的方差估计方法。IPTW归属于因果联系分析方法中的边缘结构模型这一大类。

因为权重为倒数的性质，倾向性评分非常低的处理组研究对象，或非常高的非处理组研究对象，权重可能不准确或不稳定。为了解决这个问题，Robins等提出了稳定权重[6]，处理组的权重为人群接受处理的概率/倾向性评分，非处理组的权重为（1－人群接受处理的概率）/（1－倾向性评分）。进一步将0/1二分类的处理变量拓展到多分类暴露变量、连续暴露变量、时间依赖的暴露变量，稳定权重的计算涉及一个分子模型以估计人群暴露概率，和一个分母模型以估计个体水平的暴露概率，就是边缘结构模型。

前面描述的IPTW的权重，处理组为1/倾向性评分，非处理组为1/（1－倾向性评分）是用于计算平均处理效应（ATE）。如果将处理组的权重设为1，非处理组的权重为倾向性评分/（1－倾向性评分），则计算的是处理组平均效应（ATT）；反之如果将非处理组的权重设为1，处理组的权重为（1－倾向性评分）/倾向性评分，则计算的是非处理组平均效应。

四、倾向性评分调整

将倾向性评分纳入回归方程中进行调整，回归方程的自变量由 X（处理状态变量）和倾向性评分两变量组成。根据结果变量类型选择回归模型，对于连续结果变量，选择线性模型；对于二分类结果变量，选择逻辑回归模型。使用此方法要求正确拟合倾向性评分与结果变量的关系，可以先采用非参数的曲线拟合倾向性评分与 Y 的关系，然后考虑是否可以简化成参数拟合，譬如直线拟合，或倾向性评分加倾向性评分平方项拟合，或分段的线性模型等。处理的效应由模型中处理状态变量的回归系数计算而得。对于线性模型，该回归系数即处理导致的结果变量的均值差；对于逻辑回归模型，该回归系数为由处理导致的比值比的对数。

五、倾向性评分模型中的变量选择

倾向性评分通常是由一个对处理状态（X）的逻辑回归模型，计算出来的预期进入处理组（$X=1$）的概率。哪些变量要包括在这个倾向性评分模型中呢？关于这一点缺乏共识。可选择的变量集有：① 所有测量的基线协变量；② 与处理分配相关的所有基线协变量；③ 所有影响结果的协变量（即潜在的混杂因素）；④ 所有影响处理分配和结果的协变量（即真正的混杂因素）。

倾向得分被定义为接受处理的概率，因此，有理由只包括那些影响处理分配的变量。然而，有研究[7, 8]表明只包括潜在的混杂因素或真正的混杂因素的倾向评分模型较优。如采用倾向性评分匹配，使用上述四套变量集的任何一套构建倾向性评分模型，均导致匹配样本中处理组与非处理组所有重要的预后变量达到平衡。当只有潜在的混杂因素时或者只有真正的混杂因素被包含在倾向性评分模型中，匹配样本中处理组与非处理组之间不平衡的变量只是那些影响处理分配但独立于结局（Y）的变量，然而却比使用其他变量集①或②能形成更多的匹配，并导致处理效应估计的误差较低。使用变量集③或④构建倾向性评分模型并没有导致引入额外的偏倚，反而能提高对处理效应估计的精度。

需要注意的是，在实践中很难准确区分基线变量哪些是真正的混杂因素？哪些只影响结果？哪些只影响处理状态？哪些既不影响处理状态也不影响结果？已发表的文献能帮助识别影响结果的变量。一般而言，研究对象个体水平的基线协变量既影响处理分配又影响结果，因此比较安全的做法是在倾向性评分模型中包含所有测量的基线特征变量。需要特别关注的是与研究项目相关的变量或表示时间段的变量，如新疗法与旧疗法的比较研究，早期入选的研究对象接受的多是旧疗法，而较晚入选的研究对象接受的多是新疗法，因此，表示时间段的变量与处理分配有关。在倾向性评分模型中，包含表示时间段的变量会导致能形成匹配的对数减少。但如果处理效果独立于时间段，就没有必要放入时间段变量。最后需要强调的是，倾向性评分模型中只包括在基线测量的变量，不能包含基线之后的变量，因为基线之后的变量受处理（X）的影响。

第三节 · 真实世界数据分析思路和方法

▪ 一、分析思路与流程

数据分析是一个由表及里、由浅入深、去粗取精、去伪存真、逐步深入的过程。根据真实世界研究的特征及其与RCT的比较，不难设想真实世界研究数据分析思路与分析流程如下：

（1）研究人群特征，特别是基线协变量（Z）在处理组与非处理组之间平衡情况，包括数据缺失情况，以及有缺失数据的研究对象与数据全完整的研究对象间的区别。

（2）单因素分析：逐个看处理（X）和协变量（Z）与结局的关系，对连续协变量要看其对结局的曲线拟合图。

（3）分层分析：按协变量逐个分层，看处理对结局的关系，观察协变量（Z）与处理（X）的交互作用。

（4）混杂因素筛查：逐个调整协变量（Z），观察处理（X）对结局的回归系数的变化，看哪些因素的调整改变对处理（X）的效应估计。

（5）计算接受处理的倾向性评分，观察处理组与非处理组倾向性评分分布。

（6）从不同角度评价处理的效应：

1）多元回归模型调整基线协变量，估计处理的效应。

2）多元回归模型调整倾向性评分，估计处理的效应。

3）倾向性评分匹配后比较处理组与非处理组，估计处理组平均效应、非处理组平均效应及平均处理效应。

4）按倾向性评分逆概率加权估计处理组平均效应、非处理组平均效应及平均处理效应。

▪ 二、真实世界处理效应分析模块

易侕"真实世界处理效应分析"模块即按上述思路设计的系统化的分析模块。结局变量（Y）可以是连续、二分类或时间依赖的生存结局；处理变量（X）是二分类变量，取值0表示非处理组，1表示处理组；基线协变量（Z）可由连续变量、二分类变量或/和多分类变量组成。系统自动进行的分析过程和输出图表及其目的见表11-1。

表 11-1 "真实世界处理效应分析"模块的分析流程、输出图表以及回答的问题

分析流程和输出图表	回答的问题
X、Y缺失情况统计（表1），剔除X或Y有缺失的记录。Z缺失情况统计（表2） X、Y、Z数据全完整的研究对象与有任何变量缺失的研究对象的比较（表3）	数据缺失是否会带来偏性
基线处理组与非处理组协变量分布、标准化差异与检验（表4）	研究人群有什么特征 哪些因素与X有关
单因素X、Z对Y的回归分析结果（表5）。对连续的协变量Z，除按直线拟合外，还进行曲线拟合（输出曲线拟合图）和三等分位后按分类变量拟合	哪些因素与Y有关？是什么样的关系
逐个调整Z后观察X的回归系数变化（表6）。将对Y的回归方程P值小于0.1或调整后导致X的回归系数变化大于10%的协变量归类为混杂或潜在混杂变量。 逐个按Z分层分析X对Y的作用，并进行Z和X的交互作用检验（表7）	哪些因素影响X对Y的作用

（续表）

分析流程和输出图表	回答的问题
按所有协变量对 X 的逻辑回归模型计算的倾向性评分（PS0）并绘制其分布图。如果有 Z 未归类为混杂或潜在混杂变量（Z 对 Y 的回归 P 值大于等于 0.1 并且调整 Z 后 X 的回归系数变化小于 10%），同时只使用混杂或潜在混杂变量对 X 进行逻辑回归，计算倾向性评分 PS1	数据估计的倾向性评分分布如何
运行多个回归方程估计 X 对 Y 的效应（表 8）。模型包括：① 不调整；② 调整所有的 Z；③ 调整 PS0；④ 曲线拟合调整 PS0；⑤ 调整混杂和潜在混杂变量；⑥ 调整 PS1；⑦ 曲线拟合调整 PS1。按 X 分层的 PS0 对 Y 的曲线拟合图	X 对 Y 有没有独立作用？独立作用大小是多少？观察在不同的 PS 水平上 X 对 Y 的作用是否一致
采用最优可重复匹配（optimal full match），对倾向性评分进行匹配后估计的 ATT（处理组平均效应）、ATC（非处理组平均效应）及 ATE（平均处理效应）（表 9）。报告匹配后的数据处理组与非处理组协变量及倾向性评分的分布、标准化差异与检验（表 10）	采用倾向性评分匹配方法估计 X 对 Y 的独立作用得出的结果是否一致？匹配后组间各协变量是否平衡
使用 IPTW 计算的 ATT、ATC、ATE（表 11）。报告各种 IPTW 使用的权重分布（表 12）	采用 IPTW 方法估计 X 对 Y 的独立作用得出的结果是否一致？IPTW 使用的权重分布如何

页面设置示例如图 11-1 所示。

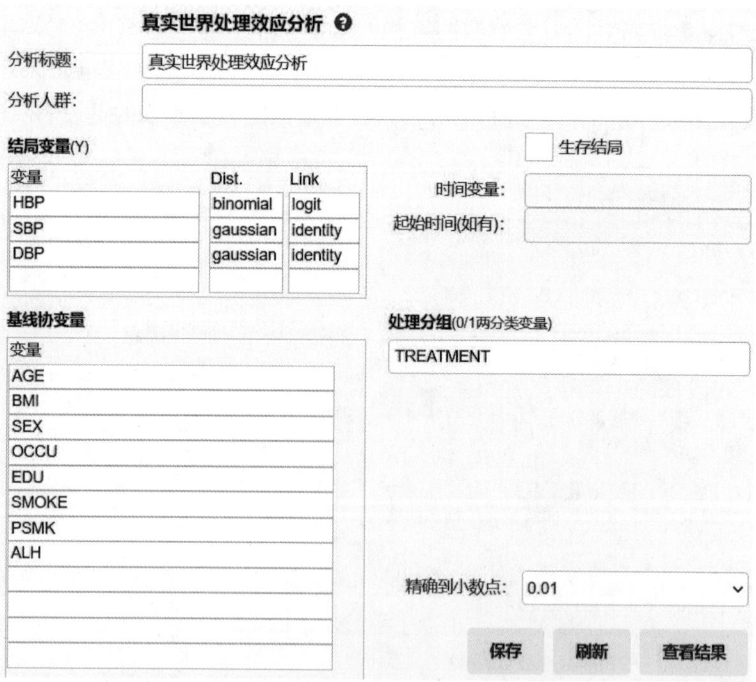

图 11-1 "真实世界处理效应分析"模块操作设置界面

使用"真实世界处理效应分析"模块相关方法描述如下：

（1）缺失数据处理：基线协变量分布、单因素分析、分层分析时，没有对协变量缺失进行任何处理。在计算倾向性评分和使用评分进行调整、匹配和逆概率加权，以及使用多元回归模型调整协变量时，对协变量数据缺失采用引进缺失指示变量的方法进行处理，具体方法为：对分类协变量，将缺失作为一类；对连续协变量，首先生成一个是否有缺失的哑变量，0表示无变量缺失，1表示任何一个连续协变量有缺失，然后将缺失的数据赋值为0，并在模型中引进是否有缺失的哑变量。

（2）单因素曲线拟合连续协变量与X、Y的关系，自动根据曲线拟合最小GCV（generalized cross validation）得出的自由度，判断在其后的计算倾向性评分、多元回归调整模型中对哪些协变量要进行曲线拟合。自动选择采用广义相加模型（GAM）或广义线性模型（GLM）。

（3）倾向性评分匹配采用 R MatchIt 程序包的 matchit（ ）函数，使用最优可重复完全匹配（optimal full matching）。距离（distance）设置为按倾向性评分模型计算的倾向性评分。

（4）匹配后处理效应评价方法：连续变量采用线性回归模型（LM），二分类变量采用 Logistic 回归模型（GLM），回归系数的标准误和95%可信区间使用 R sandwich 程序包的 vcovCL（ ）函数计算集群稳健标准误（cluster-robust standard errors），集群设置为配对组。对时间依赖的生存结局变量采用 R survival 程序包的 coxph（ ）函数估计风险比（HR），使用稳健标准误（robust standard error）计算 HR 的95%可信区间。

（5）倾向性评分逆概率加权（IPTW）采用稳定（stabilized）权重的计算方法。其中，计算 ATE 时，处理组的权重为接受处理的概率/倾向性评分，非处理组的权重为（1 - 接受处理的概率）/（1 - 倾向性评分），其中接受处理的概率为人群水平选择处理的概率。计算 ATT 时，处理组的权重为1，非处理组的权重为倾向性评分/（1 - 倾向性评分）。计算 ATC 时，非处理组的权重为1，处理组的权重为（1 - 倾向性评分）/倾向性评分。逆概率加权模型对连续或二分类结局变量采用 R survey 程序包的 svyglm（ ）函数，对时间依赖的生存结局采用 R survival 程序包的 coxph（ ）函数。

第四节 · 依时混杂因素的调整

■ 一、什么是依时混杂因素

在观察性研究中，暴露因素常随时间变化，在分析其对结局的作用时会受到依时混杂因素的影响。依时混杂因素的特点是：① 随时间变化；② 是结局的影响因素；③ 会影响随后的暴露水平，同时又受到之前的暴露水平的影响。例如在研究抗病毒治疗对HIV感染者生存影响时，协变量CD4 + T淋巴细胞计数是一个依时混杂因素。CD4 + T淋巴细胞计数随HIV病程进展变化，如未施加抗病毒治疗，CD4 + T淋巴细胞计数随着病程进展逐渐下降。CD4 + T淋巴细胞计数又是临床判断是否开始抗病毒治疗的指示指标，当CD4 + T淋巴细胞计数下降到一定值时，应开始进行抗病毒治疗。这样CD4 + T淋巴细胞计数既与X有关又与Y有关，是一个混杂因素，而且随时间变化。依时混杂因素既可以看作暴露与结局的混杂因素，也可以看成暴露与结局之间的一个中间变量。

在估计暴露的效应时，采用传统的多元回归模型可以校正混杂因素的影响。然而，当把中间变量纳入模型时，则会产生有偏的估计。由于依时混杂因素同时具有混杂因素和中间变量的性质，因此传统的多元回归模型调整，不能很好地解决随访数据中依时混杂的问题。Robins提出边缘结构模型（marginal structural model）可解决这一问题。

■ 二、边缘结构模型

理解边缘结构模型可以从一个简单的四格表开始，表中列出男、女吸烟与不吸烟者的身高（cm），不管吸烟与否男性的身高均为175 cm，女性均为165 cm，吸烟与身高没有关系。然而在统计吸烟与不吸烟者的身高时，粗合计吸烟者的身高是吸烟者中男、女各自比例加权后得出的。如吸烟者中男性占90%，女性占10%，那么吸烟者的平均身高是$175 \times 0.9 + 165 \times 0.1 = 174$（cm）。如不吸烟者中，男性占10%，女性占90%，那么不吸烟者的平均身高是$175 \times 0.1 + 165 \times 0.9 = 166$（cm），结果导致吸烟与身高有关。这当中用到的权重是各组内部的权重，即吸烟者内部男、女的权重分别是0.9与0.1；不吸烟者内部男、女的权重分别是0.1与0.9。吸烟与身高的关系是性别的混杂造成的，性别之所以能混杂是因为X不同性别的权重不同。

如果统计吸烟者与不吸烟者的平均身高时，都用同样的男女权重，结果会如何呢？如男、女的权重都用0.58、0.42，那么吸烟者与不吸烟者的身高均是$175 \times 0.58 + 165 \times 0.42 = 170.8$（cm），吸烟与身高无关。只要用同样的权重，性别的混杂就消除了。

既然要用同样的权重，那么用什么做权重呢？通常采用总人群中的男、女比例做权重，如表11-2中男性总人数580人占58%，女性420人占42%。这个合计数位于四格表的边（margin），用合计的也就是位于边缘的权重，就是边缘结构的意思。

因为混杂因素Z（性别）的边缘比例（marginal proportion）与吸烟（X）没有关系，按边缘比例加权合计的吸烟（$X=1$）与不吸烟（$X=0$）的身高可以直接比较。再进一步在四格表中为每个格子内的每一个观察对象分配一个权重，格子内人数越多，表示其概率越大，权重是逆概率就越小，这样最终通过权重达到每个格子内合计的对均值的

表 11-2　按吸烟分层的男、女频数和平均身高

	男　　性	女　　性	合　　计
吸烟者	人数 540，身高 175	人数 60，身高 165	$175 \times 0.9 + 165 \times 0.1$
不吸烟者	人数 40，身高 175	人数 360，身高 165	$175 \times 0.1 + 165 \times 0.9$
合　　计	人数 580	人数 420	人数 1 000

贡献相同。这就是逆概率加权的原理。边缘比例是通过对每个观察对象取一个权重的方法，即逆概率加权的方法实现的。

边缘结构模型进一步拓展到暴露（X）可以是多分类（无序或有序）变量、连续变量、时间依赖性的状态变量（如开始处理）。混杂因素（Z）可以是分类变量与连续变量，在拟合连续混杂变量与暴露（X）的关系时，可以采用平滑曲线拟合或 RCS（restricted cubic spline）。

当 X（处理）是 0/1 两分组时，首先通过 Logistic 回归计算接受处理的概率（probability of treatment），然后再计算逆概率作为权重，操作比较简单直观。然而当 X 是连续变量、无序多分组变量（multinomial）、有序多分组（ordinal) 或随时间变化的二分类变量时，逆概率的计算变得比较复杂，使用易俪"边缘结构模型"模块可自动实现，详见易俪"边缘结构模型"模块帮助文件。

对于非重复测量的数据，使用传统的多元回归模型与边缘结构模型结果差别不大。

如果数据来自重复测量的资料，混杂因素（Z）、暴露水平随时间变化，则要求每个观察对象的随访时间固定才能应用边缘结构模型，因为每个时点的权重不仅取决于该时点的 Z 的水平，同时取决于以前时点的水平。如果重复测量的时点不固定，则需要首先对数据进行拟合与插补，生成结构化数据。

边缘结构模型不用于无暴露差异的依时协变量，即在每个时间 t 有一个协变量水平 l_t 使得所有具有该水平的受试者肯定会得到相同的暴露。例如，一项职业队列研究其中 X_t 是暴露于工业的水平，如果 $l_t = 1$ 的科室受试者在时间 t 下班，所有下班的研究对象 X_t 均为 0（暴露状态没有差异），此时就不能用边缘结构模型调整下班来分析暴露（X_t）的作用。同样，在一项关于筛查（X）对宫颈癌死亡率（Y）的作用研究中，子宫切除的患者不会筛查（都无暴露），因此不应使用边缘结构模型调整子宫切除来分析筛查对宫颈癌死亡的作用。

（陈常中）

参考文献

[1] Lee B K, Lessler J, Stuart E A. Improving propensity score weighting using machine learning[J]. Statistics in Medicine, 2010, 29: 337–346.

[2] Setoguchi S, Schneeweiss S, Brookhart M A, et al. Evaluating uses of data mining techniques in propensity score estimation: A simulation study[J]. Pharmacoepidemiology and Drug Safety, 2008, 17: 546−555.

[3] Diamond A, Sekhon J S. Genetic matching for estimating causal effects: A general multivariate matching method for achieving balance in observational studies[R]. Technical report, Department of Political Science, UC Berkeley. 2005. URL http://sekhon.berkeley.edu/papers/GenMatch.pdf.

[4] Sekhon Jasjeet S, Grieve Richard. A new non-parametric matching method for bias adjustment with applications to economic evaluations[C]. iHEA 2007 6th World Congress: Explorations in Health Economics Paper, Available at SSRN: https://ssrn.com/abstract=1138926 or http://dx.doi.org/10.2139/ssrn.1138926.

[5] Mebane Jr W R, Sekhon J S. Genetic optimization using derivatives: The rgenoud package for R[J]. Journal of Statistical Software, 2011, 42(11): 1−26. URL http://www.jstatsoft.org/v42/i11/.

[6] Robins J M, Hernan M A, Brumback B. Marginal structural models and causal inference in Epidemiology[J]. Epidemiology, 2000, 11: 550−560.

[7] Austin P C, Grootendorst P, Anderson G M. A comparison of the ability of different propensity score models to balance measured variables between treated and untreated subjects: A Monte Carlo study[J]. Statistics in Medicine, 2007, 26: 734−753. doi:10.1002/sim.2580.

[8] Brookhart M A, Schneeweiss S, Rothman K J, et al. Variable selection for propensity score models[J]. American Journal of Epidemiology, 2006, 163: 1149−1156.

第十二章
敏感性分析

敏感性（sensitivity）被用来描述体系中某个部分的变化会在多短的时间内导致其他部分多大程度的变化。敏感性分析是科研论文中对结果稳定性进行评价的一种方法，分析不确定性因素对结果的影响及影响程度。敏感性因素一般包括研究人群的选择、危险因素（X）和结局变量（Y）的定义和测量方法、主要变量的缺失及其处理方法、混杂因素的调整、所采用的统计方法中对变量分布和有关参数的假定等，分析这些因素（参数）的小幅度变化是否能导致研究结果较大的变化。

科研论文就是提交科学证据，支持论文中的结论，其中关于证据的力度的思辨是不可或缺的。敏感性分析不是一种统计方法，而是关于证据力度的思辨。何为思辨？思：从不同角度看结果是否稳定存在。辨：对可能提出质疑的问题，做出相应的分析和验证。本章结合文献，介绍论文中常用到的一些敏感性分析，以帮助读者提高对证据力度的思辨能力。

第一节 · 对研究对象的敏感性

一、亚组分析

研究人群可能由多个亚组（如种族）组成，亚组之间X和Y的差异可能比较大，混在一起分析观察到的X与Y的联系可能是由亚组构成导致的。如果分层分析显示各亚组内的分析结果基本一致，表示结果稳定。分层分析除了用于发现混杂与交互作用外，也起到敏感性分析的作用。如做分层分析，但其中只有一个大亚组人数足够多可以单独分析，其他亚组人数很少无法单独分析。可只在这个大亚组内分析，如果观察到的效应值变化不大，表示结果比较稳定，并提示可以外推到其他小亚组。

例 12-1　一项利用英国布拉德福德研究的出生数据，分析孕妇26～28周空腹和餐后2小时血糖与三个主要出生结局（LGA：定义为出生体重大于胎龄第90个百分点，婴儿肥胖：定义为皮脂厚度总和大于胎龄第90个百分点，以及剖宫产）的关系，该研究比较南亚裔和英国白人女性的结果，以确定种族特异性诊断妊娠糖尿病标准[1]。由于南亚裔女性主要是巴基斯坦人，作者进行了敏感性分析，仅取巴基斯坦女性重复分析。原文：Because women of south Asian origin were mainly Pakistani, we undertook a sensitivity analysis in which we repeated analyses only including Pakistani women. 敏感性分析结果一致，提示可以外推到所研究的大人群。原文：The fact that our results were unchanged when we limited the analyses in south Asians to those of Pakistani origin, suggest the results might be generalisable to all white Europeans and south Asians.

例 12-2　在美国护士队列研究中进行的一项饮食质量变化与总死亡率和病因特异性死亡率的关系研究[2]，作者对几个可能的基线混杂因素，如年龄、体重指数、饮食、体力活动和吸烟状态，进行了分层分析，原文：We conducted several sensitivity analyses to test the robustness of our findings. First, we applied stratification analysis according to several potential confounding factors at baseline (e.g., age, BMI, diet, physical activity, and smoking status).

■ 二、重复测量数据子集分析

重复测量数据，每个研究对象有多条观测记录，然而每个人贡献的记录条数有多有少，来自同一个人的数据有相关性，数据分析时可采用广义估计方程（generalize estimation equation）或混合效应模型（mixed model）调整来自同一研究对象的内部相关性。尽管如此，增加敏感性分析，只取每个研究对象的一条记录，或每个研究对象只贡献相同条数的前几条记录进行分析，如果效应值变化不大，结果比较稳定。效应的P值可能因为样本量减少而增大，这是正常的。

例 12-3　一项前瞻性队列研究分析丈夫吸烟对妇女早早孕丢失的影响[3]，研究者跟踪观察了526名新婚妇女1年，共检测到633次怀孕，其中第一次怀孕497次，第二次怀孕94次，第三次怀孕28次，极少数是第四次或以上的怀孕。作者在分析中，除了对所有怀孕结局进行分析外，还分别只对第一次怀孕结局、前两次怀孕结局、前三次怀孕结局进行分析。原文：We initially calculated the relative odds of early pregnancy loss and total pregnancy loss in the first conception cycle and then repeated both analyses three times using the first two, first three, and all conceptions.

第二节 · 对 X 的测量或定义的敏感性

　　危险因素（X）的测量或定义可能有多种方法或多种定义，如果X换用不同的测量方法或不同的定义，结果依然存在或基本不变，那么表示结果稳定可靠。如关于饮食质量可能有多种评分方法，如用不同的评分得到的结果基本一致，表示结果稳定可靠。如在回顾性病例对照研究中，要测量在Y发生之前的X可能做不到了，用现在测得的X的水平估计以前的水平，这就存在对X的测量或估计方法的敏感性问题，就需要有敏感性分析支持研究结论。

　　例 12-4　在一项新婚女性生殖健康的队列研究中附加的病例对照研究，分析妇女血清DDT（双对氯苯基三氯乙烷）水平与自然流产的关系，病例组是第一胎自然流产，对照组是第一胎活产[4]。理想的血清DDT采样时间是怀孕前的血样，而实际采样时间是自然流产或活产发生若干个月后。人体内的DDT水平相对稳定，但因为哺乳会导致体内DDT排泄，而病例与对照哺乳的比例和时间有不同，根据哺乳后的DDT水平和哺乳月数，可以估计哺乳前DDT水平，然后分析哺乳前DDT水平与自然流产的关系。其中一个估计参数是每哺乳一个月会导致体内DDT下降多少百分比。作者对这种估计参数的敏感性进行了分析，结果显示如果每哺乳一个月会导致体内DDT下降不超过7%，所观察到的DDT与自然流产的关系依然显著。原文：Sensitivity analyses employed repeated logistic regression models using these estimated DDE levels. ... In sensitivity analyses including all cases, increased risk of SAB associated with maternal serum p,p-DDE levels remained statistically significant if each month of lactation resulted in no more than 7% decline in maternal serum DDE level.

　　例 12-5　在美国护士队列研究中进行的一项饮食质量变化与总死亡率和病因特异性死亡率的关系研究[2]，作者对饮食质量用了三个评分去评价；对其变化做了两套定义，一是短期变化（入选后8年），二是长期变化（入选后16年）。原文：We calculated three diet-quality scores using food components and scoring criteria that have been described previously. Briefly, the Alternate Healthy Eating Index included 11 food components, each scored from 0 (unhealthy) to 10 (healthiest) and selected on the basis of evidence of an association with the risk of chronic disease. Total scores ranged from 0 to 110, with higher scores indicating a healthier diet. The Alternate Mediterranean Diet score included 9 components, each scored as 0 (unhealthy) or 1 (healthy) according to whether the participant's intake was above or below the cohort-specific median levels. Total scores ranged from 0 to 9, with higher scores indicating a healthier diet. Finally, the DASH score included 8 components, each scored from 1 (unhealthy) to 5 (healthiest) according to a participant's quintile of intake. Total DASH scores ranged from 8 to 40 points, with higher scores indicating a healthier diet. ... Shorter-term changes (baseline to 8-year follow-up, 1986–1994) and longer-term changes (baseline to 16-year follow-up, 1986–2002) in the three scores were tested for association with total and cause-specific mortality.

第三节 · 对 Y 的测量或定义的敏感性

结局变量（Y）的测量或定义如果有多种方法或多种定义，如果 Y 换用不同的测量方法或不同的定义，结果依然存在或基本不变，那表示结果稳定可靠。如研究的 Y 是二分类变量（如是否高血压），把 Y 换成连续变量（如收缩压与舒张压值）重复分析，看结果是否仍然存在。如在队列研究中，X 发生在前，Y 发生在后，如果 X 导致 Y 的发生有一个过程，那么紧随 X 之后发生的 Y 可能与 X 无关，通过敏感性分析比较把 X 出现之后某段时间内发生的 Y 排除与不排除，看结果是否基本一致，如果一致意味着结果稳定可靠。

例 12-6　在美国护士队列研究中进行的一项饮食质量变化与总死亡率和病因特异性死亡率的关系研究[2]，作者对饮食质量评分与死亡的时间关系进行了4年的滞后分析（Y 发生在 X 的4年之后）。原文：We conducted several sensitivity analyses to test the robustness of our findings. First, ... Second, we conducted a 4-year lag analysis to account for the presence of any chronic diseases in the years after diagnosis that might have influenced dietary patterns.

例 12-7　一项横断面研究分析豆腐摄入与体内血铅的关系[5]，作者既分析了豆腐摄入对血铅值（连续变量）的影响，又分析了豆腐摄入与出现高血铅（二分类变量）的风险比。原文：We applied a multiple linear regression model to estimate the independent association between tofu intake levels and loge (BLL), ... Finally, we applied multiple logistic regression to estimate the odds ratio (and 95 percent confidence interval) for having an elevated blood lead level, defined as ≥ 25 mg/dl, for higher tofu intake groups compared with the reference group.

第四节 · 对混杂因素的调整的敏感性

X对Y有没有独立作用及独立作用大小是论文的核心结果，独立作用是调整了混杂因素的作用，需要调整哪些因素是作者关心的问题，最终的结果对混杂因素的调整的敏感性就值得特别关注。通常要比较不调整（粗分析）及不同调整方案的结果，观察是否有哪些因素的调整与不调整对结果影响大，论文中报告多套调整方案的结果非常常见。

例 12-8　在美国护士队列研究中进行的一项饮食质量变化与总死亡率和病因特异性死亡率的关系研究[2]，作者用了四套调整方案：① 模型1调整年龄、年份、初始饮食质量评分（五分位数）、种族、心肌梗塞家族史、糖尿病家族史、癌症家族史、使用或不使用阿司匹林或多种维生素、初始 BMI、更年期状态和女性激素替代疗法的使用或不使用、吸烟状况和吸烟状况的变化、吸烟年包和其变化、体力活动和总能量摄入的初始水平；② 模型2在上述调整因素之上增加调整了高血压、高胆固醇血症、2型糖尿病病史、体重变化、使用或不使用降低胆固醇和抗高血压药物；③ 在分析DASH评分与死亡的关系的模型中，还增加调整了初始酒精摄入量及其变化；④ 考虑到疾病的早期发现和治疗对死亡的影响，作者另外调整女性乳房X光检查和常规身体检查。原文：Model 1 was adjusted for the following factors: age; calendar year as the underlying time scale; initial diet-quality score (in quintiles); race; family history of myocardial infarction, diabetes, or cancer; use or nonuse of aspirin or multivitamins; initial BMI category; menopausal status and use or nonuse of hormone-replacement therapy in women; initial smoking status and changes in smoking status; initial smoking pack-year and changes in smoking pack-year (continuous variables) among participants with any history of smoking (ever smokers); and initial levels of physical activity and total energy intake and changes in these levels (in quintiles). In addition to these adjustments, model 2 was adjusted for a history of hypertension, hypercholesterolemia, or type 2 diabetes; change in weight; and the use or nonuse of cholesterol-lowering and antihypertensive medications. The model with the DASH score as the exposure was also adjusted for initial alcohol intake and changes in alcohol intake. ... We conducted several sensitivity analyses to test the robustness of our findings. First, ... Third, because early detection and treatment of disease could confound results, in an additional model we adjusted for mammographic screening in women and physical checkups.

第五节 · 对缺失数据的敏感性

数据记录中有些变量有缺失是很常见的，变量有缺失的记录不参与多元回归方程分析，由多元回归模型对 X 效应值的估计实际上排除了这些记录。因此，需要思考的问题是，如果不排除这些记录结果是否会有很大不同。通过多重插补将缺失数据补上后，重复分析，看结果是否依然存在。

例 12-9　一项研究利用英国布拉德福德研究的出生数据，分析孕妇 26～28 周空腹和餐后 2 小时血糖与三个主要出生结局的关系的研究[1]，作者对缺失数据进行了插补后重复分析。原文：To maximise statistical power and minimise bias that might occur if women with missing data were excluded from analyses, we used multivariate multiple imputation with chained equations to impute missing values24 (appendix). We repeated all analyses with the complete data cohort for comparison. 结果显示，插补后的完整数据分析结果与排除缺失的数据结果一致。原文：Regression analyses using only participants with complete data gave similar results to those undertaken on the multiple imputed datasets presented here (appendix).

如果缺失 X 或 Y，不能用插补的 X 和 Y 来分析 X 与 Y 的联系。那么因 X 或 Y 缺失而损失研究人群是否会带来偏性呢？如果缺失是随机的就不会有偏性；如果缺失的人群是单纯的 X 偏高或偏低的人没有偏性；同理如果是单纯的 Y 偏高或偏低的人，也没有偏性。但如果在 X 和 Y 之间有"区别对待"就有偏性。什么叫"区别对待"？如在 X 偏高的人中，Y 偏低就更容易缺失，即 Y 的缺失与否视 X 不同而不同，反之亦然。读者不妨思考一下缺失导致的偏性方向。

如果 X 高 Y 低、X 低 Y 高的人缺失比较多，那么偏性的方向是朝 X 与 Y 有正向的联系，此时如果分析结果发现 X 与 Y 是正向的联系，那么这个结果很可能是缺失导致的偏性；反之，如果分析结果是 X 与 Y 有负向的联系，那么这个结果更可信。

如果 X 高 Y 高、X 低 Y 低的人缺失比较多，那么偏性的方向是朝 X 与 Y 没有联系（无效假设），此时如果分析结果是 X 与 Y 有正向联系，那这个结果更可信；如果分析结果是 X 与 Y 有负向联系，那么这个结果很可能是由缺失导致的偏性。

在实际情况下 X 或 Y 至少有一个是缺失的，无法知道缺失的多是 X 高 Y 低还是 X 高 Y 高等情况，无法判断缺失导致的偏性方向。但可以将 X 或 Y 有缺失的人群与 X 和 Y 均不缺失的人群进行比较，前者是被排除在论文分析之外的，后者是参与分析的人群，看这两组人群其他变量包括X与Y是否有差异。如果没有差异，有理由相信缺失是随机的，不会带来偏性。

例 12-10　发表在*NEJM*的一项危重儿童和青年人急性肾损伤的回顾性队列研究[6]，利用医院的病例资料以ICU就诊的3月龄～25岁患者为研究对象，分析急性肾功衰与不良预后（28天死亡、ICU停留时间、是否机械通气和持续时间，是否体外膜肺氧合以及肾移植治疗）的联系。关键结局指标28天死亡缺失了253例，作者将这253例与无缺失的4 984例进行比较，发现在是否有缺失的两组人群中几乎所有临床指标均相似。原文：Nearly all clinical factors were similar in patients with available data on mortality and the 253 patients with missing data on mortality.

最后强调一下，一篇论文的敏感性分析是从不同的角度对结果的稳定性进行评估，不限于上述所列的五个角度。要做出一篇高质量的论文，需要开动批判性的思维，从不同的角度对自己的论文提出质疑，然后自我解答。在做数据分析时要做到不厌其烦、深入彻底，不放过任何一个细节。在阅读文献时，多关注论文中的敏感性方法，学习他人的分析方法。

例 12-11　发表在*NEJM*的一篇题为"体重波动和冠心病人结局"的论文[7]，列出了5种敏感性分析，其中包括对研究人群的敏感性，对X的测量方法和定义的敏感性，对Y的测量方法和定义的敏感性。原文：Sensitivity analyses were conducted as follows: first, by excluding patients with only two bodyweight measurements; second, by excluding patients with a history of heart failure; third, by calculating body-weight variability after excluding measurements in months 3 and 9 (in order to use evenly spaced measurements of body weight); fourth, by using other measures of variability ($\pm$ SD, coefficient of variation, and variability independent of the mean) to evaluate the consistency of the results; and fifth, by calculating body-weight variability over different cutoff points (18 months, 24 months, and 30 months) and evaluating the risk of the primary and secondary outcomes beyond those cutoff points.

（陈常中）

参考文献

[1] Farrar D, Fairley L, Santorelli G, et al. Association between hyperglycaemia and adverse perinatal outcomes in south Asian and white British women: analysis of data from the born in Bradford cohort[J]. The Lancet Diabetes & Endocrinology, 2015, 3(10): 795−804.

[2] Sotos-Prieto M, Bhupathiraju S N, Mattei J, et al. Association of changes in diet quality with total and cause-specific

mortality[J]. The New England Journal of Medicine, 2017, 377(2): 143-153.

[3] Venners S, et al. Paternal smoking and pregnancy loss: A prospective study using a biomarker of pregnancy[J]. American Journal of Epidemiology, 2004, 159(10): 993-1001.

[4] Korrick S, et al. Association of DDT with spontaneous abortion[J]. Annals of Epidemiology, 2001, 11(7): 491-496.

[5] Chen C, et al. Tofu consumption and blood lead levels in young Chinese adults[J]. American Journal of Epidemiology, 2001, 153(12): 1206-1212.

[6] Kaddourah A, Basu R K, Bagshaw S M, et al. Epidemiology of acute kidney injury in critically ill children and young adults[J]. The New England Journal of Medicine, 2017, 376(1): 11-20.

[7] Bangalore S, et al. Body-weight fluctuations and outcomes in coronary disease[J]. The New England Journal of Medicine, 2017, 377(1): 94-96.

第十三章
关联分析 SCI 论文写作

论文写作是临床研究后期的重要工作之一，其实质是将此前的工作进行梳理、总结，并以规范、有序、客观的形式呈现给其他研究者以供借鉴及参考。需强调的是，论文写作技巧只能起锦上添花的作用。当研究者此前的工作均齐备且完善后，论文写作应是一个水到渠成的过程。将"宝"押在论文写作上却忽略前期的各项工作实不恰当。因此，尽管本章旨在介绍关联分析SCI论文写作的注意事项及相关技巧，但研究前期的工作，包括合理的研究假设建立、高效的论文检索及归纳、清晰而规范的研究设计及执行、合理的数据分析以及数据分析结果的解读及其证据力度的思辨才是重中之重。

第一节 · 什么是高质量的 SCI 论文

研究者常疑惑：某些高影响因子临床研究文献看似"平常"，却能发表在专业领域的顶刊上。而自己的研究非常"高大上"，却屡被拒稿。要回答此问题，不妨对比已发表的两篇相同主题的论文。

一、相同主题论文的立题依据对比

表13-1中两篇文章同为探讨体重相关指标与心脑血管疾病（CVD）相关结局的关联。在立题依据上，第一篇文献的临床价值体现于对目前已广泛应用的测量指标进行优化（单用BMI→BMI+腰围）。但文献中，**作者并未阐明为何需要做这种优化**。如果不优化，会有何后果。通过对比发现，**高影响力的文献对研究动机阐明得很清楚**，其理由为减重是最常见的医疗处置方案，但减重造成的体重波动是否会导致更糟糕的后果还未可知。因此，其临床价值得以凸显（所有人都认可的常规诊疗策略可能会导致更严重

的后果，因此，该问题亟须解决）。在《加强流行病学观察性研究（STROBE）的报道：解释和阐述》[3]指南中明确指出："除交代研究背景外，研究者还需要交代研究的动机。"因此，通过例文的比较可知："**明确的研究假设**"是一篇论文的核心。"明确"指的是当研究者在撰写论文时，应事先在基于文献、数据分析结果的基础上，明确回答下列三个问题：① 你解决了什么样的临床问题（X和Y分别是什么）；② 该问题是否需要解决（研究动机）；③ 解决了会带来什么样的好处（临床价值）。**尤其是研究动机，在某种程度上决定了一篇论文理论上可触及高度的上限。**

表 13-1　立题依据的对比：体重指标与心脑血管疾病的关系研究

期刊和年份	题　目
论文1：Journal of Cellular Biochemistry, 2018, IF=3.4分	Predictive values of obesity categories for cardiovascular disease risk factors in Chinese adult population[1]
论文2：NEJM, 2017, IF=74.6分	Body-weight fluctuations and outcomes in coronary disease[2]

研究立题依据（根据前言进行简译）：
论文1：肥胖与心脑血管疾病（CVD）的危险因素（高血压、冠心病等）密切相关。因此，常用反映肥胖程度的体重指数（BMI）、腰围筛查CVD的危险因素。国外有文献建议用BMI联合腰围可提高筛选的效率，但在中国人群中尚无证据。**所以决定做。**
论文2：肥胖是冠心病的独立危险因素。但在已经确诊为冠心病的患者中，两者的关联会更为复杂（即不能单纯以"是否危险因素"简单判定）。几乎所有的医生均会建议患者减重，但这种减重的治疗势必会造成体重波动。对于冠心病患者而言，体重的波动是否会导致更为严重的后果目前尚未可知。**所以决定做。**

■ 二、相同主题 SCI 论文的研究设计对比

表13-2中展示了两篇文章的研究设计参数。

表 13-2　例文研究设计的对比：体重指标与心脑血管疾病的关系研究

论　文　1	论　文　2
X（感兴趣的自变量、暴露因素、原因等）	
肥胖等级。是基于中国肥胖工作组的定义	体重波动，同时用了四个指标以代表体重波动，包括平均连续变异度，标准差（SD）、变异系数、独立于均值的变异度
Y（结局变量）	
高脂血症、糖尿病、高血压、福明翰（Framingham）危险因素积分等	任一冠状动脉事件（发生冠心病死亡、非致死性心肌梗死、复苏后心脏骤停、血运重建或心绞痛中的任何一种）。任何心血管事件（发生冠状动脉事件、脑血管事件、外周血管疾病或心力衰竭中的任何一种）
Z（混杂因素、协变量）	
吸烟史、身体活动、职业和酒精摄入量	年龄、性别、人种、糖尿病、高血压病史、吸烟状态、基线的血脂状态

（续表）

论　文　1	论　文　2
数据来源、研究类型与样本量	
某医院体检中心数据，横断面，9 844例	RCT数据的二次分析，10 001例

（1）两者相比，对于X的定义尚无统一标准的情况下，高质量SCI论文的X设置常用多种同类指标"集火"阐明，而非刻意挑选用哪一种指标合适。部分研究者往往在指标的选择上陷入纠结。譬如某研究者拟申请一项临床课题，其目的是观察肥胖与心血管患者不良预后的关联。然而，研究者在选取代表肥胖的人体学指标时纠结于到底该使用腰围、BMI、臀围、腰臀比中的哪一个。殊不知在条件允许的情况下，为何不能全要？正如表13-2所列的论文2中，研究者就未纠结于到底用何种指标代表"体重波动"，而是尽量囊括了目前常用于评估波动的指标，并分别进行数据分析以观察结果是否稳健。

（2）高质量的论文在设置结局变量时会分别设置首要、次要结局以分别阐明，对于心血管疾病的研究将结局设置为复合终点事件则更为常见。

（3）高质量论文的数据来源质量更高、样本量更大、研究类型的证据级更高。表13-2论文2中的数据来源于多中心的RCT研究，两篇论文的样本量尽管相近，但证据级别更高，因为RCT与体检数据相比，具有严格的数据质控管理流程。

（4）高质量论文的研究设计细节在呈现方面更为合理。相反，通过"话术"以提高文章本身的临床价值，其结果往往弄巧成拙。譬如：有的研究者为提高研究的证据级别而加入"前瞻性"这样的词，但并未提供研究的注册号；又譬如：有的研究者为显示样本量"大"，在文章中描述"共纳入43万例样本，排除数据有缺失的42万例样本后，余1万余人"。然而，丢失如此多的样本，怎能说服审稿人或读者相信本研究不存在"选择偏倚"。因此，**清晰的研究设计**，即在文章中有重点、有条理、真实、清晰地呈现整个研究的过程及各项参数。此为高质量论文必备的要素。

▪ 三、 相同主题论文结果及临床意义呈现的对比

表13-3中展示了两篇文章的结果呈现及数据分析策略的不同。

表13-3　例文结果及临床意义呈现的对比：体重指标与心脑血管疾病的关系研究

论　文　1	论　文　2
核心结果所用的统计学方法	
调整混杂因素	
采用逻辑回归（即Y是二分类变量）/广义线性回归（即Y是连续变量）	调整混杂因素 分别采用time-vary Cox模型和standard Cox模型对混杂因素进行调整

（续表）

论　文　1	论　文　2
核心结果是否使用敏感性分析	
无	有，下列仅为部分展示 ① 将 X（体重波动相关指标）当成分类变量计算； ② 分别用不同的 X（四个指标）建立不同的回归模型，并分别观察这些回归模型的结果； ③ 调整平均体重及体重变化差值（正负数，非绝对值）； ④ 排除有心衰者（利尿等导致体重波动）； ⑤ 排除随访间隔不等者，剩余随访时间均相同
核心结果呈现	
效应值（可信区间），对结果的临床意义解释较少	效应值（可信区间），对结果进行了临床意义的解读

（1）两者相比，高质量论文更注重结果的稳健性。试想：如研究所得结果在数据分析参数轻微变动或指标变换后其趋势即发生明显的变化，该结果如何取信于读者？因此，高质量论文常根据临床实际情况、研究设计的参数变化等对研究可能存在的"不稳定"因素进行预先排查，从而使结果更可靠。如论文2中，作者排除了心力衰竭患者。因为心力衰竭相关治疗（例如大量利尿）所造成的脱水可能导致患者体重下降，从而在短期内出现反复波动。此情况下，研究者无法判定究竟是体重波动导致了不良结局还是心力衰竭相关治疗所造成的影响，故而需要排除。此外，通过对不同的体重波动指标的数据类型（连续/分类）、测量方式均进行计算，结果表明无论指标的表现形式有何种变化，结果均稳定，即体重波动会导致不良结局。

（2）高质量论文在呈现结果时不仅呈现图表，且会将结果与临床实际相耦合，当成一个整体进行结果的解读与分析。然而不少研究者在结果部分的描述中，未对效应值和可信区间所代表的临床意义进行解读。**其间，多为"……有/无显著相关性；……有/无预测能力"的描述**。相反，高质量论文中，作者在结果描述时，除呈现结果的数字外，还对数字本身所代表的临床意义进行了描述及解读，增加了结果的可阅读性。笔者列举了部分译文：

1）在非时间依赖协变量模型中，体重变异性每增加1 SD (1.62 kg)，任一冠状动脉事件的风险增加4%（风险比，1.04；95% CI，1.02～1.06；$P<0.001$）……

2）充分调整模型中，患者体重变异度排位最高组冠状动脉事件的风险增加64%（风险比1.64）；任何心血管事件的风险增加85%（风险比1.85）；死亡的风险增加124%（风险比2.24）；心肌梗死风险增加117%（风险比2.17），卒中风险增加136%（风险比2.36），新发糖尿病风险增加78%（风险比1.78）。

因此，**结果及其临床意义**是高质量研究的关键。如果说"明确的研究假设"决定了论文理论上可触及高度的上限，"清晰的研究设计"决定了审稿人及读者对论文结果及结论可信度的评估，那么"结果及其临床意义"则将"理论"变为现实。

▪ 四、 相同主题论文的证据力度思辨对比

表13-4列出了两篇例文对证据力度思辨的不同。通过比较可以看到：

表 13-4　对证据力度思辨的不同：体重指标与心脑血管疾病的关系研究

论　文　1	论　文　2
对结果的总结	
肥胖类别的增加与高血糖、高血压和……评分相关。在相当程度上，中国的肥胖类别将识别出那些与代谢异常相关、增加心血管疾病风险的人群	体重波动与心血管事件甚至死亡的风险密切相关。该关联性独立于平均体重及传统的危险因素
对结果的局限性、偏性的大小和方向进行评估	
研究范围局限于中国某市。样本来自体检人群，参加本研究的代谢紊乱人群比例更高。数据仅包含心脏代谢危险因素	① 较高的体重变异性可能是严重的既往疾病的标志，预后更差。然而，研究使用的数据来自一项随机试验，排除了预后不良的患者。 ② 收缩期心力衰竭患者的体重可根据体液量的状态而波动。然而，纽约心脏协会ⅢB和Ⅳ级心衰患者被排除在试验之外。 ③ 该研究没有评估体重波动是有意的还是无意的，这些因素可能对预后有不同的影响
对结果证据力度的总结	
肥胖类别可作为一种筛查工具，用于识别中国成年人心血管疾病的危险因素。这在国内尚属首次，证明了结合BMI和腰围的肥胖分类在识别成人心血管疾病危险因素方面的有效性	体重变化与心血管事件、死亡风险的显著增加有关。但本研究测试的是关联性而非因果关系

（1）**论文2对结果的总结更为客观及收敛**，其往往只围绕结果本身，且结果与结论匹配度高，并不会为了突出临床价值而加以主观的、与结果不匹配的结论。尽管通过高级别研究设计及高质量研究数据并通过多种数据分析策略得到了稳定的结果，但其仍仅能得出"体重波动与心血管事件甚至死亡的风险密切相关。该关联性独立于平均体重及传统的危险因素"的结论。论文1如果要得出结论："在相当程度上，肥胖类别将识别出（identifying）那些与代谢异常相关、增加心血管疾病风险的人群。"则需要增加相应的统计分析，包括ROC的曲线下面积、特异性、敏感性等。因为identifying一词有识别/归类/诊断的含义，并非关联分析研究的结论措辞。如果用"肥胖类别"识别高危人群，需要呈现"误诊率"和"漏诊率"等结果。

（2）**高质量论文更注重于通过结果的局限性和偏性的描述**，明示其存在的不足，并据此进行基于既往文献、敏感性分析的解释及校正，最终使人信服。在高质量论文中，作者提前预判了研究结果可能存在的局限性及偏性，未雨绸缪的通过敏感性分析进行论证。

（3）在对证据力度的总结上，高质量论文往往能更好地综合结果、临床意义、研究缺陷三者，最终恰如其分地对自己的研究价值进行定位。论文2研究者的结论非常贴切，甚至有些过于"保守"。研究者通过RCT的数据二次分析，且做了如此多的敏感性分析，最终仅得出"体重变化与结局发生显著增加有关。但本研究测试的是关联性而非因果关系"。

因此，做好**对证据力度的思辨**同样是高分SCI的特征。其可让论文在审稿过程中规避不必要的陷阱并提高文章的整体科学价值，是整个论文写作过程中不可或缺的一环。其核心便是：综合结果、临床意义和研究缺陷这三者，最终恰如其分地对自己的研究价值进行定位。

第二节·关联分析论文撰写的写作原则

■ 一、一篇文章只说一件事

论文撰写之初，需设定一个明确的研究假设，并在该假设框架内完成论文撰写的全过程。《文心雕龙》论说篇曾言：义贵圆通，辞忌枝碎。很多临床研究初学者在论文撰写时常缺乏明确的研究假设，导致整篇文章通读后，不明作者的真正意图，甚至不知该如何对其文章进行评估。造成这种现象的原因常见于下列三种情况：

（1）作者有很多的"阳性"发现，想通过在一篇文章中集体呈现以获取审稿人的好感，增加文章被接收的可能性。此类论文的结论常为：A、B、C、D是某结局的独立危险因素。然而：

1）这种将结果集中呈现的场景多见于描述性研究。譬如在一篇发表于 *NEJM*[4] 的描述性研究中（图13-1），作者以短暂性脑缺血及轻微缺血性中风患者作为研究对象，以5年后中风是否复发作为结局，以多因素Cox回归模型评估了不同的危险因素与结局的关联。最终，作者通过森林图集中呈现了各变量的效应值及可信区间。然而，在其他研究类型中（队列、横断面、病例对照、随机对照临床试验）（表13-5），更常见的场景为仅围绕一个研究假设（*X* & *Y*）"做"文章。即使很多高质量临床研究SCI文献看似有多个"*X*"或者多个"*Y*"，但这些*X*和*Y*常可从临床上归为一类（例：FEV1、FVC均属于肺功能，虽然是两个指标，但仍可看作一个"*X*"），也依旧符合**"一篇文章只说一件事"**的原则。

2）多个研究假设的同时呈现往往"多"，却不"精"。看似呈现了较多的内容及信息，但均不能清晰阐明。譬如，当研究者试图同时呈现多个"阳性"结果时，往往无法清晰的对每一个"阳性结果"是否可靠（稳健）、是否有更多有待挖掘的东西（特殊人

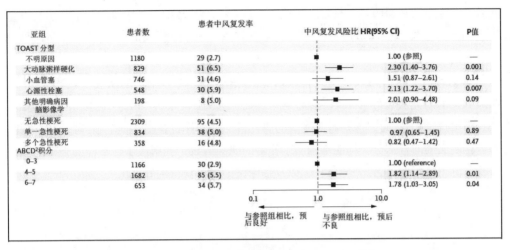

图 13-1 不同危险因素的集中呈现（Amarenco 等）

群？曲线关系？）进行说明。最终，这种"多"而不"精"的结果呈现反而不利于将研究本应有的临床价值充分表达出来。

表 13-5 其他研究类型中研究假设的呈现

研究类型	研究假设	结 论	期刊和年份
RCT	X：鲜胚 vs 冻胚；Y：妊娠结局；人群：无多囊卵巢综合征（PCOS）的女性	冷冻胚胎移植并未导致持续妊娠或活产率显著高于新鲜胚胎移植	NEJM[5] IF=74.6, 2018
队列	X：基线时尿酸（SUA）；Y：是否痴呆；人群：法国 65 岁以上老年男性	老年人患痴呆症的风险可能随着高 SUA 水平而增加	Annals of the Rheumatic Diseases[6] IF=16, 2017
横断面	X：17 个指标，但临床可归类为心脑血管疾病标志物；Y：白细胞端粒长度；人群：美国成年人	白细胞端粒长度与多种心血管疾病标志物的密切相关	PLoS Medicine[7] IF=10, 2016
队列	X：血脂异常及血脂变异度；Y：中风+心肌梗死，临床可归类为粥样硬化性心血管病（ASCVD）；人群：20～39 岁的韩国人	轻度的基线血脂水平异常与未来发生 ASCVD 事件（特别是心肌梗死）的风险增加有关，而对血脂变异性的测量则不相关	Circulation Research[8] IF=15.8, 2020
病例对照	X：是否胃肠道感染；Y：是否显微镜下结肠炎；人群：瑞典 1990—2016 年诊断出的所有成年显微镜下结肠炎患者	胃肠道感染，尤其是艰难梭菌，与随后发生显微镜下结肠炎的风险增加有关	Gastroenterology[9] IF=19, 2021

（2）作者尝试通过临床研究的数据去观察某种可能存在的机制或通路。譬如研究假设为打火机（X）与肺癌（Y）的关联（非真实研究，仅作为举例）。在阐明两者关联的

同时，引入了"是否吸烟"变量，最终，通过一系列的数据分析（调整吸烟状态、以是否吸烟作为分层、中介效应分析等）表明真正导致肺癌的"元凶"是香烟，而非打火机。然而，其研究假设依然建立在"一篇文章只说一件事"的基础上。

本文列举了两篇均来自澳大利亚妇女健康队列（ALSWH）的例文（表 13-6）。这两篇例文的研究假设均为 X（多囊卵巢综合征）与 Y（糖尿病/哮喘）的关系是否受到 Z（BMI）的影响。然而，这种看似复杂的研究目的，同样旨在描述一个临床假设。因此，作者在例文的前言部分，均明确阐明了作者的研究假设（我解决了什么样的临床问题），研究动机（该问题是否需要解决），以及临床价值（可获得的好处）。

表 13-6 基于机制/通路观察的研究实例

研究假设	研究动机	期刊和年份
X：是否多囊卵巢综合征（PCOS） Z：BMI Y：是否新发糖尿病 人群：18～23岁澳大利亚健康女性	关于多囊卵巢综合征对2型糖尿病的独立影响存在争议。质疑者认为这主要发生在肥胖的背景下。这直接影响了各国对多囊卵巢综合征妇女进行糖尿病筛查策略的政策制定	Diabetes Care[10] IF=15, 2019
X：是否多囊卵巢综合征 Z：BMI Y：是否新发哮喘 人群：18～23岁澳大利亚健康女性	哮喘导致巨大的社会经济负担，且PCOS的女性哮喘发病率有增加趋势。因此，重要的是需确定PCOS是否具有复杂的基础机制，是否是哮喘的独立危险因素。但是，以前没有基于社区的探索哮喘和PCOS之间的关联以及BMI对两者关系影响的研究	European Respiratory Journal[11] IF=13, 2017

（3）以构建预测（诊断）模型为研究目的的临床研究。此类研究通过单个/多个变量构建可用于诊断（预测）某结局的模型。主要目的非阐明关联关系，而是指导临床筛查/诊断或预测，有的研究可进展为影响临床决策的模型。本章节内容主要针对关联分析，因而对于模型类研究暂未涉及。

综上，对于关联分析类SCI论文撰写，大多数情况下应选择一个明确的主题，并围绕该主题做文章。一篇文章只说一件事，说清楚一件事已足够。

▪ 二、一步一回头

研究者在关联分析SCI论文撰写时，尽量确保**在前言和讨论中所提及或表达的观点均有参考文献或研究数据的支撑**。此外，需注意**所引参考文献的质量及年份**。其道理便是"取法乎上"。例如表13-7中所涉的两篇例文均来自 *NEJM* 杂志，第一篇是2018年发表的RCT研究。该研究以非多囊卵巢综合征的女性为研究对象，比较了鲜胚移植与冻胚移植对妊娠结局的影响。作者在交代研究动机时引用了一篇2016年同样发表于 *NEJM*

的文献。这篇引用文献同样比较了鲜胚移植与冻胚移植对妊娠结局的影响，但人群换成了有多囊卵巢综合征的女性。因此，作者对标这篇两年前发表的同类（同 *X* 同 *Y*）文章，完成了研究假设建立（换人群）、研究设计、数据分析等。另一篇例文讲述了作者以大样本队列观察肠促胰岛素（西格列汀）与心衰的关联。作者在解释研究动机时，列出了 4 篇同 *X* 同 *Y* 的文章作为引文（3 篇为 *NEJM*，1 篇为 *Circulation*），并指出正是这 4 篇文献的结果互相冲突，因此才需要通过大样本的观察性研究重新评估。此外，两篇例文中几乎在前言和讨论的每一句话后面都有参考文献，且**用于支撑起研究动机的参考文献，均为高影响因子的文献。**

表 13-7　基于"一步一回头"原则的范文实例

参考文献 *NEJM*（IF=74.69，2018 年）[5]

前言（节选）	研究动机的支撑文献
体外受精（IVF）传统为鲜胚移植，在试管婴儿的最初几十年中，卵巢过度刺激的使用允许多个胚胎的发育和移植【文献】。随着体外受精技术的进步，多胎妊娠的数量增加，导致移植的胚胎数量逐渐减少【文献】。胚胎冷冻是为了在新鲜周期不成功的情况下进行后续移植。小型随机试验的结果表明，在新鲜的试管授精周期中冷冻所有胚胎，然后在随后的周期中解冻冷冻移植（冷冻胚胎移植）可能会提高怀孕率【文献】	在中国的一项多中心随机试验中，多囊卵巢综合征女性冷冻胚胎组的活产率明显高于新鲜胚胎组（49% vs 42%，$P=0.004$）【7】。然而，关于冷冻胚胎移植是否会改善**没有多囊卵巢综合征的不孕女性的结局**仍存在疑问。 **支撑文献** Chen Z J, Shi Y, Sun Y, et al. Fresh versus frozen embryos for infertility in the polycystic ovary syndrome. New England Journal of Medicine, 2016, 375: 523-533.

参考文献 *NEJM*（IF=74.69，2018 年）[12]

前言（节选）	研究动机的支撑文献
肠肽类药物的安全性存在争议。尽管研究者更倾向于研究其胰腺不良事件，但对心力衰竭风险的关注也与日递增【文献】。SAVOR-TIMI 53 试验发现，DPP-4 抑制剂 Saxagliptin 组患者因心衰住院的风险比安慰剂组增加了 27%【文献】。而阿格列汀与标准护理(Standard of Care)试验【文献】和西格列汀心血管结局评估试验【文献】显示阿格列汀和西格列汀的患者因心力衰竭住院的总体风险相对于对照组并没有增加。这些试验和其他正在进行的试验都不足以有效地解决这个问题，少数几个针对这个问题的观察性研究得出了混合的结果【文献】	SAVOR-TIMI 53 试验发现，DPP-4 抑制剂 Saxagliptin 组患者因心衰住院的风险比安慰剂组增加了 27%【2，3】。而阿格列汀与标准护理(Standard of Care)试验【4】和西格列汀心血管结局评估试验【5】显示阿格列汀和西格列汀的患者因心力衰竭住院的总体风险相对于对照组并没有增加。 **支撑文献** Scirica B M, Bhatt D L, Braunwald E, et al. Saxagliptin and cardiovascular outcomes in patients with type 2 diabetes mellitus. New England Journal of Medicine, 2013, 369: 1317-1326. Scirica B M, Braunwald E, Raz I, et al. Heart failure, saxagliptin, and diabetes mellitus: observations from the SAVOR-TIMI 53 randomized trial. Circulation, 2014, 130: 1579-1588. White W B, Cannon C P, Heller S R, et al. Alogliptin after acute coronary syndrome in patients with type 2 diabetes. New England Journal of Medicine, 2013, 369: 1327-1335. Green J B, Bethel M A, Armstrong P W, et al. Effect of sitagliptin on cardiovascular outcomes in type 2 diabetes. New England Journal of Medicine, 2015, 373: 232-242.

综上，"一步一回头"原则指在论文撰写过程中，尽可能避免无根据的臆断。在论述观点及陈述情况时需用参考文献和/或数据分析结果进行支撑。此外，参考文献的质量及年份亦很重要。特别是**对于研究动机的支撑文献，应尽可能对标高质量的文献以做到"取法乎上"。**

▪ 三、逻辑串如珠

理论上，任何科学性论文都应注重逻辑。清晰的逻辑有助于帮助审稿人及读者快速理清论文内容。多数情况下，关联分析SCI论文的逻辑分为三种：① 转折（虽然……但是……），即前后两句话（段落）之间的意思相反，常用代表词为however，but等；② 承（因为……所以……），常用代表词为therefore，thus等；③ 和（……和……），两句话（段落）之间的意思平行，常用代表词为and等。**研究者在进行整篇论文大纲布局、具体段落写作时，不妨在每一句话（段落大意）前加入上述三种连接词。如果语句通顺，则逻辑链完整。反之，则需要重新修订。**

以一篇发表于*JAMA*[13]期刊的文献为例。该例文中，研究者试图说明某指标是卵巢储备功能的标志物。前言第一段，作者通过"承"作为逻辑主线，将各个句字进行串接（表13-8）。此外，以整个前言的段逻辑关系而言，作者的逻辑关系为：因为（虽然第一段，但是第二段）+（所以）第三段。

另一篇例文[14]同样也符合"逻辑串如珠"的原则。作者在前言某一段的段落中通过转、承、和的搭配介绍了羟氯喹为什么会被广泛用于新冠治疗。此后，作者通过转折"然而"引出羟氯喹治疗存有隐患，并介绍了该隐患是什么。而针对整个前言段与段之间的逻辑进行分析可知前言整体主要通过"承"的关系引出了作者想要解决的临床问题（到底有没有效果）以及研究动机（药不靠谱，研究不靠谱，还推荐大家用）。

表 13-8　逻辑串如珠论文实例

JAMA（IF=56.2，2017年）[13]

前言句逻辑关系分析	前言段逻辑关系分析
（因为）女性有意将孕龄延后，（所以）导致大龄孕妇比例的增加。（因为）其年龄的增加，（所以）导致卵母细胞与卵泡池功能下降。（因为）卵母细胞与卵泡池功能下降，（所以）颗粒细胞分泌抗缪勒激素与抑制素B下降。（因为）抑制素水平下降，（所以）导致卵泡相期间FSH更早及更快的升高。综上，抗缪勒激素与抑制素B是卵巢功能储备的标志物	第一段主题句：（虽然）卵泡早期FSH和抑制素B被认为是卵巢储备的生物标志物。 第二段主题句：（但是）这些生物标志物预测生殖潜能的能力尚不确定。 第三段主题句：（所以）本研究的目的是确定卵巢储备的生物标志物（早期卵泡期血清AMH、血清FSH、血清抑制素B和尿FSH）在多大程度上与生殖潜能相关

NEJM（IF=74.69，2020年）[14]

（续表）

前言句逻辑关系分析	前言段逻辑关系分析
（因为）氨基喹啉类氯喹和羟氯喹被广泛用于治疗疟疾和风湿病，并因其抗炎和抗病毒作用被认为是新型冠状病毒的有效治疗药物。（所以）在美国，食品和药物管理局于 2020 年 3 月 30 日发布了紧急使用授权，允许对未参加临床试验的 Covid-19 患者使用这些药物。（and）指南建议，这些药物应用于有肺炎迹象的住院患者。（and）它们已在世界各地数千名 Covid-19 患者中使用。（然而）迄今为止，还没有可靠的临床试验表明这些药物对这种疾病的疗效。（and）现有的数据来自小型研究，这些研究要么是不受控制的，要么是在检测有意义的临床效果方面力度不足	第一段主题句：（因为）迄今为止，还没有可靠的临床试验表明这些药物对这种疾病的疗效。 第二段主题句：（and）既往认为羟氯喹治疗新冠有效的研究其结果难以解释。 第三段主题句：（and）我们的中心也不例外的在用羟氯喹治疗新冠。 第四段主题句：（所以）我们在纽约市一家为大量 Covid-19 患者提供护理的大型医疗中心研究了羟氯喹使用与呼吸衰竭之间的关联

综上，关联分析的论文写作需确立明确的研究假设，并围绕该假设进行整个文章框架的布局与写作。在布局及具体写作时，需建立完整而连贯的逻辑线（段-段、句-句），并通过足以承载自身观点及描述的文献及数据分析结果对这些逻辑线进行填充。

第三节 · 关联分析论文写作——题目、摘要

关联分析论文的"题目"及"摘要"是一篇文献的梗概，是审稿人/读者常先接触的部分。通过题目和摘要，审稿人/读者可快速大致了解论文的基本内容，并建立初步印象。因此，本节将对论文的起始部分——题目、摘要进行详述。

一、题目写作要点

关联分析论文题目的常见类型可粗分为四大类，笔者将其命名为公式型、结论型、悬念型和标书型。需说明的是，这四类题目的分型并无高低优劣之分，研究者需根据自身情况，在合适的时机选取合适的题目。

1. 公式型 公式型题目较适合初次接触关联分析临床研究的研究者。其组成为"*X* and *Y*：研究类型 ± 研究人群"。此类题目中，常用 association，associated 等词句以突出"关联分析"的本意。公式中，包含了关联分析临床研究中最主要的参数：研究假设（*X* and *Y*）、研究人群、证据级别等级（研究类型）。该题目类型因包含信息丰富，常被用于不同影响因子的 SCI 文献中。

公式型题目的优点包括：

（1）"简""明"：读者/审稿人可在短时间内通过简短的题目了解到更多明确的信息。

（2）"稳"：与后面介绍的题目类型相比，此类题目更为"平庸"，但中正平和的特点反而减少了很多不必要的麻烦。通过pubmed数据库，笔者随意挑选了近期发表的部分高分SCI论文题目（表13-9），以作一观。

表13-9 公式型题目范例

例 文 题 目	对应公式部分	期刊和年份
Association between intracerebral hemorrhage and subsequent arterial ischemic events in participants from 4 population based cohort studies[15]	Association between X and Y in 研究人群：研究类型	JAMA Neurology IF=12.3, 2021
Association of mirabegron with the risk of arrhythmia in adult patients 66 years or older: a population-based cohort study[16]	Association of X with Y in 研究人群：研究类型	JAMA Internal Medicine IF=20.7, 2019
Association of first trimester prescription opioid use with congenital malformations in the offspring: population based cohort study[17]	Association of X with Y in 研究人群；研究类型	BMJ IF=27.6, 2021
Association between urinary community acquired fluoroquinolone resistant Escherichia coli and neighbourhood antibiotic consumption: a population-based case-control study[18]	Association X and Y: 研究类型	Lancet Infectious Diseases IF=27.5, 2019
Family income inequalities and trajectories through childhood and self-harm and violence in young adults: a population- based, nested case-control study[19]	X and Y in 研究人群：研究类型	Lancet Public Health IF=12.2, 2018
SARS-CoV-2 seropositivity and subsequent infection risk in healthy young adults: a prospective cohort study[20]	X and Y in 研究人群：研究类型	Lancet Respiratory Medicine IF=22.9, 2021

2. 结论型 与公式型题目一样，结论型题目亦常见于各种等级的SCI期刊中。结论型题目易给人较深刻的印象，其常应用于以下研究，具体范例见表13-10。

（1）描述性研究：在部分描述性研究中，作者往往以结论作为题目。其目的旨在突出该描述性研究所发现的某些较"新"或较有"特点"的结果。譬如"X-linked recessive TLR7 deficiency in ~1% of men under 60 years old with life-threatening Covid-19"[21]（在60岁以下的重症新冠感染男性患者中，约1%患有X连锁隐性TLR7缺乏症）。"Autoantibodies neutralizing type I IFNs are present in ~4% of uninfected individuals over 70 years old and account for ~20% of Covid-19 deaths"[22]（中和 I 型干扰素的自身抗体存在于约4%的70岁以上未感染个体中，占Covid-19死亡的约20%）。

（2）分析性观察性研究（队列、病例对照、横断面）：部分分析性观察性研究中，亦尝试以结果作为题目。然而，此类题目的比例较少，且仍然以关联作为主要描述的背景。研究者在拟定题目时，如以太过绝对且明确的"结果"作为题目，需谨慎。例如，下列题目很可能招致审稿人的质疑，包括"高X可降低Y的死亡""高X可有效提高Y的成功率""X可有效预测Y的结局"等。但作者如有强烈展示本研究核心结果的意愿，可进行下列修订：从"高X可降低Y的死亡"改为"高X与较低的死亡率相关"或"X与Y呈负相关"。此类题目既展示了主要发现，予人强烈印象，且较谨慎。

笔者列举了几篇高影响因子的结论型题目例文。这些题目的文章来源均为分析性观察性研究。其题目尽管为结论型，却非常严谨。

例文 Serum magnesium is inversely associated with heart failure, atrial fibrillation, and microvascular complications in type 2 diabetes[23]（血清镁与 2 型糖尿病的心力衰竭、心房颤动和微血管并发症呈负向关联）。

例文 Low plasma vitamin D is associated with adverse colorectal cancer survival after surgical resection, independent of systemic inflammatory response[24]（低血浆维生素 D 与手术切除后结直肠癌的存活率低相关，独立于全身炎症反应）。

例文 Long-term night shift work is associated with the risk of atrial fibrillation and coronary heart disease[25]（长期夜班工作与心房颤动和冠状动脉疾病的风险有关）。

（3）随机对照试验：随机对照试验以结论作为题目者较少，常见于较早阶段的临床前试验。在一项Ⅰb期研究中，研究者即以结论作为题目。例如"The TLR7 agonist vesatolimod induced a modest delay in viral rebound in HIV controllers after cessation of antiretroviral therapy"[26]（在停止抗逆转录病毒治疗后，TLR7 激动剂 vesatolimod 在 HIV 控制者中诱导病毒反弹的适度延迟）。

（4）当数据分析的核心发现具有特殊性时：在数据分析过程中，常伴随曲线关系、交互作用等特殊发现。当研究者欲突出这些特殊发现时，往往会以所发现的曲线形态、交互作用作为题目。例如"U-shaped association between serum uric acid level and risk of mortality: a cohort study"[27]（血浆尿酸水平与死亡风险的U形关系：一项队列研究）；"U-shaped association of serum uric acid with all-cause and cause-specific mortality in US adults: a cohort study"[28]（血浆尿酸水平与全因死亡及特殊原因死亡的U形关系：一项队列研究）。以有临床价值的交互作为题目者亦较多，包括"Indoor pollutant exposures（效应修饰因子）modify the effect of airborne endotoxin（X）on asthma（Y）in urban children"[29]（室内污染暴露可调节空气中内毒素对城市儿童哮喘的影响）；"Iron-containing micronutrient powders（效应修饰因子）modify the effect of oral antibiotics（X）on the infant gut microbiome（Y）and increase post-antibiotic diarrhoea risk: a controlled study in Kenya"[30]（含铁微量营养素粉可调节口服抗生素对婴儿肠道微生物组的影响并增加抗生素后腹泻风险：肯尼亚的一项对照研究）。

表 13-10　结论型题目范例

类　型	例文题目	期刊和年份
描述性研究	X-linked recessive TLR7 deficiency in ~1% of men under 60 years old with life-threatening Covid-19	Science Immunology IF=10.5, 2021
	Autoantibodies neutralizing type I IFNs are present in ~4% of uninfected individuals over 70 years old and account for ~20% of Covid-19 deaths	Science Immunology IF=10.5, 2021
分析性观察性研究	Serum magnesium is inversely associated with heart failure, atrial fibrillation, and microvascular complications in type 2 diabetes	Diabetes Care IF=15.2, 2021
	Long-term night shift work is associated with the risk of atrial fibrillation and coronary heart disease	European Heart Journal IF=23.2, 2021
	Low plasma vitamin D is associated with adverse colorectal cancer survival after surgical resection, independent of systemic inflammatory response	Gut IF=17.9, 2020
RCT	The TLR7 agonist vesatolimod induced a modest delay in viral rebound in HIV controllers after cessation of antiretroviral therapy	Science Translational Medicine IF=17.1, 2021
核心结果为曲线或交互	U-shaped association between serum uric acid level and risk of mortality: a cohort study	Arthritis Rheumatol IF=9.0, 2018
	U-shaped association of serum uric acid with all-cause and cause-specific mortality in US adults: a cohort study	Journal of Clinical Endocrinology and Metabolism IF=5.6, 2020
	Indoor pollutant exposures modify the effect of airborne endotoxin on asthma in urban children	American Journal of Respiratory and Critical Care Medicine IF=16.4, 2013
	Iron containing micronutrient powders modify the effect of oral antibiotics on the infant gut microbiome and increase post-antibiotic diarrhoea risk: a controlled study in Kenya	Gut IF=17.9, 2019

3. 悬念型　悬念型题目通常以疑问句的形式将研究假设和/或研究目的进行呈现。此类型题目的应用场景常为**拟研究的临床问题存在争议需阐明**。因此，悬念型题目更多见于汇集了多项同类研究并进行结果合并总结的"系统综述/meta 分析"等。以关键词"lung cancer"为例，在检索到的 41 573 篇综述中选取 500 篇综述阅读题目。其中，以悬念作为题目的文献所占比例约为 4%。而在非综述的文献中，影响因子 10 分以上的悬念型题目出现比例不足 0.1%（32/6 313）。此外，在短篇评述中，亦常用悬念型题目。例如"Is darbepoietin alfa linked to mortality during non-small cell lung cancer chemotherapy?"[31]（darbepoietin alfa 是否与非小细胞肺癌化疗期间的死亡率相关？）"Does an optimal management of brain metastases from oncogenic-driver non-small cell lung cancer exist?"[32]（是否存在针对致癌物所致非小细胞肺癌脑转移的最佳治疗）。

4. 标书型 顾名思义，标书型题目的特点为：① 高度概括研究内容；② 突出研究假设中最重要的部分。与"公式型题目"类似，标书型题目同样包含研究假设在内，但其往往更简略、更精练。此类题目在高质量期刊出现较多，特别是RCT中更为常见。其格式大意常为："X在某疾病的应用""X治疗某疾病的疗效""X用于某疾病的研究"等。标书型题目范例见表13-11。

表 13-11 标书型题目范例

题　　　目	研究类型	期刊和年份
Milrinone as compared with dobutamine in the treatment of cardiogenic shock[33] 米力农与多巴酚丁胺治疗心源性休克的比较研究	RCT	NEJM IF=74.6, 2021
A trial of hyperimmune globulin to prevent congenital cytomegalovirus infection[34] 超免疫球蛋白预防先天性巨细胞病毒感染的实验研究	RCT	NEJM IF=74.6, 2021
The natural course of unruptured cerebral aneurysms in a Japanese cohort[35] 日本队列中脑动脉瘤未破裂的自然过程	队列	NEJM IF=74.6, 2021
Protective effect of natural rotavirus infection in an Indian birth cohort[36] 天然轮状病毒感染对印度出生队列的保护作用	队列	NEJM IF=74.6, 2011
Effectiveness of bicycle safety helmets in preventing head injuries: a case-control study[37] 自行车安全帽预防头部损伤的效果：一项病例对照研究	病例对照	JAMA IF=51.2, 1996
Factors related to high dental caries experience in Palestinian pregnant women in the Jerusalem governorate: a cross-sectional study[38] 与耶路撒冷省巴勒斯坦孕妇高龋齿经历相关的因素：一项横断面研究	横断面	Lancet IF=59.1, 2018
Self-perceived health among children with spina bifida in the West Bank: a cross-sectional study[39] 西岸脊柱裂儿童的健康自我感知：一项横断面研究	横断面	Lancet IF=59.1, 2021

5. "亮点"的添加 除了上述四类题目类型外，部分研究者常在题目中加入统计学方法、数据来源、随访时间、设计类型等"亮点"以更好地展示自己的论文。然而，研究者必须有能力进行判断：**这些亮点是否足以"打动"审稿人。**

例文 Uric acid and incident dementia over 12 years of follow-up: a population-based cohort study (Annals of the Rheumatic Diseases, IF=17, 2016)[6]（尿酸与痴呆发病：一项基于自然人群且随访超过12年的队列研究）。题目中除了X（尿酸）与Y（incident dementia），研究类型（a population-based cohort study）外，还加了一个"over 12 years of follow-up"作为亮点。

例文 Association between angiotensin-converting enzyme inhibitors and lung cancer — a nationwide, population-based, propensity score-matched cohort study (Cancers, IF=6.1,

2020)[40]（ACEI与肺癌的关联：一项国家级，基于人群、倾向性评分匹配的队列研究）。在题目中，作者同时添加了统计学方法"propensity score-matched"以及数据来源"a nationwide"作为"亮点"。

例文 Statin treatment and muscle symptoms: series of randomised, placebo controlled n-of-1 trials (BMJ, IF=30, 2021)[41]（他汀类药物治疗与肌肉症状：一项随机、安慰剂对照、n of 1设计的临床研究）。作者使用了"n-of-1"这一特殊的研究设计，并作为"亮点"通过题目进行展示。

综上，在题目中加入研究设计方面"亮点"有助于提高文章质量。然而，研究者需注意：**如果没有十足把握判断拟添加进题目的亮点分量是否够重时，该"添加"的行为需谨慎。**

■ 二、摘要写作要点

1. 格式与字数要求 大多数临床期刊限定摘要字数为250字，体例为结构型摘要（包含目的、方法、结果、结论）。亦有部分期刊字数要求可放宽至400字（例如 *PLoS Medicine*），而格式则分为结构/非结构型摘要。需说明：结构型与非结构型摘要仅为格式的区别，两者在内容方面并无明显差异。因此，研究者在投稿前，应查阅目标期刊的"instruction for authors"，并根据其中的规定对论文摘要的体例及字数进行修改。

2. 摘要"目的"部分的写作要点 关联分析摘要的目的写作要点可分为两个内容描述。内容1为交代研究背景，即X与Y的关系是：没人做/有争议（1～2句话）。内容2（1句话）则交代研究目的，从而与第一句形成一个完整的逻辑：因为……所以……表13-12列举了部分文献例文，以供研究者写作时参考。

表 13-12 关联分析摘要"目的"部分写作范例

第 一 句	第 二 句	期刊名和年份
The impact of cardiovascular risk burden on brain pathologies remains unclear.	We aimed to examine the association of the Framingham General Cardiovascular Risk Score (FGCRS) with dementia risk, and brain pathologies.	Alzheimers Dement[42] IF=14.4, 2021
Intracerebral hemorrhage and arterial ischemic disease share risk factors, to our knowledge, but the association between the 2 conditions remains unknown.	To evaluate whether intracerebral hemorrhage was associated with an increased risk of incident ischemic stroke and myocardial infarction.	JAMA Neurology[15] IF=12.3, 2021
Autonomous cortisol secretion in patients with adrenal incidentalomas is associated with increased mortality, but detailed information about the risk associated with specific levels of autonomous cortisol secretion is not available.	To measure the association between mortality and levels of autonomous cortisol secretion in patients with adrenal incidentalomas.	Annals of Internal Medicine[43] IF=19.3, 2021

（续表）

第　一　句	第　二　句	期刊名和年份
Early-life mental health is known to be associated with socioeconomic adversity and psychological distress in adulthood, but less is known about potential associations with biomarkers and mortality.	To investigate the association between early-life mental health trajectories with biomarkers in midlife and premature mortality.	JAMA Psychiatry[44] IF=15.9, 2021
Loneliness is experienced by a third of older adults in the UK and is a modifiable potential risk factor for depressive symptoms. It is unclear how the association between loneliness and depressive symptoms persists over time, and whether it is independent of related social constructs and genetic confounders.	We aimed to investigate the association between loneliness and depressive symptoms, assessed on multiple occasions during 12 years of follow-up, in a large, nationally representative cohort of adults aged 50 years and older in England.	Lancet Psychiatry[45] IF=18.3, 2021

3. 摘要"方法"部分的写作要点　摘要的"方法"部分并无特定而统一的格式，但大多数论文均在摘要的"方法"部分交代清楚了 X、Y、研究时间、研究地点、人群特征、样本量组成。少数研究还会大致交代核心结果所用的统计学方法等。而 STROBE 指南则还要求在"方法"部分写清楚研究类型。研究者只要明确摘要"方法"部分所必须阐明的要素，并将其一一清晰列举即可。因为无论词句、格式如何改变，但需阐述内容则大同小异。表 13-13 中笔者列举了 3 篇文献作为例文，以供研究者写作时参考。

表 13-13　关联分析摘要"方法"部分写作范例

范　　　例	期刊和年份
We did a longitudinal study(研究类型) using seven waves of data that were collected once every 2 years between 2004 and 2017(时间), from adults aged 50 years and older(人群特征) in the English Longitudinal Study of Ageing (ELSA). The exposure was loneliness at baseline (wave two)(X), measured with the short 1980 revision of the University of California, Los Angeles Loneliness Scale (R-UCLA). The primary outcome was a score indicating severity of depression(Y) measured at six subsequent timepoints (waves three to eight), using the eight-item version of the Centre for Epidemiologic Studies Depression Scale (CES-D). Analyses were linear multilevel regressions(统计学方法), before and after adjusting for social isolation, social support, polygenic risk scores, and other sociodemographic and health-related confounders. The secondary outcome was depression diagnosis, measured using a binary version of the CES-D.	Lancet Psychiatry[45] IF=18.3, 2021
Prospective time-to-pregnancy cohort study (研究类型) (2008 to date of last follow-up in March 2016(研究时间)of women ($N = 981$)(样本量) aged 30 to 44 years without a history of infertility who had been trying to conceive for 3 months or less(人群特征), recruited from the community in the Raleigh-Durham, North Carolina, area(地点). Exposures are Early-follicular-phase serum level of antimüllerian hormone (AMH), follicle-stimulating hormone (FSH), and inhibin B and urinary level of FSH(X).The primary outcomeswere the cumulative probability of conception by 6 and 12 cycles of attempt and relative fecundability (probability of conception in a given menstrual cycle)(Y). Conception was defined as a positive pregnancy test result.	JAMA[13] IF=51.2, 2017

（续表）

范　例	期刊和年份
Design: Prospective cohort study.(研究类型) Setting: 21 low, middle, and high income countries across seven geographical regions (Europe and North America, South America, Africa, Middle East, south Asia, South East Asia, and China).(研究地点) Participants: 116 087 adults(样本量) aged 35–70 years with at least one cycle of follow-up and complete baseline food frequency questionnaire (FFQ) data (country specific validated FFQs(人群特征) were used to document baseline dietary intake(X). Main outcome measures: The main outcome was development of IBD, including Crohn's disease or ulcerative colitis. Associations between ultra-processed food intake and risk of IBD were assessed using Cox proportional hazard multivariable models. Results are presented as hazard ratios with 95% confidence intervals(Y).	BMJ[46] IF=27, 2021

4. 摘要"结果"部分的写作要点　摘要"结果"部分的写作要点可以"精、准"二字归纳。

（1）精：指的是在摘要结果呈现时，需精简。一篇论文所含结果尽管多少不等，但全数呈现于摘要的"结果"部分，实现的难度较大且没有必要。一般而言，**摘要的"结果"部分呈现核心结果即可**。何为核心结果？最能支撑研究者研究目的的结果。

如研究者旨在探讨X和Y的曲线关系，则摘要中可呈现曲线的形态及拐点两侧的变化趋势；如研究者旨在探讨X对Y的独立作用，则报道调整混杂因素干扰后的效应值（95%可信区间）。因此，在摘要部分呈现结果时，研究者需根据自己的研究目的选取最有价值的发现呈现予审稿人与读者。诸多文章中，笔者认为 NEJM 的结果呈现最为规范。初学者在写作时不妨以 NEJM 的期刊作为模板，进行仿写。

（2）准：指的是除呈现结果相关的数字外，尚需对结果数字代表的临床意义进行准确解读。这种解读往往与数字紧密连接，即使读者不明数字所代表的意义，但起码能看懂其所代表的临床意义。表13-14中，笔者列举了部分关联分析相关文献的摘要部分结果呈现形式，以供研究者写作时参考。

表 13-14　关联分析摘要"结果"部分写作范例

范　例	期刊和年份
The rate of hospitalization for heart failure did not increase with the use of incretin-based drugs as compared with oral antidiabetic-drug combinations among patients with a history of heart failure (hazard ratio, 0.86; 95% confidence interval [CI], 0.62 to 1.19) 括号前为对结果临床意义的解读，即X与Y无关 括号内为结果的数字部分，包括了效应值大小，95%可信区间范围	NEJM[47] IF=74.6, 2016
After adjusting for age, body mass index, race, current smoking status, and recent hormonal contraceptive use, women with low AMH values (<0.7 ng/mL [n = 84]) did not have a significantly different predicted probability of conceiving by 6 cycles of attempt (65%; 95% CI, 50%–75%) compared with women (n = 579) with normal values (62%; 95% CI, 57%–66%)	JAMA[13] IF=51.2, 2017

（续表）

范　例	期刊和年份
each increase of 1 SD in body-weight variability was associated with an increase in the risk of any coronary event (2091 events; hazard ratio, 1.04; 95% confidence interval [CI], 1.01 to 1.07; P = 0.01)	NEJM[48] IF=74.6, 2017
At 1 year, there was no significant difference in adjusted mortality between the groups (6.24% in the CABG group as compared with 6.55% in the PCI group; risk ratio, 0.95; 95% confidence interval [CI], 0.90 to 1.00). At 4 years, there was lower mortality with CABG than with PCI (16.4% vs. 20.8%; risk ratio, 0.79; 95% CI, 0.76 to 0.82)	NEJM[49] IF=74.6, 2012

5. 摘要"结论"部分的写作要点　摘要的"结论"部分是对整个摘要的总结。然而，部分研究者往往在结论部分对整个研究做出夸大、夸张的结论，这种妄图"拔高"临床研究价值的做法，往往会招致审稿人的质疑，反而陷入被动。因此，初学者在进行此部分写作时，需结合研究类型、研究目的、结果的临床意义等综合考量。**如初学者暂无法做出综合考量，可循下列方式进行结论呈现的思辨：既然本研究为关联分析，那么结果无非为：有关(正相关/负相关)/无关。因此，可以"关联"作为支撑点进行结论呈现**。表 13-15 中笔者列举部分高分文献的结论并加以评述，以供研究者参考。

表 13-15　关联分析摘要"结论"部分写作范例

范　例	期刊和年份
In this analysis of data from large cohorts of patients with diabetes, incretin-based drugs were not associated with an increased risk of hospitalization for heart failure, as compared with commonly used combinations of oral antidiabetic drugs. ① 研究者并未下结论：incretin-based drugs不会"导致"心衰，而是说incretin-based drugs与心衰"无关"。 ② 结论中包括了研究的亮点（大样本队列数据），以作为亮点	NEJM[48] IF=74.6, 2016
Among participants with coronary artery disease, fluctuation in body weight was associated with higher mortality and a higher rate of cardiovascular events independent of traditional cardiovascular risk factors. ① 同理，研究者并未说明体重波动可"导致"死亡率增加即CVD事件发生率增加，而仅说体重波动与结局发生"有关"。 ② independent of traditional cardiovascular risk factors，代表控制了这些因素的干扰，得到的结果为排除干扰后的独立作用	NEJM[49] IF=74.6, 2012

综上，本章讲述了题目与摘要的写作要点。研究者可根据实际情况，并在结合同类研究已发表论文的前提下，进行题目与摘要的撰写。

第四节·关联分析论文写作——前言

前言作为正文的第一部分，其作用旨在告知审稿人/读者三件事：① 本研究的背景；② 本研究的动机；③ 决定将要做的事情。因此，如何在限定篇幅内讲清楚这三件事是前言写作的关键。

■ 一、如何写清楚背景

关联分析临床研究的背景写作旨在阐明：① X 是什么；② Y 是什么；③ X 和 Y 的现状是证据较少还是有争议？

1. 如何描述 X 对于 X 的描述，可以从定义特征、流行病学特征、既往研究趋势等方面进行描述。

（1）如 X 是常规指标：对于诸如BMI、血压、尿酸等常规指标，前言中对其描述的重点可放在流行病学特征、既往研究趋势等方面，而无须再着笔墨描述其定义特征。

例文 Uric acid and incident dementia over 12 years of follow-up: a population-based cohort study (Annals of the Rheumatic Diseases, 16, 2018)[u]：X 为基线尿酸水平，Y 为痴呆的发病。前言中，作者并没有对尿酸进行定义方面的描述，而是以高尿酸血症作为切入点，通过流行病学特征、既往研究趋势对"X"（尿酸）进行描述。原文：Hyperuricemia is a prerequisite for gout and might be a risk factor for cardiovascular and kidney diseases. For treating gout, the European League Against Rheumatism and American College of Rheumatology recommend lowering serum uric acid (SUA) level below 360 µmol/L and below 300 µmol/L in some cases. However, maintaining too low SUA levels is a concern because uric acid (UA) is thought to be neuroprotective.6 UA might have important antioxidant properties,7 and some studies have reported increased risk of several neurode-generative diseases such as Parkinson's disease8 or amyotrophic lateral sclerosis with a low SUA level［高尿酸血症是痛风的先决条件，也可能是心血管和肾脏疾病的危险因素（**流行病学**）。欧洲风湿病联盟和美国风湿病学会建议痛风患者应将血清尿酸（SUA）水平降至360 µmol/L以下，部分病例降至300 µmol/L以下。然而，维持过低的SUA水平可能会导致问题。因为尿酸（UA）可能具有重要的抗氧化特性从而被认为具有神经保护作用。既往研究报道了低SUA水平会增加神经退行性疾病的风险，如帕金森病或肌萎缩性侧索硬化症］。（**既往研究趋势**）

（2）如 X 是较新的指标：则重点描述应着眼于该新指标的定义特征，加/不加基础研究内容。例文：Association between ruptured distal biceps tendon and wild-type transthyretin cardiac amyloidosis (JAMA, IF=51, 2017)[50]一文中，X 为"野生型甲状腺素运载蛋白淀粉样变性"。文章发表当年该指标较"新"。因此，作者在前言中如此描述：Wild-type transthyretin amyloidosis (ATTRwt) is increasingly recognized as an important cause of heart failure with preserved ejection fraction (HFpEF), affecting 13% in a consecutive series of cardiology and internal medicine patients admitted to a university hospital. However, the diagnosis is often not considered due to the perceived rarity of the disease. Although the primary manifestation of ATTRwt is cardiac, approximately 50% of patients have a history of carpal tunnel syndrome, with amyloid deposits in the flexor tenosynovium［野生型甲状腺素运载蛋白淀粉样变性（ATTRwt）越来越被认为是射血分数保留的心力衰竭（HFpEF）的重要原因（**定义**），在医院收治的一系列心脏病和内科患者中占了 13%。然而，由于人们认为这种疾病较罕见，因此，通常不考虑诊断。此外，大约50%的ATTRwt患者有腕管综合征病史，屈肌腱鞘中有淀粉样蛋白沉积]。**（流行病学特征）**

2. *Y*是什么　关于*Y*的描述主要集中于定义、流行病学特征描述。对于常规、常见的结局变量，则无须对其定义进行描述，而是通过流行病学的特征进行阐明，有时甚至可不介绍，而直接写*X*和*Y*的现状。譬如以死亡作为结局变量，作者在前言中则无须专门介绍"何为死亡？死亡的定义是什么？"。下面以几篇SCI高分文献为例：

例文 The association between supraphysiologic arterial oxygen levels and mortality in critically ill patients: a multicenter observational cohort study (American Journal of Respiratory and Critical Care Medicine, IF=16, 2019)[51]。本文的*X*为超生理动脉血氧水平，*Y*为死亡。前言中，作者先用了两段介绍了何谓超生理动脉血氧水平，包括"氧疗广泛用于治疗危重患者。英国胸科学会指南将氧气视为一种药物，并建议在使用时开具处方。……尽管存在这些担忧，但除Ⅱ型（高碳酸血症）呼吸衰竭患者外，氧气的使用在临床实践中仍然在很大程度上不受管制……"在介绍完*X*以后，作者并没有对*Y*（死亡）进行任何针对性描述，而是在第三段中直接转入*X*和*Y*的研究现状（缺少证据/有争议）：A recent systematic review and meta-analysis of more than 16 000 patients (32) indicated potential harm, concluding, "Patients treated liberally with oxygen had a dose-dependent increased risk of short-term and long-term mortality." Yet, paradoxically, they could find "no significant difference in disability, hospital-acquired pneumonia, or length of hospital stay"（最近对 16 000 多名患者进行的系统评价和荟萃分析表明存在潜在危害，并得出结论：大量使用氧气治疗的患者短期和长期死亡率的风险随剂量增加而增加。**然而矛盾的是**，他们发现在残疾、医院获得性肺炎或住院时间方面没有显著差异）。

例文 Association of animal and plant protein intake with all-cause and cause-specific mortality in a Japanese cohort (JAMA Internal Medicine, 2019)[52]。本文的*X*是动植物蛋白摄入，*Y*是全因死亡及特定原因死亡。前言中，作者先对*X*进行了相关描述：Exploration of the health effects of a high-protein diet have attracted substantial interest during recent years. In short-term trials, consumption of high-protein diets have been shown to produce greater weight loss, loss of fat mass, and preservation of lean mass compared with the consumption of normal-protein diets（近年来，对高蛋白饮食对健康影响的探索引起了极大的兴趣。在短期试验中，与正常蛋白质饮食的消耗相比，高蛋白饮食的消耗已被证明可以产生更大的体重减轻、脂肪量的减少和瘦体重的保持）。紧接着作者并未介绍死亡，而是直接转为：Despite these benefits, the health effects of adherence to high dietary protein intake on long-term health and mortality remain to be clarified（尽管有这些好处，但坚持高膳食蛋白质摄入量对长期健康和死亡率的健康影响仍有待澄清）。

3. X 和 Y 的现状　X 和 Y 的现状写作包括 "证据有限 + 假设推论" 或者 "有争议 + 佐证"。

（1）证据有限 + 假设推论：在描述 X 和 Y 的关联此前证据有限时，需在后面加上假设推论，以完成 "既往缺少 X 和 Y 的证据，但我们基于……认为两者有关" 的完整逻辑。

1）在描述证据有限时，尽可能不要下太过绝对的结论，如 "此前，并无关于 X 和 Y 关联的研究" 之类的描述。可用 "X 是否与 Y 有关尚缺少（实质性 / 基于某人群 / 大样本等）证据" 或 "有关 X 和 Y 关联的证据是有限的" 去代替。

2）在描述此后的假设推论主要基于此前的文献（机制或相近结论），最终的话术为 "鉴于……我们假设 X 和 Y 有关"，从而使逻辑更为完整。

例文　Association of skipping breakfast with cardiovascular and all-cause mortality (JACC, IF=20, 2019)[53]。该例文中，X 为早餐状态（吃 / 不吃）；Y 为心血管疾病与全因死亡。前言中研究者如是写道："然而，关于不吃早餐对健康影响的研究很少。" 其假设推论为：Accumulating evidence, although still limited, suggests that skipping breakfast is associated with increased risk of overweight/obesity, dyslipidemia, hypertension, type 2 diabetes, metabolic syndrome, coronary heart disease, and cerebrovascular disease. It is imperative to understand the long-term health impact of skipping breakfast on cardiovascular mortality in the general population ［越来越多的证据（虽然仍然有限）建议不吃早餐与超重 / 肥胖等因素有关。既然不吃早餐与心血管危险因素有关，因此有必要了解不吃早餐对普通人群心血管死亡率的长期影响］。

（2）有争议 + 佐证：在描述 X 和 Y 的关联此前证据有争议时，需在后面列出争议双方的观点以作为佐证。譬如：在前言中，描述 "X 和 Y 的关联此前有争议"，此后的衔接语则为 "部分研究发现 X 和 Y……相反，另一些研究发现 X 和 Y……"。

例文 A multicenter observational study of incretin-based drugs and heart failure (NEJM, IF=91, 2016)[47]。该例文中，X为用/不用药物；Y为心衰。前言中，研究者如是写道"肠肽类药物包括二肽基肽酶4（DPP-4）抑制剂和胰高血糖素样肽1（GLP-1）类似物的安全性存在争议"。其在该句后面列出了争议双方的观点：Indeed, in the Saxagliptin Assessment of Vascular Outcomes Recorded in Patients with Diabetes Mellitus — Thrombolysis in Myocardial Infarction 53 (SAVOR-TIMI 53) trial, patients who were randomly assigned to the DPP-4 inhibitor saxagliptin had a 27% increase in the risk of hospitalization for heart failure as compared with those who received placebo. In contrast, the Examination of Cardiovascular Outcomes with Alogliptin versus Standard of Care (EXAMINE) trial 4 and the Trial Evaluating Cardiovascular Outcomes with Sitagliptin (TECOS)5 showed no increase in the overall risk of hospitalization for heart failure among patients randomly assigned to alogliptin and sitagliptin, respectively（SAVOR-TIMI 53试验中，被随机分配到DPP-4抑制剂组的患者因心脏衰竭而住院治疗的风险比那些接受安慰剂的患者增加了27%。相比之下，Standard of Care试验和TECOS试验表明随机分配到阿格列汀和西格列汀组的患者因心力衰竭住院的总体风险没有增加）。

▪ 二、如何写研究动机

第一节中，已提到研究动机决定了研究理论上能达到的高度。好的动机对于突出临床价值极其重要。研究者可通过流行病学数据和/或常识和/或高分文献去阐明动机。此外，对于研究动机的支撑文献亦需要对标高分文献。有趣的是，高分SCI往往较少"刻意"的在文章中写"鉴于此案前提到的动机，研究X和Y的关联极其重要"之类的描述，而是让读者/审稿人自然而然地体会到研究所设计的问题非常重要，亟须解决。然而，对于大多数试图实现SCI论文"零突破"的初学者，在前言中可加入适当"刻意"的描述。以一篇文章为例，前言逻辑如下："肥胖与心脑血管疾病（CVD）的危险因素（高血压、冠心病等）密切相关。因此，常用反映肥胖程度的BMI、腰围作为筛查CVD的危险因素。国外有文献建议用BMI联合腰围可提高筛选的效率，但在中国人群中尚无证据，**所以决定做**"。此间，从作者提供的前言中并不能得到任何关于研究动机的信息，即不能给读者以"这个问题果然亟须解决"的体验。因此，如果进行下列修改：

修改1为基于常识：肥胖与心脑血管疾病（CVD）的危险因素（高血压、冠心病等）密切相关。因此，常用反映肥胖程度的BMI、腰围作为筛查CVD的危险因素。国外有文献建议用BMI联合腰围可提高筛选的效率。**"鉴于中国肥胖人群逐年递增，且联合筛选在中国人群中尚无广泛应用的证据，所以决定做。"**

修改2为基于流行病学数据：肥胖与心脑血管疾病（CVD）的危险因素（高血压、冠心病等）密切相关。因此，常用反映肥胖程度的BMI、腰围作为筛查CVD的危险因素。国外有文献建议用BMI联合腰围可提高筛选的效率，"其可将筛查的敏感性从70%提高至90%。在中国庞大的人口基数下，这种联合筛查可至少在原有基础上将可能的高危人群增加1亿人，有利于更好地进行CVD的一级预防工作。所以决定做"。

■ 三、 如何阐明我们决定做

此为前言的收尾，亦是对此前所提的内容进行总结。在逻辑上应体现"因此，我们决定调查X和Y的关联"。作者可在该描述中将"亮点"进行体现。譬如：因此，我们决定通过（大样本的队列/长期随访的大样本队列/国家级注册数据/多中心前瞻性队列）调查X和Y的关联。因此，其固定格式非常简单：Therefore，我们决定通过（亮点）以调查X和Y的关联。

■ 四、 小结论文前言写作的推荐公式

（1）X的定义及研究现状。

（2）Y的定义及现状（例流行病学特征）。

（3）现状（XY的关联有争议/缺少证据），如果有争议，需要补充佐证；如果证据有限，则说明假设推论。

（4）说明研究动机，并阐明厘清XY的关联非常必要。

（5）所以，我们通过（亮点）以调查XY的关联。

第五节 · 关联分析论文写作——方法

关联分析论文写作的方法部分旨在呈现整个研究的过程（流程），并通过各项研究的相关参数让审稿人对整个研究设计的可信性进行评估。在STROBE指南[3]22个条目中，有近1/3的条目针对方法部分。因此，方法部分的论文写作需引起重视。一旦审稿人在方法部分发现不"恰当"的描述，重则导致拒稿；轻则予以修回并责令作者进行大幅改动，徒添麻烦。

■ 一、 数据来源

在下列两种情况下，需对数据来源进行说明。

（1）当使用大型公共数据库（公开：如美国的NHANES、MIMIC、e-ICU等数据库；

非公开：如美国护士队列）进行二次数据分析时，应在方法部分首先交代数据的来源。数据来源在写作时应包括交代清楚数据库的名称、特征、数据库的构建年份、国家等。

例文 Association of circulating tumor cell status with benefit of radiotherapy and survival in early-stage breast cancer (JAMA Oncology, IF=22, 2018)[54]。在该例文中，研究者对所用的非公开数据库 NCDB 进行了详细描述。其内容如下：The NCDB is a nationwide, facility-based comprehensive oncology database established by the Commission on Cancer of the American College of Surgeons and the American Cancer Society in 1989 ［NCDB（名称）是美国（国家）外科医生学院癌症委员会和美国癌症协会于 1989 年（构建年份）建立的全国性综合肿瘤学数据库］。

例文 Leukocyte telomere length in relation to 17 biomarkers of cardiovascular disease risk: a cross-sectional study of US adults (PLoS Medicine, IF=11, 2016)[7]，研究者使用公开数据库美国国民健康与营养检查调查（NHANES）进行二次数据分析。在文章中，作者对 NHANES 数据库进行了相关描述，其内容如下：We pooled data from the 1999–2000 and 2001–2002 cycles of National Health and Nutrition Examination Survey (NHANES), a nationally representative survey and physical examination of the civilian, noninstitutionalized US population conducted by the US Centers for Disease Control and Prevention (CDC). All data that we used for the analyses presented here are available for public download ［我们汇集了 1999—2000 年和 2001—2002 年国民健康和营养检查调查（NHANES）的数据，NHANES 是由美国疾病控制和预防中心（CDC）进行的一项全国代表性的调查和对非制度化的美国平民的身体检查。我们用于分析的所有数据都可以公开下载］。

对于初学者，当使用大型公开/不公开的数据进行二次数据分析时，可直接下载此前同样亦使用相同数据库并成功发表的文献，直接仿写其 data source 部分。

（2）当使用非大型公共数据库时：部分期刊会要求作者上传原始数据。因此，这些数据被汇集于 datadryad 网站（www.datadryad.org）。该网站会提供数据的 Excel 文件，用该数据库已发表的文献名称，以及引用时需说明的 package。此类数据与大型的公开/非公开数据库不同，引用者较少，且无成熟的模板可借鉴。因此，如研究者使用 datadryad 数据库中的数据进行数据分析时，在 data source 环节必须写清楚以下要点：① 数据是从 datadryad 网站获取；② 该数据上传者为原文作者；③ 引用 datadryad 提供的 package。

例文 Triglyceride to high-density lipoprotein cholesterol (HDL-C) ratio and arterial stiffness in Japanese population: a secondary analysis based on a cross-sectional study (Lipids in Health and Disease, IF=2.65, 2018)[55]。研究者引用由日本学者Fukuda上传于datadryad网站的原始数据进行了二次分析。作者换了 X，从另外的角度分析了其与动脉硬度的关联。在文章中，研究者如是写道：We obtained data from "DATADRYAD" database(www.datadryad.org). This website permitted users to freely download the raw data. According to Dryad Terms of Service, we cited Dryad data package in the present study Dryad data package: Fukuda T, Hamaguchi M, Kojima T, Ohshima Y, Ohbora A, Kato T, Nakamura N, Fukui M (2014) Data from: Association between serum γ-glutamyltranspeptidase and atherosclerosis: a population-based cross-sectional study. Dryad Digital Repository. (https://doi.org/10.5061/dryad.m484p)［我们从datadryad数据库（www.datadryad.org）获得数据。本网站允许用户免费下载原始数据。根据Dryad的服务条款，我们在本研究中引用了Dryad的数据包。Dryad数据包：Fukuda T, Hamaguchi M, Kojima T, Ohshima Y, Ohbora A, Kato T, Nakamura N, Fukui M（2014）数据来自：血清 γ-谷氨酰转肽酶与动脉粥样硬化的关系：一项基于人群的横断面研究。Dryad Digital Repository.https://doi.org/10.5061/dryad.m484p］。

▪ 二、研究人群

如数据为非公共数据，研究人群则是方法写作部分首先呈现给读者/审稿人阅读的部分。一般而言，研究人群部分主要涉及时间、地点、人物以及研究类型相关性特殊描述。在此前研究设计章节中，已知减少入选及观察中的变数是得到可靠结论的前提。因此，需要固定纳排标准、参与单位、固定时间（详见本书第三章"研究设计要点"）。在撰写论文时，研究人群（study population）往往会成为SCI方法中最先呈现的部分。而研究人群，恰恰就是需要对纳排标准、参与单位、时间进行阐明。

1. 时间

（1）队列研究：一般而言，队列研究应包括三个时间点，即入选开始时间、入选截止时间以及随访终止时间。其中，随访终止时间可以是整个研究的统一截止时点，例如均随访到2021年1月1日，也可以是一个统一的随访时长，如随访到患者出院即中止。

例文 Acute kidney injury associated with Covid-19: a retrospective cohort study (PLoS Medicine, IF=11, 2020)[56]，作者写道：We included all adult patients who were suspected of having Covid-19 infection and were admitted to the 2 acute hospitals between 5 March 2020 and 12 May 2020. During the study period, almost all elective admissions were cancelled. Clinical outcomes were collected until 13 May 2020, which was the final date of follow-up［我们纳入了2020年3月5日—5月12日期间在2家医院急诊入院的所有疑似感染Covid-19的成年患者。在研究期间，几乎所有的择期入院都被取消。收集临床预后指标至2020年5月13日，即随访的最后日期（注：该研究的随访结束时间为具体日期，即2020年5月13日）］。

（例文）Intensive care use and mortality among patients with ST elevation myocardial infarction: retrospective cohort study (BMJ, IF=27, 2019)[57]，研究者旨在评估入住重症监护病房（X）对ST段抬高型心肌梗死患者30天死亡率（Y）的影响。其中，作者对时间的描述如下：We did a retrospective cohort study of all fee-for-service Medicare beneficiaries aged 65 years and older who were admitted to a hospital in the US for STEMI between January 2014 and October 2015（我们对2014年1月—2015年10月期间在美国因STEMI入院的所有65岁及以上按服务收费的医疗保险受益人进行了回顾性队列研究。该文章中，研究者关注的结局为30天死亡率，即所有参与者所接受的随访时长均为30天）。

（2）横断面研究：需写入选开始及入选截止时间即可。

（3）病例对照研究：病例对照研究对时间的呈现同样需报道入选开始时间和入选结束时间。其中，应着重对病例组的入选开始及结束时间描述，对照的时间应与其相同。

1）仅描述病例组患者的时间范围，用索引时间代表对照组时间与病例的时间范围相同。

（例文）Association between hypercoagulable conditions and calciphylaxis in patients with renal disease: a case-control study (JAMA Dermatology, IF=8, 2018)[58]。该研究为病例对照研究，其case为钙化性尿毒症小动脉病的患者。作者在描述时间时写道：Cases included individuals with both a clinical diagnosis of calciphylaxis by a dermatologist (given between 2006 and 2014 at either Massachusetts General Hospital or Brigham and Women's Hospital) and CKD（病例包括由皮肤科医生于2006—2014年在马萨诸塞州总医院或布莱根妇女医院临床诊断为钙化防御的CKD个体）。

关于对照时间的描述：For each case, the index date was defined as the date when individuals presented with calciphylaxis. This index date was assigned to the corresponding controls.对所有病例和对照进行了回顾性医疗记录审查。使用REDCap电子数据采集网站安全地收集和管理所有研究数据。对于病例组，索引日期定义为个体出现钙化防御的日期。该索引日期已分配给相应的对照（即病例、对照的时间范围是相同的）。

2）仅描述病例组患者的时间范围，直接明写对照的时间范围与病例相同。

例文 Toenail arsenic content and cutaneous melanoma in Iowa (American Journal of Epidemiology, IF=6, 2004)[59]中，研究者如是描述时间：Cutaneous melanoma cases diagnosed in 1999 and 2000 were ascertained through the Iowa Cancer Registry ...（病例为皮肤黑色素瘤，这些患者是1999年和2000年在艾奥瓦州癌症登记处确定的……）。Controls, also identified through the Iowa Cancer Registry,were colorectal cancer patients diagnosed during the same time（对照为同时间范围内，同样在艾奥瓦州癌症登记处诊断为结直肠癌的患者）。

2. **参与单位** 主要写明研究发生的地点、机构名称等。不同的期刊要求会有所不同。譬如有的期刊为了审稿更公平，会要求研究者不得在论文手稿中写明自己的机构名称，防止干扰审稿过程的公平性。

3. 人物

（1）队列研究及横断面研究：在队列研究及横断面研究中，对于"人物"的呈现主要包括：① 队列特征：例如在糖尿病患者中，研究糖化血红蛋白与糖尿病足发生的关系，则队列特征为patients with diabetes；② 样本量：常只呈现最初的样本量，纳排后最终用于分析的样本量放在结果部分呈现；③ 纳排标准。

例文 Uric acid and incident dementia over 12 years of follow-up: a population-based cohort study (Annals of the Rheumatic Diseases, IF=16, 2017)[6]。

√ 队列特征的描述：non-institutionalised people aged ≥ 65 years old（≥ 65岁的非机构者）。

√ 样本量的描述：In all, 1598 participants met these criteria and represented the study sample for dementia analysis）［最终，1598例参与者符合这些（纳排）标准，并作为（该研究使用了抽样）用于痴呆分析的研究样本代表］。

√ 纳入标准：participants had to have a baseline assessment of SUA level, no clinical diagnosis for dementia at baseline, a Mini-Mental State Examination (MMSE) score of >24 to exclude potential undiagnosed dementia and at least one follow-up visit［符合条件的参与者必须接受过SUA的基线评估，且基线时不符合痴呆的临床诊断，简易精神状态检查（MMSE）评分>24，其目的旨在排除潜在的未确诊痴呆者。此外，参与者需至少接受过一次随访］。

√ 排除标准：We excluded participants receiving urate-lowering treatments (ULT) because they were likely to have gout（我们排除了接受降尿酸治疗的参与者，因为他们可能有痛风）。

（2）病例对照研究：包括病例的定义及获取方案、对照的特征以及为何选择该人群为control的理由。此外，尚需描述清楚病例组的样本量，病例与对照组的比例，如果进行了匹配还需要描述匹配的原则。

例文 Association between hypercoagulable conditions and calciphylaxis in patients with renal disease: a case-control study (JAMA Dermatology, IF=8, 2018)[58]。该研究为病例对照研究，其病例组为钙化性尿毒症小动脉病的患者。

病例定义：Cases included individuals with both a clinical diagnosis of calciphylaxis by a dermatologist given between 2006 and 2014 at either Massachusetts General Hospital or Brigham and Women's Hospital and CKD（由皮肤科医生于2006—2014年在马萨诸塞州总医院或布莱根妇女医院诊断为钙化防御的CKD个体）（病例定义）。

病例样本量：Ultimately, 38 patients with both a calciphylaxis diagnosis by a dermatologist and a diagnosis of CKD were identified［最终，确定了38名（病例样本量）皮肤科医生诊断出钙化防御和CKD的患者］。

对照特征：matched by age, sex, race, and diagnosis with CKD（年龄、性别、人种与病例匹配且同样诊断为CKD却没有钙化防御的患者）。

对照的样本量与匹配比例：A case-control study was performed in which 38 patients diagnosed as having calciphylaxis were compared with 114 control patients［使用相同的搜索标准确定每个病例患者匹配三个对照（n= 114）］（注：该研究未提及对照选取的理由）。

例文 STROBE指南中所附例文Toenail arsenic content and cutaneous melanoma in Iowa (American Journal of Epidemiology, IF=6, 2004)[59]，研究者如是描述病例组定义及获取方案：Cutaneous melanoma cases diagnosed in 1999 and 2000 were ascertained through the Iowa Cancer Registry（病例为皮肤黑色素瘤，这些患者是在1999年和2000年在艾奥瓦州癌症登记处确定的）。

对照组的定义：Controls, also identified through the Iowa Cancer Registry, were colorectal cancer patients diagnosed during the same time（对照为同时间范围内，同样在艾奥瓦州癌症登记处诊断为结直肠癌的患者）。

选择对照理由：Colorectal cancer controls were selected because they are common and have a relatively long survival, and because arsenic exposure has not been conclusively linked to the incidence of colorectal cancer（选择结直肠癌对照组是因为他们普遍且生存时间相对较长，而且砷暴露与结直肠癌的发病率并没有确切的联系）。

三、研究参数

关联分析类临床研究除研究人群外，需阐明的另一类重要指标为研究相关参数，即 X（自变量）、Y（因变量）和 Z（协变量）。

1. X 在关于 X 的方法学描述中，需说清楚下列内容。

（1）X 的名称及变量类型。其名称应规范且公认。第一次出现需写为：全名（简写）。推荐研究者可考虑 pubmed 的 MeSh 词。变量类型应写清楚记录为连续和/或分类变量。

例文 Coronary calcium score and prediction of all-cause mortality in diabetes (Diabetes Care, IF=15, 2011)[60]，研究者对于 X 的描述如下：The coronary calcium score was examined both as a stratified variable and as a continuous variable.（冠状动脉钙化评分检测值记录为分层变量和连续变量）。

例文 Psychosocial factors and survival of young women with breast cancer: a population-based prospective cohort study (Journal of Clinical Oncology, IF=28, 2008)[61]，研究者对于 X 的描述如为：Each psychosocial factor was recorded as a categoric and a continuous variable（每一个社会心理因素均被同时记录为连续变量及分类变量）。

（2）应写清楚 X 的记录时间，是基线单次测量或重复测量。

例文 Intellectual impairment in children with blood lead concentrations below 10 μg per deciliter (NEJM, IF>70, 2003)[62]。本研究的 X 为血铅值，研究者明确写出：Venous blood samples（血铅）were obtained at 6, 12, 18, 24, 36, 48, and 60 months of age（静脉血标本分别于儿童出生后 6、12、18、24、36、48 和 60 个月进行采集）。

例文 Effect of monthly high-dose vitamin D supplementation on cardiovascular disease in the vitamin D assessment study (JAMA Cardiology, IF=10, 2017)[63]，研究者明确写道：Corrected serum calcium level was measured at baseline（校正的血钙水平是在基线时测量的）。

（3）X 的测量/定义标准：如 X 是一个分类变量，则应写清楚其定义。例如 X 为某蛋白的表达程度（轻、中、重度表达），必要时应写清楚 X 是如何定义的。

如 X 是一个连续变量，当研究类型为前瞻性队列、RCT 或该指标为较新颖指标时，应写清楚其测量步骤。

例文 Paradoxical effects of obesity on T cell function during tumor progression and PD–1 checkpoint blockade (Nature Medicine, IF=30, 2019)[64]。X为肥胖，记为分类变量。作者在描述"何为肥胖"定义时如是写道：Non-obese BMI was defined as <30 and obesity was defined as BMI of ≥ 30（非肥胖定义为 BMI < 30，肥胖定义为 BMI ≥ 30）。

例文 Uric acid and incident dementia over 12 years of follow-up: a population-based cohort study (Annals of the Rheumatic Diseases, IF=16, 2018)[6]。该研究为一项前瞻性队列研究，其X为尿酸。尽管尿酸为常规指标，但作为前瞻性队列，研究者仍然对其具体的测量步骤进行了描述，包括了标本类型、仪器名称、仪器的精准测量范围和测量指标的批次内变异度等。原文：Baseline fasting blood samples were collected at the participants' homes and then centrifuged to collect serum. Serum uric acid (SUA) level was determined by using a colorimetric enzymatic assay (Cobas C; Roche Diagnostics GmbH, Mannheim, DE). This method is based on the production of H_2O_2 after UA catalysis by uricase. In presence of peroxidase, amino-4 phénazone is oxidized by H_2O_2 to form colored quinone diimine. The intensity of coloration is directly related to the SUA levels. The detection limits were 11.9–1 487 μmol/L. The intra-assay coefficients of variation reported by the manufacturers ranged from 0.7% to 1.6%［于参与者家中收集基线空腹血样，然后离心收集血清。通过使用比色酶测定法测定血清尿酸（SUA）水平。该方法基于尿酸酶催化 UA 后生成 H_2O_2。在过氧化物酶存在下，氨基4苯腙被 H_2O_2 氧化形成有色醌二亚胺。着色强度与 SUA 水平直接相关。仪器检测范围为 11.9 ～ 1 487 μmol/L。厂商报告的批内变异系数范围为 0.7% ～ 1.6%］。

例文 Body-weight fluctuation and outcomes in coronary disease (NEJM, IF>70, 2017)[2]。该研究的X为体重波动。对于该较"新颖"指标，研究者在正文部分对其进行了详细描述，包括体重波动用哪些指标来表示，这些指标是如何计算出来的。原文：Body-weight variability was defined as intraindividual variability in body weight between visits. Various measures of variability were used, including average successive variability, which ..., standard deviation (SD), the coefficient of variation, and variability independent of the mean, which was calculated as ...［体重变异性被定义为随访期间参与者体重的个体内变异性。本研究使用了各种变异性度量指标，包括平均连续变异性，其中……，标准偏差（SD），变异系数和独立于平均值的变异性，其中，独立于平均值变异性的计算公式为……］。

（4）有无针对研究的时相进行处理：前瞻——盲法；回顾——缺失数据处理。

对于前瞻性研究，应尽可能做到盲法。而对于回顾性研究，则应将缺失数据的处理阐明（详见本书第七章第六节"缺失变量的处理"）。

2.Y 在关于Y的方法学描述中，需说清楚下列内容。

（1）Y的名称及变量类型：同X。

（2）应写清楚 Y 的获取时间，是基线获取的结局变量（横断面研究）还是随访时获取。

例文 Comparision of dynamic monitoring strategies based on CD4 cell counts in virally suppressed, HIV-positive individuals on combination antiretroviral therapy in high-income countries: a prospective, observational study (Lancet HIV, IF=14, 2017)[65]。 当研究者在方法部分描述结局变量及其获取时间时，在文章中的具体描述如下：For each individual, follow-up ended at the event of interest, pregnancy (if known), or the cohort-specific administrative end of follow-up (ranging from December, 2009, to November, 2015), whichever occurred earlier［对于每个个体，随访以感兴趣的事件、怀孕（如果已知）或队列特定的随访管理（从2009年12月到2015年11月）结束，以较早发生的为准］。

例文 Association of pretransplant glycemic control with posttransplant outcomes in diabetic kidney transplant recipients (Diabetes Care, IF=16, 2011)[66]。针对结局获取时间，研究者如是写道：In the combined outcome analyses, patients were followed until event (death or graft failure) or censoring (end of follow-up period), whichever happened first［在联合结局分析中，随访患者直至事件发生（死亡或移植物失效）或删失（随访期结束），以先发生者为准］。

例文 Job strain as a risk factor for coronary heart disease: a collaborative meta-analysis of individual participant data (Lancet, IF=50, 2012)[67]。研究者描述结局获取时间如是写道：Each participant was followed up from the date of their baseline assessment to the earliest of coronary heart disease event, death, or the end of follow-up（每个参与者从基线评估到冠心病事件、死亡或随访结束进行随访）。

（3）Y 的测量/定义标准：如 Y 是一个连续变量，则应写清楚测量步骤。如 Y 为二分类变量，则应写清定义的标准（死亡等结局无须特别写出）。应注意的是：对结局的定义尽可能对标高分文献或公认的指南，从而避免自行定义而被质疑。如当国内与国外指南在定义结局方面存在一定差异时，保险的做法是采用"双标"法，即针对国内指南定义设定 Y_1，针对国外指南设定 Y_2，均进行分析。从敏感性分析的角度阐明：无论采用国内或国外指南的定义，均不会对最终结果造成影响。

（4）前瞻设盲-回顾插补：同 X。

3.Z（协变量） Z 的方法学描述与 X 和 Y 基本相同，不同者有下列几点。

（1）其测量时间点绝大多数时候为基线。

（2）关于 Z 的定义/步骤：对常见的 Z 无须特殊说明，但对于特殊的 Z（新颖，读者不甚了解）需写清楚定义及测量步骤。但需注意的是，一篇文章的篇幅是有限的，如涉及太多关于 Z 的测量/定义步骤的方法描述，会导致结果冗长。因此，可将其放入 supplemental materials 中，只需在正文部分注明（详见 supplemental materials）皆可。

（3）关于数据的缺失详见本书第七章第六节"缺失变量的处理"。

（4）关于 Z，还需写出纳入 Z 的理由。就目前的绝大多数高质量文献而言，可发现其极少在一篇文献中纳入过多的 Z，而均选择经典且公认的可影响 X 或 Y 的变量。例如研究冠心病，其经典的 Z 多为 BMI、高血压病史、糖尿病等慢性病病史、血脂、血压状态等。而最终的结果，作者往往也描述为 X 和 Y 的关系是"independent of conventional risk factor"而得到的。因此，当研究者在撰写论文时，关于需要在研究中纳入哪些 Z，其来源多为文献和/或临床经验。

例文 Depression and human immunodeficiency virus infection are risk factors for incident heart failure among veterans: veterans aging cohort study (Circulation, IF=20, 2015) [68]。研究者对于协变量的描述如下：Our covariates were selected apriori based on our prior work and studies from others examining risk factors for heart failure. The Framingham Heart Study and others have identified risk factors for heart failure including age, hypertension, diabetes, smoking, cholesterol, body mass index, substance use, atrial fibrillation and flutter, and renal disease（本研究纳入协变量的原因是基于研究者此前工作和参照其他同样研究心力衰竭危险因素的研究进行选择的。福明翰心脏研究和其他研究已经确定了心力衰竭的危险因素，包括年龄、高血压、糖尿病、吸烟、胆固醇、体重指数、药物使用、心房颤动和心房颤动以及肾脏疾病）。

四、随访策略

各种研究类型中，大多数情况下前瞻性队列及 RCT 对于随访策略需写清楚。而回顾性队列、病例对照、横断面则无须写。对于随访策略，因包括下列内容：① 随访者；② 随访数据管理；③ 随访的方式（随诊、家访、电话）；④ 随访间隔；⑤ 随访监测指标。其中随访间隔、随访监测指标较为重要。

例文 Uric acid and incident dementia over 12 years of follow-up: a population-based cohort study (Annals of the Rheumatic Diseases, IF=16, 2018)[6]。作者在研究中对随访策略如是描述：Over a 12-year period, six follow-up visits took place at a 2-year interval(随访间隔). The third follow-up examination consisted of a self-reporting questionnaire or a phone interview for participants who had refused to or could not complete the questionnaire（在为

期十二年的随访期间，每两年随访一次，共随访了六次。第三次随访形式主要为问卷的自我评估。对于那些拒绝或者无法完成问卷者则通过电话进行随访）（随访指标）。

五、伦理与知情同意

伦理与知情同意是任何临床研究所必须进行说明的。几乎所有的临床研究均需有伦理学的相关说明。而知情同意书，大多数前瞻性研究必备；回顾性研究，如研究对象的资料进行匿名化处理，则无须。

例文 High prevalence of microvascular complications in adults with type 1 diabetes and newly diagnosed celiac disease (Diabetes Care, IF=15, 2011)[69]原文：Ethical approval was obtained from the South Sheffield Research Ethics Committee, and written informed consent was obtained（研究获得南方谢菲尔德研究伦理委员会伦理批准，并完成书面知情同意书）。

例文 Association between loss-of-function mutations within the FANCM gene and early-onset familial breast cancer (JAMA Oncology, IF=20, 2017)[70]原文：Written informed consent was obtained from all patients, and ethical approval was given by the Ethics Committee of the University of Cologne（所有患者均获得了书面知情同意，并获得了科隆大学伦理委员会的伦理批准）。

例文 A Multicenter observational study of incretin-based drugs and heart failure (NEJM, IF>70, 2016)[47]原文：The study was approved by the institutional review board at each participating site and by the Independent Scientific Advisory Committee of the CPRD (protocol 14_119R). The data are anonymous, and the requirement for informed consent was therefore waived［该研究由每个参与地点的机构审查委员会和CPRD的独立科学咨询委员会批准（协议14_119R）。这些数据是匿名的，因此放弃了知情同意的要求］。

六、关联分析统计学方法描述

关联分析统计学方法描述可分为三个部分：非核心结果所用统计学方法描述、核心结果所用统计学方法描述、敏感性分析。

（1）数据呈现与研究人群特征所用统计学方法描述：① 数据的呈现方式；② 研究人群特征的描述所用统计学方法。使用易侕的"研究人群描述"模块后，生成的图表下会自动列出所用统计学方法（图13-2）。

研究人群描述

HBP	0	1	Standardize diff.	P-value	P-value*
N	600	195			
AGE	34.42 ± 11.82	48.51 ± 15.23	1.03 (0.86, 1.20)	<0.001	<0.001
SBP	120.22 ± 10.06	161.31 ± 22.09	2.39 (2.19, 2.59)	<0.001	<0.001
HEIGHT	1.59 ± 0.08	1.58 ± 0.08	0.15 (-0.01, 0.31)	0.065	0.085
WEIGHT	53.54 ± 7.36	52.97 ± 8.11	0.07 (-0.09, 0.23)	0.364	0.228
FEV1	3.56 ± 1.04	3.08 ± 1.26	0.42 (0.24, 0.59)	<0.001	<0.001
FVC	4.63 ± 1.12	4.20 ± 1.23	0.36 (0.19, 0.54)	<0.001	<0.001
SEX			0.07 (-0.09, 0.23)	0.399	
1	293 (48.83%)	102 (52.31%)			
2	307 (51.17%)	93 (47.69%)			

关于所用统计学的提示

表中结果: Mean+SD / N(%)
P值*: 如是连续变量，用Kruskal Wallis秩和检验得出，如计数变量有理论数<10，用Fisher精确概率检验得出。
此表用易侕统计软件 (www.empowerstats.com) 和 R软件生成，生成日期：2021-10-06

图 13-2 易侕软件 "研究人群描述" 模块所用统计学方法备注

例文 A decade of catheter ablation of cardiac arrhythmias in Sweden: ablation practices and outcomes (European Heart Journal, IF=23, 2019)[71]。作者在统计学方法中对数据呈现与研究人群特征所用统计学方法描述如下：Data are presented as mean ± standard deviation (continuous variables) or percentage (categorical variables). When normal distribution could not be assumed, median and interquartile range (IQR) are used for continuous variables. For comparison between different years of ablation, independent sample Kruskal — Wallis test (continuous variables) or Mantel — Haenzsel test for trend (categorical variables) was used［数据表示为均值 ± 标准差（连续变量）或百分比（分类变量）。当无法假设正态分布时，中位数和四分位距 (IQR) 用于连续变量。为了比较不同消融年限，使用独立样本 Kruskal-Wallis 检验（连续变量）或 Mantel-Haenzsel 趋势检验（分类变量）］。

（2）核心结果呈现：数据分析需回答三个问题，即X和Y有没有关系，是什么样的关系；什么因素修饰X对Y的作用；X对Y有无独立作用，独立作用大小是多少。这些过程可以用易侕软件的"多个回归方程"模块、"平滑曲线拟合"模块、"饱和阈值效应"模块、交互作用相关模块（扫描交互作用、分层分析、交互作用检验）等（详见前文）。因此，核心结果的呈现其实就是将研究者按照数据分析思路进行数据分析过程中所用模块的统计学原理逐步呈现出来。（详见本书第八章"数据分析思路"）。这些模块的统计学原理详见本书第七章"回归分析基础"。

（3）例文：Depression and human immunodeficiency virus infection are risk factors for incident heart failure among veterans: veterans aging cohort study (Circulation, IF=18, 2015)[68]，作者对于X和Y关联核心结果的呈现描述为：Cox proportional hazards regression was used to model the association between HIV/MDD group and incident HF. We constructed three models: (1) unadjusted; (2) adjusted for demographics; and (3) adjusted for age, sex, race/ethnicity, BMI, hypertension, diabetes mellitus, LDL-c, HDL-c, triglycerides, statin use, hemoglobin, renal function, atrial fibrillation, atrial flutter, smoking status, alcohol abuse or dependence, cocaine abuse or dependence, and HCV infection（Cox 比例风险模型用于HIV/MDD组和HF事件之间的关联。我们构建了三个模型：① 未调整模型；② 根据人口统计数据进行调整；③ 调整年龄、性别、种族/民族、BMI、高血压、糖尿病、LDL-c、HDL-c、甘油三酯、他汀类药物使用、血红蛋白、肾功能、心房颤动、心房扑动、吸烟状态、酒精滥用或依赖、可卡因滥用或依赖、HCV感染）。

（4）敏感性分析：如前所述，敏感性分析为是否高质量研究的分水岭之一。高质量研究往往能提前预判出自己研究可能存在的疏漏，并通过敏感性分析进行弥补。因此，以突破SCI论文"零"记录的初学者，为保证研究的平稳性，在拟投稿期刊影响因子不高时，无须列出敏感性分析的内容，以免"多说多错"。而对于冲击高分的、有一定实力的研究者，在论文中有序地阐述敏感性分析的策略极有必要。研究者可通过平时对各种高质量文献的解读，积累敏感性分析的思维方式，也可参考本书第十二章"敏感性分析"。

第六节 · 关联分析论文写作——结果

关联分析论文写作的结果部分是支撑整个研究假设的重要环节。从整体而言，可将其分为两步：① 图表的规划；② 针对图表的描述。图表的规划指需提前归类哪些图表放在正文部分，哪些图表放在supplemental materials部分。而针对图表的描述指通过一系列规范、精准的话术对图表的数字及其所代表的意义进行文字描述。关联分析的图表规划尽管并无绝对定式，但依然有大原则可遵循。本节内容将按照正文、supplemental materials两个部分进行分别论述。研究者可根据实际情况按照下列顺序进行图表的排序。

■ 一、正文部分

（一）研究对象的选择

STROBE指南[3]中将该部分列为结果部分最先要阐明清楚的内容，详见STROBE指南的表1 "RESULTS" 部分。其指出，应明确的报告：① 初始纳入人数；② 最终用于数据分析的人数；③ 给出研究对象被排除出研究的原因及对应人数；④ 使用流程图对此过程进行图示，方便理解。因此，该部分常包括：研究流程图及针对流程图的描述。

例文 Observational study of hydroxychloroquine in hospitalized patients with Covid-19 (NEJM, IF>70, 2020)[14]。该研究旨在探讨用/不用羟氯喹与美国新冠住院患者临床结局的关联。在结果部分的第一段，作者以流程图并配以相关描述介绍了整个研究中患者的选择过程。其描述如下：Of 1446 consecutive patients with Covid-19 who were admitted to the hospital between March 7 and April 8, 2020, a total of 70 patients were excluded from this study because they had already had intubation or death, were discharged after inpatient admission, or were directly admitted to alternative facilities within 24 hours after presentation to the emergency department. Thus, 1376 patients were included in the analysis (Fig. 1)〔在2020年3月7日—4月8日收治的1 446例新冠肺炎患者中，共有70例患者被排除出本研究。其理由为这些患者在入院前已插管或死亡，或在24小时内转院治疗（图13-3）〕。

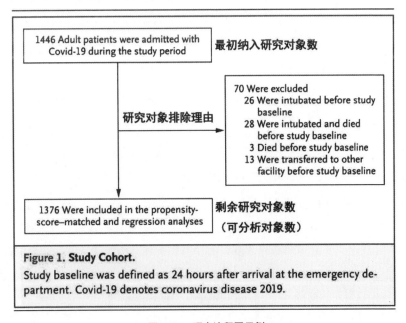

图13-3　研究流程图示例

（二）研究人群（基线）资料描述

大多数临床研究SCI论文均选择将研究人群的特征描述作为临床研究正文结果的首个待阐明部分。研究者可通过易价的"研究人群描述"模块完成表格制作。笔者将对研究人群特征描述的表及针对表格的描述分别进行阐明。

1. **表**　研究人群描述的相关表格其主要目的旨在对研究对象的基本信息进行介绍，

其内容包括：所用样本量，所涉感兴趣变量（variables of interest）。

（1）研究人群描述相关表格的分组变量选择：在设计研究对象特征描述表格时，先要预设该表格的分组变量，其原则可归纳如下：

1）研究类型为队列或RCT时，研究对象特征相关表格以X作为分组变量。如X原本就为分类变量（如血型），则该表格直接分为4个组（A型、B型、AB型、O型血）；如X原为连续变量（如BMI），则将其按照临床切点（WHO标准、正常、超重、肥胖）或根据数据分布进行等分组（三等分组、四等分组等）。

例文 Comparative effectiveness of aspirin dosing in cardiovascular disease (NEJM, IF>70, 2021)[72]。旨在探讨不同剂量的阿司匹林能否降低死亡、心肌梗死和中风的风险。其研究类型为RCT，因此研究人群特征表格中，以X作为分组变量（图13-4）。

Table 1. Characteristics of the Patients at Baseline.*			
Characteristic	**以X作为分组变量**	81-mg Group (N=7540)	325-mg Group (N=7536)
Median age (IQR) — yr		67.7 (60.7–73.6)	67.5 (60.7–73.5)
Female sex — no. (%)		2307 (30.6)	2417 (32.1)
Median weight (IQR) — kg		90.0 (78.6–103.6)	90.0 (78.2–104.1)
Race — no. (%)			
White		6014 (79.8)	5976 (79.3)
Black		664 (8.8)	647 (8.6)
Hispanic ethnic group — no. (%)		249 (3.3)	232 (3.1)

图13-4　研究人群特征表格以X作为分组变量

例文 Body-weight fluctuations and outcomes in coronary disease (NEJM, IF>70, 2017)[2]。该文为RCT数据的二次分析，因此其研究人群描述以X作为分组变量。鉴于X（体重波动）为连续变量，因此在作为表格的分组变量时，研究者将其二等分（图13-5）。

Table 1. Characteristics of the Patients.*				
Characteristics	**X为连续变量 研究者将其二等分**	Low Body-Weight Variability (N=4754)	High Body-Weight Variability (N=4755)	Total (N=9509)	P Value
Age					
Median — yr		63.4	60.4	61.8	<0.001
≥65 yr — no. (%)		2061 (43.4)	1550 (32.6)	3611 (38.0)	<0.001
Male sex — no. (%)		3752 (78.9)	3955 (83.2)	7707 (81.0)	<0.001

图13-5　研究人群特征表格以X作为分组变量，因X为连续变量，作者将其二等分

例文 Excess BMI accelerates islet autoimmunity in older children and adolescents

(Diabetes Care, IF=15, 2020)[73]。该文中研究人群特征描述表格时，研究者通过临床切点将ceBMI分为两组（图13-6）。

Table 1—Demographics and baseline characteristics of PTP subjects

以切点

Characteristic	All subjects	ceBMI <0 kg/m²	ceBMI ≥0 kg/m²	P
N	706	517	189	
Age at single Ab+ (years), median (range)	9.8 (1.2–17.9)	9.9 (1.2–17.9)	9.4 (1.6–17.6)	0.97
Sex				0.78
Male	347 (49.2)	252 (48.7)	95 (50.3)	
Female	359 (50.8)	265 (51.3)	94 (49.7)	
Ab type				0.85
GADA+	460 (65.1)	340 (65.8)	120 (63.5)	
IA-2A+	33 (4.7)	24 (4.6),	9 (4.8),	
IAA+	213 (30.2),	153 (29.6)	60 (31.7)	
Race				0.67
White	577 (81.7)	425 (82.2)	152 (80.4)	
Nonwhite/unknown	129 (18.3)	92 (17.8)	37 (19.6)	

图13-6 研究人群特征表格以X作为分组变量，作者将X根据切点分为两组

2）**如研究类型为病例对照研究，则以Y作为分组变量。**例文：Risk of colorectal cancer in first degree relatives of patients with colorectal polyps: nationwide case-control study in Sweden (BMJ, IF=27.6, 2021)[74]。该研究从题目可知其研究类型为病例对照研究，因此，研究人群特征描述表格以Y作为分组变量（图13-7）。

Table 1 | Characteristics of study participants. Values are numbers (percentages) unless stated otherwise

以Y作为分组变量

Characteristics	Cases (n=68 060)	Controls (n=333 753)
Women	31 464 (46.2)	154 526 (46.3)
Mean (SD) age (years)	63.4 (10.5)	63.3 (10.5)
Age groups (years):		
<50	7372 (10.8)	36 668 (11.0)
50-59	15 143 (22.3)	75 151 (22.5)
60-69	25 937 (38.1)	127 781 (38.3)
≥70	19 608 (28.8)	94 153 (28.2)
Mean (SD) year of birth	1943.3 (9.2)	1943.4 (9.2)
Mean (SD) No of FDRs	4.2 (2.6)	4.6 (3.0)
No of FDRs with polyps:		
0	62 318 (91.6)	314 893 (94.4)
1	5220 (7.7)	17 627 (5.3)
≥2	522 (0.8)	1233 (0.4)

图13-7 以结局（Y）作为分组变量

3）下列两种情况，研究人群相关表格可不分组：包括同时有多个X或多个Y，不便进行分组；或前瞻性研究，为了体现盲法，可不分组。例文：Mildly abnormal lipid levels, but not high lipid variability, are associated with increased risk of myocardial infarction and stroke in "statin-naive" young population: a nationwide cohort study (Circulation Res, IF=18, 2020)[75]。该文章中，研究者旨在观察20～39岁的，未服用他汀类药物的韩国年轻人，其血脂与血脂变异（X）与粥样硬化性心血管疾病发病（Y）的关联。鉴于X有多个（血脂谱+血脂变异），本该以X作为研究人群描述表格分组变量，现只能不分组，单纯罗列（图13-8）。

TABLES

Table 1. Baseline characteristics of study participants 不分组

Characteristics	Total (n=1,934,324)
Age, years	32.23±4.32
Male	1,347,208 (69.7)
Urban residence	804,428 (41.6)
BMI, m/kg^2	23.5±3.6
WC, cm	79.1±9.8
Systolic BP, mm/Hg	118.6±12.7
Diastolic BP, mmHg	74.7±9.1
Hypertension	134,991 (7.0)

图13-8 因多个 X，无法以 X 作为分组变量，故仅罗列，未分组

4）横断面研究，X 或 Y 均可作为研究人群特征描述表格的分组变量。

（2）**细节**：变量名应以"变量名+变量单位（如果是连续变量）+变量表现形式"表示。分类变量的表现形式为 n（%）；连续变量的表现形式为正态分布（均值 ± 标准差）、偏态分布为中位数（最小值、最大值）或中位数（P25、P75）。通过易倴软件可在短时间内生成规范的，可用于论文发表的研究人群描述相关表格。

例文 Efficacy of folic acid therapy in primary prevention of stroke among adults with hypertension in China (JAMA, IF=52, 2015)[76]（图 13–9）。

Table 1. Baseline Characteristics of the Study Participants

Characteristics	Enalapril-Folic Acid Group (n=10 348)	Enalapril Group (n=10 354)
Male, No. (%)	4245 (41.0)	4252 (41.1)
Age, mean (SD), y	60.0 (7.5)	60.0 (7.6)
Laboratory results		
Total cholesterol, mean (SD), mg/dL	213.6 (46.0)	213.2 (45.8)
Triglycerides, mean (SD), mg/dL	147.4 (119.9)	146.9 (82.0)
HDL-C, mean (SD), mg/dL	52.0 (14.0)	51.8 (13.9)
Fasting glucose, mean (SD), mg/dL	104.5 (30.6)	104.5 (30.6)
Creatinine, mean (SD), mg/dL	0.7 (0.2)	0.7 (0.2)
Homocysteine, median (IQR), μmol/L[b]	12.5 (10.5-15.5)	12.5 (10.5-15.5)
Vitamin B$_{12}$, median (IQR), pg/mL[b]	379.6 (314.3-475.2)	379.8 (315.7-478.2)

Abbreviations: HDL-C, high-density lipoprotein cholesterol; IQR, interquartile range; MTHFR, methylenetetrahydrofolate reductase.

• 变量单位标注清楚；分组变量标注清楚
• 根据变量分布，选择统计描述指标：连续变量 mean (SD)；median (IQR)，分类变量 No. (%)
• 英文简写备注说明

图13-9 研究人群描述表格细节

2. 针对表的相关描述 研究人群特征表格描述应遵循概括性、趋势性的原则，切忌精细而冗长的结果描述。例文：Association between rotating night shift work and risk of coronary heart disease among women (JAMA, IF=50, 2016)[77]。研究者对于表1的描述则完全体现了概括性、趋势性的原则（图13-10）。面对繁杂的分组变量，研究者直接写道：Compared to women in NHS, women in NHS2 were younger, more likely to be nulliparous, had slightly lower alcohol consumption, reported less pack-years of smoking, less comorbid conditions, and took less medication and multi-vitamin supplements（大意为：与NHS1相比，NHS2队列的人更年轻，抽烟喝酒的人更少……）。

Table 1
Age and age-adjusted characteristics of participating women at baseline by rotating night shift work history

Frequencies are given reported in absolute percent numbers and percentages (%); values are means (standard deviation), unless specified otherwise. ^aIQR = Interquartile range; MI= myocardial infarction.

| | Rotating Night Shift Work Exposure (≥ 3 night shifts per month) | | | | | | | |
| | NHS (1988) | | | | NHS2 (1989) | | | |
Sample Size	None *30,012*	<5 yrs *30,122*	5-9 yrs *4,955*	≥10 yrs *8,534*	None *43,657*	<5 yrs *56,179*	5-9 yrs *9,866*	≥10 yrs *5,833*
Age	54.0 (7.1)	54.3 (7.1)	54.9 (7.1)	56.2 (6.9)	34.8 (4.7)	34.5 (4.7)	35.1 (4.2)	37.1 (3.6)
Race, No. (%, white)	29,390 (98)	29,424 (98)	4,832 (98)	8,250 (97)	42,075 (96)	53,501 (95)	9,337 (95)	5,479 (95)
Parity, No. (%)								
Nulliparous	1,434 (5)	1,795 (6)	351 (7)	539 (6)	12,111 (28)	17,814 (31)	3,440 (36)	1,795 (37)
1 or 2 child(ren)	10,415 (34)	10,650 (35)	1,761 (36)	2,853 (35)	23,249 (53)	28,704 (51)	4,889 (50)	2,926 (48)
≥3 children	17,750 (60)	17,211 (57)	2,743 (55)	4,956 (57)	8,290 (19)	9,653 (18)	1,536 (15)	1,109 (16)
Parental history of MI under 60 yrs, No. (%, yes)	4,893 (16)	5,081 (17)	879 (18)	1,516 (18)	6,105 (14)	8,294 (15)	1,670 (17)	1,011 (16)

图13-10 例文中研究对象特征描述的表格样式

（三）调整/不调整的多个回归方程模型结果呈现

在此前章节"数据分析思路"中，关数据分析思路十问的第9条是需要调整哪些变量？如何调整？调整后X对Y的独立作用大小是多少。而在结果部分呈现的第二个表格，即通过易侕的"多个回归方程"模块及"协变量检查与筛选"模块所得到的未控制/控制混杂因素后，X对Y的独立作用。该表格的设置并无定式，但其目标均为呈现基于不同理由（临床实际、调整变量对效应值的影响等）的调整策略后，X效应值及95%可信区间在不同调整模型的变化趋势。建议研究者在进行该表格设置时，至少需要同时生成未调整/调整后的效应值和95%可信区间。

针对X与Y直线关系的表格描述部分，其组成公式为：对结果数字的解释（效应值、95%可信区间）。如遇队列研究，且经过长期随访，其描述形式为：发生事件数，发病密度（发生事件数/人年数的比例），效应值，95%可信区间。

例文 Body-weight fluctuations and outcomes in coronary disease (NEJM, 2017)[2]，作者列举核心结果，并标注效应值类型（OR, HR, β）、95%CI和P值。针对连续变量（X是连续变量体重波动，Y是二分类变量）：Each increase in body-weight variability of 1 SD increased the risk of any coronary event (2091 events; hazard ratio, 1.04; 95% confidence interval [CI], 1.01 to 1.07; $P = 0.01$) .从 each 至 event 的部分，均为对结果的解释；括号内则为结果的数字表现。针对 X 为分类变量：In the fully adjusted model (model 4), when compared with the lowest quintile, patients with the highest quintile of variability had an increase in the risk of any coronary event of 64% (hazard ratio, 1.64; 95% confidence interval [CI], 1.21 to 1.87; $P = 0.01$), independent of traditional risk factors［在完全调整的模型（模型4）中，与最低五分位数相比，变异性在最高五分位数组的患者发生任何冠脉事件的风险增加了64%（ HR = 1.64，95% CI：1.21—1.87，$P = 0.01$），独立于传统危险因素］。

如涉及多个 X 或 Y，其结果的描述可根据结果进行归类再集中描述。譬如研究中有多个结局变量，这些结局变量与 X 的关系有的是正相关，有的是负相关。此时，在对结果进行解读时，可分别归类后再集中描述；同理，对于有/无统计学差异的结果亦可分别归类后集中描述。如表格因多 X/多 Y 而太过烦琐及复杂，可考虑通过森林图从而更为直观地对结果进行展示。

例文 Body-weight fluctuations and outcomes in coronary disease (NEJM, 2017)[2]，根据 P 值是否显著"抱团"描述：each increase in body-weight variability of 1 SD (1.5 to 1.9 kg) increased the risk of any coronary event (2091 events; hazard ratio, 1.04; 95% confidence interval [CI], 1.01 to 1.07; $P= 0.01$), any cardiovascular event (2727 events; hazard ratio, 1.04; 95% CI, 1.02 to 1.07; $P<0.001$), and death (487 events; hazard ratio, 1.09; 95% CI, 1.07 to 1.12; $P<0.001$)（ P 值显著），with a numerical increase in myocardial infarction (hazard ratio, 1.04; 95% CI, 0.98 to 1.09; $P = 0.17$) and stroke (hazard ratio, 1.05; 95% CI, 0.97 to 1.13; $P = 0.20$)（ P 值不显著）［体重变异度每增加1个标准差（1.5～1.9 kg），任一冠状动脉事件的风险亦随之增加（2 091 事件数；风险比，1.04；95% CI，1.01～1.07；$P= 0.01$），任一心血管事件（2 727 事件数；风险比，1.04；95% CI，1.02～1.07；$P<0.001$）和死亡（487 事件数；风险比，1.09；95% CI，1.07～1.12；$P<0.001$）（ P 值显著）。而心肌梗死（风险比，1.04；95% CI，0.98～1.09；$P=0.17$）和卒中（风险比，1.05；95% CI，0.97～1.13；$P=0.20$）仅表现为数值的增加（ P 值不显著）］。

（四）针对 X 与 Y 非线性关系的图表描述

关联分析数据分析思路中，如果 X 为连续变量，则需要通过"平滑曲线拟合"模块明确" X 与 Y 有没有关系，是什么样的关系"。因此，如果确定 X 和 Y 的关联是非线性且存在分段线性关联，则需通过易徧的"平滑曲线拟合"模块直观展示这种非线性关系；其次，通过"饱和阈值效应"模块对分段线性进行解释（拐点，拐点左右两侧 X 与 Y 关系的变化趋势）。因此，对非线性关系的图表描述应包括：① 曲线的形态；② 曲线的拐点；③ 曲线拐点左右两侧 X 与 Y 的分段线性关系（同直线关系，亦包括结果数字的解释：效应值和95%可信区间）。

例文 U-shaped association of serum uric acid with all-cause and cause-specific mortality in US adults: a cohort study (Journal of Clinical Endocrinology and Metabolism, IF=5.6, 2020)[28]。原文：The results supported a U-shaped relationship between SUA and all-cause mortality in both males and females（曲线形状）. ... The inflection point for SUA was 6 mg/dL in males and 4 mg/dL in females (Table 4)（切点值）. As shown in Table 4, among males, the HRs (95%CIs) were 0.77 (0.61, 0.97) on the left side of inflection point and 1.30 (1.11, 1.52) on the right of inflection point. Among females, the HRs (95%CIs) were 0.51 (0.26, 0.99) on the left side of inflection point and 1.12 (0.95, 1.33) on the right of inflection point（大意为切点左右两侧的变化趋势，同直线效应值的描述，仍然为结果的解释＋效应值和95%可信区间）。

（五）不同人群中 X 和 Y 关系的解释

易俩的数据分析思路章节中，需要回答的第二大问题是什么因素修饰 X 对 Y 的作用，也就是寻找交互作用因素（详见"数据分析思路"章节）。通过易俩的"快速扫描交互作用""交互作用检验""分层分析"等模块，可快速有效地观察 X 和 Y 的关系在不同人群中的趋势。在描述时，根据临床场景的不同亦有所不同。

（1）发现某个/多个效应修饰因子可修饰 X 和 Y 的关系，且该效应修饰因子（们）具有一定临床价值。针对该表格，其描述为：① 用了哪些变量作为效应修饰因子；② 这些变量中，有哪些的 P for interaction 为阳性（效应修饰因子）；③ 对这些效应修饰因子分别进行描述，如性别为效应修饰因子，则描述"男性中，X 和 Y 的结果解释（效应值和95%可信区间）；女性中，X 和 Y 的结果解释（效应值和95%可信区间）。在男性中发现更强（弱）的 X 与 Y 之间的关联"。

例文 Effect of folic acid and B vitamins on risk of cardiovascular events and total mortality among women at high risk for cardiovascular disease: a randomized trial (JAMA, IF=51, 2008)[78]。该研究中，作者以叶酸作为 X，以是否脑卒中作为结局变量，在不同的层间进行了亚组分析，并检测了交互作用。最终发现在服用 ACEI 这一有临床价值的效应修饰因子（叶酸联用 ACEI 预防脑卒中）（图13-11）。

例文 Leukocyte telomere length in relation to 17 biomarkers of cardiovascular disease risk: a cross-sectional study of US adults (PLoS Medcine, IF=13, 2016)[7]。哪些交互显著，哪些不显著：We note that only a small number of interactions were observed based on our a priori specification to test for heterogeneity of association based on seven characteristics: female, black,

Table 3. Effect of Randomized Treatment Assignment on the Primary Outcome in Prespecified and Exploratory Subgroups

Characteristic	No. of Patients[a]		No. of Events (%)[a]		Relative Risk (95% Confidence Interval)	P Value for Interaction
	Active	Placebo	Active	Placebo		
Overall	2721	2721	406 (14.9)	390 (14.3)	1.03 (0.90-1.19)	
Age, y						
40-54	582	584	50 (8.6)	43 (7.4)	1.17 (0.78-1.76)	
55-64	990	970	119 (12.0)	133 (13.7)	0.85 (0.67-1.09)	.55
≥65	1149	1167	237 (20.6)	214 (18.3)	1.12 (0.93-1.34)	
Prior cardiovascular disease[b]						
Yes	1764	1728	329 (18.7)	314 (18.2)	1.03 (0.89-1.21)	.93
No	957	993	77 (8.1)	76 (7.65)	1.01 (0.73-1.39)	
Diabetes						
Yes	570	574	142 (24.9)	143 (24.9)	0.99 (0.78-1.24)	.67
No	2151	2147	264 (12.3)	247 (11.5)	1.06 (0.89-1.26)	
Hypertension[c]						
Yes	2360	2335	373 (15.8)	363 (15.6)	1.01 (0.87-1.16)	.30
No	361	386	33 (9.1)	27 (7.0)	1.32 (0.80-2.20)	
Elevated cholesterol[d]						
Yes	2118	2150	340 (16.1)	331 (15.4)	1.03 (0.88-1.19)	.77
No	603	571	66 (11.0)	59 (10.3)	1.07 (0.76-1.52)	
Current smoking						
Yes	311	334	56 (18.0)	70 (21.0)	0.87 (0.61-1.24)	.34
No	2410	2387	350 (14.5)	320 (13.4)	1.07 (0.92-1.25)	
Parental history of myocardial infarction[e]						
Yes	1056	1097	165 (15.6)	167 (15.2)	1.03 (0.83-1.27)	.90
No	1656	1610	238 (14.4)	219 (13.6)	1.04 (0.87-1.26)	
Body mass index[f]						
<25	616	566	100 (16.2)	82 (14.5)	1.12 (0.84-1.50)	
25-<30	764	806	126 (16.5)	127 (15.8)	1.07 (0.84-1.37)	.41
≥30	1341	1349	180 (13.4)	181 (13.4)	0.97 (0.79-1.20)	
Alcohol intake, glass/mo[g]						
≤1	1494	1499	247 (16.5)	234 (15.6)	1.05 (0.88-1.26)	.75
>1	1227	1222	159 (13.0)	156 (12.8)	1.00 (0.80-1.25)	
Folate intake[h]						
Below median, ≤432 µg/d	1322	1263	207 (15.7)	183 (14.5)	1.07 (0.87-1.30)	.88
Above median, >432 µg/d	1263	1323	181 (14.3)	183 (13.8)	1.04 (0.85-1.28)	
Aspirin[i]						
Yes	1446	1385	270 (18.7)	244 (17.6)	1.07 (0.90-1.28)	.37
No	1274	1336	136 (10.7)	146 (10.9)	0.93 (0.73-1.17)	
β-Blockers						
Yes	684	697	125 (18.3)	123 (17.7)	1.04 (0.81-1.34)	.93
No	1887	1883	263 (13.9)	249 (13.2)	1.03 (0.87-1.23)	
Lipid-lowering drugs						
Yes	914	938	178 (19.5)	171 (18.2)	1.05 (0.85-1.30)	.83
No	1807	1783	228 (12.6)	219 (12.3)	1.02 (0.85-1.23)	
Angiotensin-converting enzyme inhibitors						
Yes	627	668	102 (16.3)	125 (18.7)	0.81 (0.63-1.06)	.03
No	1957	1920	287 (14.7)	247 (12.9)	1.15 (0.97-1.36)	
Hormone therapy						
Yes	1320	1329	172 (13.0)	191 (14.4)	0.89 (0.72-1.09)	.05
No	1401	1392	234 (16.7)	199 (14.3)	1.18 (0.97-1.42)	

(continued)

图 13-11　不同人群 XY 变化趋势观察表格范例

Mexican American, less than a high school education, poverty income ratio, and ages 20 to 44 and ages 65 to 84.

对交互详细描述：For triglycerides, there was a stronger association for women (interaction coefficient 0.000 485; 95% CI 0.000 073 1 ± 0.000 897); for LDL cholesterol, there was a stronger relationship among black participants (interaction coefficient = 0.002 0; 95% CI 0.000 287 ± 0.003 76); ...

（2）当报道阴性结果时：阴性结果的报道需谨慎。告知审稿人 X 和 Y 的关联在不同的人群中（譬如男/女）均为阴性结果极有必要。甚至这可能成为该结果为真正"阴性"的有力佐证。其表格同上，描述则为：以指标1、指标2、……作为效应修饰因子进行了交互作用检验，然而并未发现 X 和 Y 的关联在不同的人群中存在明显差异（P values for interaction 均大于 0.05）。

例文 Clinical efficacy and safety of evolocumab in high-risk patients receiving a statin (JAMA Cardiology, IF=11, 2017)[79]，作者在文章中并未发现交互作用，其如是描写道：No significant treatment × subgroup interaction was found.

例文 Statin use and survival after colorectal cancer: the importance of comprehensive confounder adjustment (Journal of the National Cancer Institute, IF=12, 2015)[80]。该研究旨在探讨他汀的使用是否能提高结直肠癌患者的生存。在该研究中，作者未发现他汀与结直肠癌患者的更长生存时间有关联。但为了验证其"阴性"结果并非"chancing finding"，其专门做了分层分析，并发现 X 和 Y 的变化趋势在不同的人群中均一致，即结果并非偶然发现，而是在各个不同的人群中均稳定存在（图 13-12）。

Table 3. Association of statin use at diagnosis with overall, colorectal cancer-specific, and recurrence-free survival stratified by age, sex, stage and location of colorectal cancer at diagnosis, and by conduct of chemotherapy

Subgroup	Statin use	Overall survival			CRC-specific survival		Recurrence-free survival*		
		No.	Events No. (%)	HR (95% CI)†	Events No. (%)	HR (95% CI)†	No.	Events No. (%)	HR (95% CI)†
Age at diagnosis, y									
<70	No	1257	290 (23)	1.00 (Ref.)	237 (19)	1.00 (Ref.)	1057	202 (19)	1.00 (Ref.)
	Yes	184	40 (22)	1.10 (0.70 to 1.74)	31 (17)	1.28 (0.77 to 2.15)	164	25 (15)	1.15 (0.65 to 2.03)
≥70	No	1028	361 (35)	1.00 (Ref.)	246 (24)	1.00 (Ref.)	880	211 (24)	1.00 (Ref.)
	Yes	228	78 (34)	1.19 (0.87 to 1.61)	49 (21)	1.13 (0.77 to 1.65)	204	39 (19)	0.85 (0.55 to 1.32)
Sex									
Male	No	1341	380 (28)	1.00 (Ref.)	276 (21)	1.00 (Ref.)	1125	237 (21)	1.00 (Ref.)
	Yes	272	74 (27)	1.00 (0.71 to 1.39)	46 (17)	0.93 (0.62 to 1.41)	243	37 (15)	0.80 (0.49 to 1.30)
Female	No	944	271 (29)	1.00 (Ref.)	207 (22)	1.00 (Ref.)	812	176 (22)	1.00 (Ref.)
	Yes	140	44 (31)	1.32 (0.89 to 1.96)	34 (24)	1.49 (0.94 to 2.35)	125	27 (22)	1.11 (0.66 to 1.84)
UICC stage									
Stage I + II	No	1165	174 (15)	1.00 (Ref.)	82 (7)	1.00 (Ref.)	1165	158 (14)	1.00 (Ref.)
	Yes	243	34 (14)	1.07 (0.66 to 1.72)	10 (4)	0.97 (0.43 to 2.19)	241	16 (7)	0.50 (0.26 to 0.95)
Stage III	No	771	210 (27)	1.00 (Ref.)	155 (20)	1.00 (Ref.)	771	255 (33)	1.00 (Ref.)
	Yes	126	48 (38)	1.14 (0.75 to 1.75)	35 (28)	1.22 (0.75 to 2.00)	126	48 (38)	1.25 (0.82 to 1.92)
Stage IV	No	348	267 (77)	1.00 (Ref.)	246 (71)	1.00 (Ref.)	--	--	--
	Yes	43	36 (84)	1.04 (0.67 to 1.63)	35 (81)	1.07 (0.68 to 1.70)	--	--	--

结果稳定

分层

图 13-12 "阴性结果"的不同人群验证

▪ 二、附件材料

附件材料（supplemental materials）部分的图表数量、形式、内容无任何限制。一般而言，其主要是分担因篇幅有限，而无法放在正文部分的很多图表和结果，尤其是敏感性分析。高质量研究常常有多项敏感性分析，而全部放正文部分无疑是不恰当的。因此，附件部分可有效分担这些图表及描述。

▪ 三、其他

需说明的是，本章节介绍的关联分析结果部分论文写作策略不一定适用于所有研究者。研究者需根据实际情况进行增删。然而，需注意以下几点：

（1）没有必要为了"好看"而加入太多"华而不实"，却无法说明实际问题或无法给予研究假设支撑的所谓漂亮图表。

（2）不宜过度进行数据分析，需懂得适可而止，见好就收。这个"好"体现在临床研究目的已达到，且相对此前的同类研究已取得突破时。

（3）应根据前章"数据分析思路"，并结合此前同类研究的数据分析图表，对手稿的图表进行布局及描述。

第七节 · 关联分析论文写作——讨论

讨论是论文的最后一个部分，其可视之为整个论文的"心脏"。审稿人可通过讨论部分评估研究者掌握的文献量，并评估作者对其所阐述的学术问题的了解程度。本书中，笔者将"讨论"分为5个重要部分：① 对结果的简述；② 结果与文献的综合；③ 临床价值；④ 优点；⑤ 缺点。研究者可在整篇文章中不限格式的对上述部分进行穿插组合，但应尽可能包括以使整个讨论部分完整。

■ 一、对结果的简述

大多数论文的讨论部分均以"对结果的描述"作为起始。然而，很多研究者对"简述结果"理解为对此前结果的简单复制。但大多数高质量研究在简述结果时，实际上均包括了：① 本研究涉及的 X 和 Y 是什么；② 研究设计参数中，值得"称道"的亮点（例如大样本、前瞻性队列、长随访等）；③ 核心结论的直接展示 ± 结果效应值及可信区间。从上述所包含的特征可看出，讨论部分的简述结果实际上可理解为一个精简版的"摘要"。

例文 Association between rotating night shift work and risk of coronary heart disease among women (JAMA, IF=50, 2016)[77]。该研究旨在观察昼夜交替的轮班制度与护士冠心病发病的关联。讨论中，作者在简述结果时如是写道：This prospective cohort study examined the association of rotating night shift work with CHD incidence, over 24 years of follow-up and found that ≥ 5 years of rotating night shift work was associated with a significantly increased risk of CHD[这项前瞻性队列研究调查了昼夜轮班与冠心病发生率的关系（ X 和 Y ），随访超过24年（研究设计中值得称道的亮点），发现轮班夜班≥5年与冠心病风险显著增加相关（核心结论直接展示，但无结果的效应值及可信区间）]。

例文 Body-weight fluctuations and outcomes in coronary disease（NEJM, IF>70, 2017)[2]。研究者旨在探讨体重波动与冠心病各种不良结局的关联。研究者在讨论部分对结果简述如下：In this post hoc analysis involving patients with established coronary artery disease who participated in the TNT trial, fluctuations in body weight were strongly associated with the risk of cardiovascular events and even death. Moreover, body-weight variability was associated with the risk of new-onset diabetes. The associations observed were independent of the mean body weight and appeared to be independent of traditional risk factors［在这项涉及参与 TNT 试验的冠心病患者的事后分析中，体重波动与心血管事件甚至死亡的风险密切相关。此外，体重变异性与新发糖尿病的风险有关。观察到的相关性与平均体重无关，似乎也与传统的危险因素无关］。尽管顺序有所改变，但仍然包括了：X 和 Y（体重波动 vs 冠心病结局）；研究设计特点（TNT 二次数据分析）与核心结论。

例文 Observational study of hydroxychloroquine in hospitalized patients with Covid-19 (NEJM, IF>70, 2020)[14]。作者的简述结果如是描述道：In this analysis involving a large sample of consecutive patients who had been hospitalized with Covid-19, the risk of intubation or death was not significantly higher or lower among patients who received hydroxychloroquine than among those who did not (hazard ratio, 1.04; 95% CI, 0.82 to 1.32)［在这项涉及连续因 Covid-19 住院的大样本患者的分析中（研究设计亮点），接受羟氯喹治疗的患者插管或死亡的风险与未接受羟氯喹治疗的患者相比（X 和 Y）没有显著提高或降低（风险比，1.04；95% CI，0.82～1.32）］（核心结果+具体数字）。

二、结果与文献的综合

讨论部分的重头戏之一便是将自己的结果与其他同类研究的结果进行类比分析，其目的旨在通过既往已存证据或机制，对本研究的结果进行解释。这种解释的具现可归纳为"求同""释异"。

1. **"求同"** 指找到与自己结果相同或相近的文献，其作用旨在强调"本研究的发现并非仅一家中心的偶然所得，而是有其他的同类研究作为援引"。描述时，常用下列格式：① 我们的研究同某研究一致；② 所援引的某研究具有哪些特征（研究类型、样本量和结果）；③ 我们与援引文献在研究设计等方面的不同处或优胜处。

例文 Association between rotating night shift work and risk of coronary heart disease among women (JAMA, IF=50, 2016)[77]。作者旨在观察护士昼夜交替值班的工作方式与冠心病发病的关联。作者在"求同"的描述中，如是写道：

（1）我们的结果与最近的一项荟萃分析一致。

（2）该荟萃分析发现，尽管在 28 项研究中检测到显著异质性，但夜班倒班工人"冠脉事件"的风险增加了 23%～24%（因为是 meta 分析，所以作者只描述了 meta 分析包含的研究数，而未对所有的研究特征进行描述）。

（3）而本研究则不同于现有文献中广泛使用的轮值夜班工作（≥3夜班/月）的定义，因为其没有包含与频率和实际工作时间相关的强度测量。（与援引文献的不同处）

例文 Depression and HIV infection are risk factors for incident heart failure among veterans: veterans aging cohort study (JACC, IF=20, 2015)[68]。研究者在讨论部分对相同结果的描述如下：

（1）我们的发现与先前的研究报告一致。

（2）（a）HIV病毒和HF事件，（b）HIV病毒样本中抑郁和HF事件。（相同的结果是什么）

（3）然而，这项研究是第一个同时检查HIV状态、MDD诊断和抗抑郁药物使用作为心衰发病预测因子的大型国家队列。（我们与援引文献的不同）

2."释异" 研究者的结果异于其他同类研究是常见且不可避免的。因此，回避（只论述与己相同，而不提相异的研究）易被质疑。较常见的策略是：研究者应先明确这些结果相异的文献在研究设计参数（研究所涉人群、样本量、X和Y的测量及定义）、数据分析策略（调整的协变量、数据分析所用模型及方法）与自己研究存在的不同，然后根据机制、临床专业知识对结果的差异做出解释。

例文 Effectiveness of removable walker cast versus nonremovable fiberglass off-bearing cast in the healing of diabetic plantar foot ulcer (Diabetes Care, IF=15, 2010)[81]。该研究旨在探讨两种铸件在治疗糖尿病足底溃疡方面的疗效，其研究设计为RCT。在文中，作者在讨论部分描述与自己结果不同的研究时，通过三句话进行了"释异"。

（1）列举与自己结果不同的研究，其不同的地方表现为何处。在该文中，不同之处主要体现在X上面。因为相异文献所用铸件不可拆卸，而作者所用铸件是可拆卸的。此外，相异文献并没有报道溃疡患者的比例（Z的不同）。原文：However, these two reports differ from our study in two important ways.First, Piaggesi et al. used a novel, off-the-shelf nonremovable device, and we used a removable cast. The efficacy of nonremovable off-loading devices has been emphasized in previous studies. ... In the two above-mentioned studies, the percentage of patients with previous ulcers was not reported.

（2）根据机制、临床专业知识对结果的差异做出解释：在研究人群中，很大比例的患者报告之前有足部溃疡，并且很大比例的患者之前曾接受过小截肢。因此，有溃疡病史的患者可能更清楚足底溃疡的严重后果，因此他们的依从性可能高于第一次溃疡发作的患者。（所以，结果的不同是可以解释的）

例文 Observational study of hydroxychloroquine in hospitalized patients with Covid-19 (NEJM, IF>70, 2020)[14]。该研究中，作者通过观察性研究设计分析了用／不用羟氯喹与美国新冠患者死亡的关联。

（1）列举与自己结果不同的研究，其不同的地方表现为何处：此前一项在法国医院的研究表明羟氯喹对新冠患者有效。

（2）根据机制、临床专业知识对结果的差异做出解释："但该研究样本量小，缺乏随机对照组，且有6例患者漏报。"（他们的结果不可靠）

▪ 三、 临床价值

并非所有的文献都在讨论中对临床价值进行专门的展现。毕竟很多临床价值可通过前言的研究动机进行推断。因此，此项并非必须写。然而，加入临床价值可能使研究者获益，至少可以吸引读者。一般而言，临床意义必须基于 current knowledge 进行合理的论述。该部分的写作主要基于临床专业知识，无法给出通例。但至少，对 current knowledge 的总结和理解是写好临床价值的前提条件。

▪ 四、 优点

关联分析的临床研究优点可总结如下：

（1）研究设计方面的亮点包括盲法、X 和 Y 检测（定义）的优势性、样本量、研究类型证据级别、研究设计方案等。需遵循的原则为：必须与既往同类研究进行类比，才可肯定这些确实为优点；对其成为优点的理由应尽可能做出解释。其中包括：

1）对于前瞻性队列或 RCT 常通过盲法消除观察偏倚。因此，可在讨论中将盲法作为亮点进行展示。

2）证据级别：按照研究类型证据级别分类，本研究是否与此前同类研究相比，证据级别更高（队列 vs 横断面），可在讨论中将研究类型证据级别的优势进行展示。

3）样本量：此为最常使用的"亮点"之一。但一定要比较此前同类研究的样本量，否则便是审稿人攻击的目标。

4）X 与 Y 检测（定义）的更新及超越，使结果更可靠。

5）一些特殊的研究设计，包括 case-cohort、案例交叉设计、n-of-1 设计、cmRCT 设计等。但应解释这些特殊设计为何能成为亮点。譬如 case-cohort 研究，对于测量昂贵的 X，且同时具有多个 Y，其优势便可体现。

例文 Cytomegalovirus reactivation in critically-ill immunocompetent patients (JAMA, IF=50, 2008)[82]。研究者对于研究设计相关的亮点描述如下：There were several strengths of the present study, including the prospective, blinded study design, inclusion of a broad range of critically-ill patients, use of quantitative CMV assessments, and the use of comprehensive statistical analyses with an adequate number and frequency of clinically-relevant endpoints. This is the largest study conducted to date and the results are statistically robust（本研究有几个优势，包括前瞻性、盲法研究设计、纳入范围广泛的危重患者、使用定量 CMV 评估、样本量较大、临床相关终点的发生频率相对较高。此外，与既往同类研究相比，该研究的规模是最大的，结果在统计上是可靠的）。其中，可以看到此前提到的研究设计亮点，这篇文章几乎都作为亮点进行展示。然而值得注意的是，初学者在进行撰写时，可不必求全，而是宁愿选择自己比较有把握的研究设计方面的亮点。其中的一个原则是必须与此前的同类研究进行类比。如果此前的研究均不到100人，而研究者的样本量为300，则属于"大样本（the largest sample size to data）"。其余均如此。

例文 Association of testosterone therapy with risk of venous thromboembolism among men with and without hypogonadism (JAMA Internal Medicine, IF=20, 2020)[83]。作者对于优点的描述为：

1）针对样本量优点描述为"这项研究的一个优势是使用了大量的行政索赔数据。**据我们所知（与此前的研究进行类比）**，我们在一项评估睾酮治疗作为潜在 VTE 风险因素的研究中纳入了最多的病例。"

2）针对特殊研究设计的优点描述："案例交叉设计的优势之一是它能够解释不随时间变化的未测量混杂。将患者作为自己的对照，假设在病例和对照期间相对静态或缓慢变化的因素（例如肥胖、吸烟状况和 VTE 家族史）保持不变。这种设计在具有数据集中不可用的重要潜在协变量（例如肥胖或家族史）的信息的管理数据的背景下特别有用。"

（2）数据分析方面的亮点（敏感性分析与合理的统计学方法）：常见的数据分析方面亮点包括：统计学的方法与此前的同类研究相比更为合理；在探讨 X 对 Y 独立作用时，调整的混杂因素更充分（调整更多协变量，协变量的纳入理由更充分）。

1）针对某种特殊场景，使用更合理的统计学方法。

例文 Cardiovascular effect of discontinuing statins for primary prevention at the age of 75 years: a nationwide population-based cohort study in France (European Heart Journal, IF=20, 2019)[84]。作者以边缘结构模型（MSM）作为优点进行展示：Observational studies with time-varying exposure are particularly challenging. One of the strengths of the present study is the use of marginal structural models designed to appropriately correct for time-varying confounders affected by previous exposure and for informative censoring. These models are increasingly used in pharmacoepidemiologic studies, including studies on statins 〔观察性研究中暴露变量（X）随时间变化时往往具有挑战性。本研究的优势之一是使用边缘结构模型，旨在适当纠正受先前暴露影响的时变混杂因素和信息审查。这些模型越来越多地用于药物流行病学研究，包括他汀类药物的研究〕。

2）调整策略更充分：在关联分析相关的临床论文撰写中，对于协变量的调整策略描述是一个非常重要的部分。因此，其也可以当成亮点予以展示。

例文 Functional outcome after intracranial pressure monitoring for children with severe traumatic brain injury (JAMA Pediatrics, IF=12, 2017)[85]。研究者旨在探讨持续的颅内压检测与结局的关联。在针对研究优点的描述时，作者专门将调整策略拿出来进行展示，告知读者和审稿人：我们的结果更严谨，更值得相信，因为我们调整的混杂因素更多。

描述如下：The present study was conducted using richer covariate data than previous observational studies of ICP monitoring. Because ..., the present study includes variables missing from some previous studies, such as injury mechanism, disposition in the ED, medications, and length of mechanical ventilation. ... Those variables may be important to a decision about whether or not to place an ICP monitor and will be critical in any future prospective study of ICP monitoring. An additional limitation of the present study is that we used accurate phenotypes to identify clinical events, but the medical decision making that led to those events was not available in the databases we used（本研究使用比以往同样研究颅内高压监测的观察性研究更丰富的协变量数据。**本研究包括一些先前研究中没有调整的变量，例如损伤机制、ED 的处置、药物治疗和机械通气时间。**……这些变量在未来任何 ICP 监测的前瞻性研究中都至关重要）。

▪ 五、缺点

在论文中应对研究的缺陷进行"论述"，这极有必要。然而，不当的"缺陷"描述不但不能对文章的接收有所帮助，反而会起反效果。譬如：很多作者喜欢写"本研究的缺陷之一是样本量偏少"。审稿人认为只要延迟论文发表时间，再过一两年，即可攒够。因此，如果审稿人建议研究者再等两年发表，试问，研究者该如何回复和自处？更有甚者，喜欢在文章中写本研究的缺陷是"选择偏倚"。此为致命错误，非常不妥。较为合理的做法一般可归纳为下列原则：

（1）研究者在考虑将某一项研究缺陷拿出来讨论时应先考虑：如果是审稿人开展同

类研究，他能否解决或弥补该缺陷。因为审稿人做不到的事情，便不会要求你做到。因此，写审稿人和研究者自己均无法做到的"缺陷"，最为安全。

（2）研究者在描述此部分时，需从"述"和"论"两个部分分别进行。当研究者在描述每一个"缺点"时，应包括对该"缺点"的描述，并对该"缺点"进行讨论，讨论的点包括该缺点可能对结果造成的影响或解决方案。下面就一些较"安全"的缺陷及话术进行列举，以帮助研究者更好地完成"研究缺陷"部分的写作。

1）围绕纳排标准写**"研究缺陷"**。其主要在研究的"普适性、外推性、代表性"等概念上做文章。譬如：纳排标准中研究者排除了艾滋病患者，则缺陷为：本研究未纳入艾滋病患者，则本研究的发现不能应用于艾滋病患者。因为此类问题，审稿人也无法做到。

例文 Depression and human immunodeficiency virus infection are risk factors for incident heart failure among veterans: veterans aging cohort study (Circulation, IF=19, 2015)[68]。研究者在描述缺陷时如是写道：First, as our participants were predominantly men, the findings might not generalize to women.

2）围绕研究类型的内在固有局限写研究缺陷。

① 横断面研究证据级别弱，且 X 与 Y 同时发生，只能得到 associated，而无法写 risk factor 等。因此，可如是描述：First, as this is a cross-sectional study of disease prevalence rather than incidence, there is uncertainty in the degree to which exposure preceded the outcomes observed.（STROBE 指南内附案例）

② 关联分析只能得到 association，而非因果。Body-weight fluctuations and outcomes in coronary disease (NEJM, IF>70, 2017)。[2]

③ 未调整不可测量的混杂（观察性研究的固有缺陷）。

3）围绕敏感性分析写：敏感性分析是对结果稳定性的展示。部分研究者喜欢将其放在"优点"，然更多则放在"缺陷"中展示。

例文 A multicenter observational study of incretin-based drugs and heart failure (NEJM, IF>70, 2016)[47]。研究者在缺陷部分对敏感性分析进行下列话术：

对缺陷的"述"：Some patients who were taking thiazolidinediones, which are known to increase the risk of hospitalization for heart failure,1 were included in our primary reference group.

对缺陷的"论"（解决方案）：However, in one sensitivity analysis, we ...

4）围绕审稿人的问题：研究者常面临审稿人的各种问题。很多是可通过校正、敏感性分析对审稿人的问题进行回复及处理，而处理后该问题不会对论文的发表造成影响。然而，研究者不能排除遇到无法通过技术手段弥补的"审稿人问题"。此时，研究者可将其作为缺陷，写在讨论的"limitation部分"。但前提条件是必须在技术手段无法处理的前提下，才可如此对待审稿人的问题。

（陈　驰）

参考文献

[1] Yin D, Yan Y, Xu N, et al. Predictive values of obesity categories for cardiovascular disease risk factors in Chinese adult population[J]. Journal of Cellular Biochemistry, 2018, 2(10): 28002.

[2] Bangalore S, Messerli F H, Waters D D. Body-weight fluctuations and outcomes in coronary disease[J]. The New England Journal of Medicine, 2017, 377(1): 95−96.

[3] Vandenbroucke J P, von Elm E, Altman D G, et al. Strengthening the reporting of observational studies in epidemiology (STROBE): explanation and elaboration[J]. International Journal of Surgery, 2014, 12(12): 1500−1524.

[4] Amarenco P, Lavallee P C, Tavares L M, et al. Five-year risk of stroke after TIA or minor ischemic stroke[J]. The New England Journal of Medicine, 2018, 378(23): 2182−2190.

[5] Vuong L N, Dang V Q, Ho T M, et al. IVF transfer of fresh or frozen embryos in women without polycystic ovaries[J]. The New England Journal of Medicine, 2018, 378(2): 137−147.

[6] Latourte A, Soumare A, Bardin T, et al. Uric acid and incident dementia over 12 years of follow-up: a population-based cohort study[J]. Annals of the Rheumatic Diseases. 2018, 77(3): 328−335.

[7] Rehkopf D H, Needham B L, Lin J, et al. Leukocyte telomere length in relation to 17 biomarkers of cardiovascular disease risk: a cross-sectional study of US adults[J]. PLoS Medicine, 2016, 13(11): e1002188.

[8] Park J B, Kim D H, Lee H, et al. Mildly abnormal lipid levels, but not high lipid variability, are associated with increased risk of myocardial infarction and stroke in "statin-naive" young population: A nationwide cohort study[J]. Circ Res, 2020, 126(7): 824−835.

[9] Khalili H, Axelrad J E, Roelstraete B, et al. Gastrointestinal infection and risk of microscopic colitis: A nationwide case-control study in Sweden[J]. Gastroenterology, 2021, 160(5): 1599−1607.e5.

[10] Kakoly N S, Earnest A, Teede H J, et al. The impact of obesity on the incidence of type 2 diabetes among women with polycystic ovary syndrome[J]. Diabetes Care, 2019, 42(4): 560−567.

[11] Htet T D, Teede H J, de Courten B, et al. Asthma in reproductive-aged women with polycystic ovary syndrome and association with obesity[J]. Eur Respir J, 2017, 49(5): 1601334.

[12] Filion K B, Azoulay L, Platt R W, et al. A multicenter observational study of incretin-based drugs and heart failure[J]. N Engl J Med, 2016, 374(12): 1145−1154.

[13] Steiner A Z, Pritchard D, Stanczyk F Z, et al. Association between biomarkers of ovarian reserve and infertility among older women of reproductive age[J]. JAMA, 2017, 318(14): 1367−1376.

[14] Geleris J, Sun Y, Platt J, et al. Observational study of hydroxychloroquine in hospitalized patients with Covid−19[J]. The New England Journal of Medicine, 2020, 382(25): 2411−2418.

[15] Murthy S B, Zhang C, Diaz I, et al. Association between intracerebral hemorrhage and subsequent arterial ischemic events in participants from 4 population-based cohort studies[J]. JAMA Neurology, 2021, 78(7): 809−816.

[16] Tadrous M, Matta R, Greaves S, et al. Association of mirabegron with the risk of arrhythmia in adult patients 66 years or older: a population-based cohort study[J]. JAMA Internal Medicine, 2019, 179(10): 1436−1439.

[17] Bateman B T, Hernandez-Diaz S, Straub L, et al. Association of first trimester prescription opioid use with congenital malformations in the offspring: population based cohort study[J]. BMJ, 2021, 372: n102.

[18] Low M, Neuberger A, Hooton T M, et al. Association between urinary community-acquired fluoroquinolone-resistant Escherichia coli and neighbourhood antibiotic consumption: a population-based case-control study[J]. Lancet Infectious Diseases, 2019, 19(4): 419−428.

[19] Mok P, Antonsen S, Pedersen C B, et al. Family income inequalities and trajectories through childhood and self-harm and violence in young adults: a population-based, nested case-control study[J]. Lancet Public Health, 2018, 3(10):

e498−e507.

[20] Letizia A G, Ge Y, Vangeti S, et al. SARS-CoV-2 seropositivity and subsequent infection risk in healthy young adults: a prospective cohort study[J]. Lancet Respiratory Medicine, 2021, 9(7): 712−720.

[21] Asano T, Boisson B, Onodi F, et al. X-linked recessive TLR7 deficiency in ~1% of men under 60 years old with life-threatening Covid−19[J]. Science Immunology, 2021, 6(62): eab14348.

[22] Bastard P, Gervais A, Le Voyer T, et al. Autoantibodies neutralizing type I IFNs are present in ~4% of uninfected individuals over 70 years old and account for ~20% of Covid−19 deaths[J]. Science Immunology, 2021, 6(62): eab14340.

[23] Oost L J, van der Heijden A, Vermeulen E A, et al. Serum magnesium is inversely associated with heart failure, atrial fibrillation, and microvascular complications in type 2 diabetes[J]. Diabetes Care, 2021, 44(8): 1757−1765.

[24] Vaughan-Shaw P G, Zgaga L, Ooi L Y, et al. Low plasma vitamin D is associated with adverse colorectal cancer survival after surgical resection, independent of systemic inflammatory response[J]. Gut, 2020, 69(1): 103−111.

[25] Wang N, Sun Y, Zhang H, et al. Long-term night shift work is associated with the risk of atrial fibrillation and coronary heart disease[J]. European Heart Journal, 2021, 42(40): 4180−4188.

[26] SenGupta D, Brinson C, DeJesus E, et al. The TLR7 agonist vesatolimod induced a modest delay in viral rebound in HIV controllers after cessation of antiretroviral therapy[J]. Science Translational Medicine, 2021,13(599): eabg3071.

[27] ho SK, Chang Y, Kim I, et al. U-shaped association between serum uric acid level and risk of mortality: a cohort study[J]. Arthritis Rheumatol, 2018, 70(7): 1122−1132.

[28] Hu L, Hu G, Xu B P, et al. U-shaped association of serum uric acid with all-cause and cause-specific mortality in US adults: a cohort study[J]. Journal of Clinical Endocrinology and Metabolism, 2020, 105(1): daz068.

[29] Matsui E C, Hansel N N, Aloe C, et al. Indoor pollutant exposures modify the effect of airborne endotoxin on asthma in urban children[J]. American Journal of Respiratory and Critical Care Medicine, 2013, 188(10): 1210−1215.

[30] Paganini D, Uyoga M A, Kortman G, et al. Iron-containing micronutrient powders modify the effect of oral antibiotics on the infant gut microbiome and increase post-antibiotic diarrhoea risk: a controlled study in Kenya[J]. Gut, 2019, 68(4): 645−653.

[31] Pujol J L, Roch B. Is darbepoietin alfa linked to mortality during non-small cell lung cancer chemotherapy?[J]. Journal of Thoracic Oncology, 2020, 15(2): 159−162.

[32] Ruda R, Soffietti R. Does an optimal management of brain metastases from oncogenic-driver non-small cell lung cancer exist?[J]. Neuro-Oncology, 2020, 22(2): 171−172.

[33] Mathew R, Di Santo P, Jung R G, et al. Milrinone as compared with dobutamine in the treatment of cardiogenic shock[J]. New England Journal of Medicine, 2021, 385(6): 516−525.

[34] Hughes B L, Clifton R G, Rouse D J, et al. A trial of hyperimmune globulin to prevent congenital cytomegalovirus infection[J]. The New England Journal of Medicine, 2021, 385(5): 436−444.

[35] Morita A, Kirino T, Hashi K, et al. The natural course of unruptured cerebral aneurysms in a Japanese cohort[J]. The New England Journal of Medicine, 2012, 366(26): 2474−2482.

[36] Gladstone B P, Ramani S, Mukhopadhya I, et al. Protective effect of natural rotavirus infection in an Indian birth cohort[J]. The New England Journal of Medicine, 2011, 365(4): 337−346.

[37] Thompson D C, Rivara F P, Thompson R S. Effectiveness of bicycle safety helmets in preventing head injuries: a case-control study[J]. JAMA, 1996, 276(24): 1968−1973.

[38] Kateeb E, Momany E. Factors related to high dental caries experience in Palestinian pregnant women in the Jerusalem governorate: a cross-sectional study[J]. Lancet, 2018, 391 Suppl 2: S11.

[39] Sudki N M, Axelsson A B, Imam A, et al. Self-perceived health among children with spina bifida in the West Bank: a cross-sectional study[J]. Lancet, 2021, 398 Suppl 1: S39.

[40] Lin S Y, Lin C L, Lin C C, et al. Association between angiotensin-converting enzyme inhibitors and lung cancer—a nationwide, population-based, propensity score-matched cohort study[J]. Cancers (Basel), 2020, 12(3): 747.

[41] Herrett E, Williamson E, Brack K, et al. Statin treatment and muscle symptoms: series of randomised, placebo controlled n-of-1 trials[J]. BMJ, 2021, 372: n135.

[42] Song R, Pan K Y, Xu H, et al. Association of cardiovascular risk burden with risk of dementia and brain pathologies: A population-based cohort study[J]. Alzheimers Dement, 2021.

[43] Kjellbom A, Lindgren O, Puvaneswaralingam S, et al. Association between mortality and levels of autonomous

cortisol secretion by adrenal incidentalomas : a cohort study[J]. Annals of Internal Medicine, 2021, 174(8): 1041−1049.

[44] Ploubidis G B, Batty G D, Patalay P, et al. Association of early-life mental health with biomarkers in midlife and premature mortality: evidence from the 1958 british birth cohort[J]. JAMA Psychiatry, 2021, 78(1): 38−46.

[45] Lee S L, Pearce E, Ajnakina O, et al. The association between loneliness and depressive symptoms among adults aged 50 years and older: a 12-year population-based cohort study[J]. Lancet Psychiatry, 2021,8(1): 48−57.

[46] Narula N, Wong E, Dehghan M, et al. Association of ultra-processed food intake with risk of inflammatory bowel disease: prospective cohort study[J]. BMJ, 2021, 374: n1554.

[47] Filion K B, Azoulay L, Platt R W, et al. A Multicenter observational study of incretin-based drugs and heart failure[J]. The New England Journal of Medicine, 2016, 374(12): 1145−1154.

[48] Bangalore S, Fayyad R, Laskey R, et al. Body-weight fluctuations and outcomes in coronary disease[J]. The New England Journal of Medicine, 2017, 376(14): 1332−1340.

[49] Weintraub W S, Grau-Sepulveda M V, Weiss J M, et al. Comparative effectiveness of revascularization strategies[J]. The New England Journal of Medicine, 2012, 366(16): 1467−1476.

[50] Geller H I, Singh A, Alexander K M, et al. Association between ruptured distal biceps tendon and wild-type transthyretin cardiac amyloidosis[J]. JAMA, 2017, 318(10): 962−963.

[51] Palmer E, Post B, Klapaukh R, et al. The association between supraphysiologic arterial oxygen levels and mortality in critically ill patients: a multicenter observational cohort study[J]. American Journal of Respiratory and Critical Care Medicine, 2019, 200(11): 1373−1380.

[52] Budhathoki S, Sawada N, Iwasaki M, et al. Association of animal and plant protein intake with all-cause and cause-specific mortality in a Japanese cohort[J]. JAMA Internal Medicine, 2019, 179(11): 1509−1518.

[53] Rong S, Snetselaar L G, Xu G, et al. Association of skipping breakfast with cardiovascular and all-cause mortality[J]. Journal of the American College of Cardiology, 2019, 73(16): 2025−2032.

[54] Goodman C R, Seagle B L, Friedl T, et al. Association of circulating tumor cell status with benefit of radiotherapy and survival in early-stage breast cancer[J]. JAMA Oncology, 2018, 4(8): e180163.

[55] Chen C, Dai J L. Triglyceride to high-density lipoprotein cholesterol (HDL-C) ratio and arterial stiffness in Japanese population: a secondary analysis based on a cross-sectional study[J]. Lipids in Health and Disease, 2018, 17(1): 130.

[56] Kolhe N V, Fluck R J, Selby N M, et al. Acute kidney injury associated with Covid−19: a retrospective cohort study[J]. PLoS Medicine, 2020, 17(10): e1003406.

[57] Valley T S, Iwashyna T J, Cooke C R, et al. Intensive care use and mortality among patients with ST elevation myocardial infarction: retrospective cohort study[J]. BMJ, 2019, 365: l1927.

[58] Dobry A S, Ko L N, St J J, et al. Association between hypercoagulable conditions and calciphylaxis in patients with renal disease: a case-control study[J]. JAMA Dermatology, 2018, 154(2): 182−187.

[59] Beane F L, Dennis L K, Lynch C F, et al. Toenail arsenic content and cutaneous melanoma in Iowa[J]. American Journal of Epidemiology, 2004, 160(7): 679−687.

[60] Agarwal S, Morgan T, Herrington D M, et al. Coronary calcium score and prediction of all-cause mortality in diabetes: the diabetes heart study[J]. Diabetes Care, 2011, 34(5): 1219−1224.

[61] Phillips K A, Osborne R H, Giles G G, et al. Psychosocial factors and survival of young women with breast cancer: a population-based prospective cohort study[J]. Journal of Clinical Oncology, 2008, 26(28): 4666−4671.

[62] Canfield R L, Henderson C J, Cory-Slechta D A, et al. Intellectual impairment in children with blood lead concentrations below 10 microg per deciliter[J]. The New England Journal of Medicine, 2003, 348(16): 1517−1526.

[63] Scragg R, Stewart A W, Waayer D, et al. Effect of monthly high-dose vitamin D supplementation on cardiovascular disease in the vitamin D assessment study: a randomized clinical trial[J]. JAMA Cardiology, 2017, 2(6): 608−616.

[64] Wang Z, Aguilar E G, Luna J I, et al. Paradoxical effects of obesity on T cell function during tumor progression and PD−1 checkpoint blockade[J]. Nature Medicine, 2019, 25(1): 141−151.

[65] Caniglia E C, Cain L E, Sabin C A, et al. Comparison of dynamic monitoring strategies based on CD4 cell counts in virally suppressed, HIV-positive individuals on combination antiretroviral therapy in high-income countries: a prospective, observational study[J]. Lancet HIV, 2017, 4(6): e251−e259.

[66] Molnar M Z, Huang E, Hoshino J, et al. Association of pretransplant glycemic control with posttransplant outcomes in diabetic kidney transplant recipients[J]. Diabetes Care, 2011, 34(12): 2536−2541.

[67] Kivimaki M, Nyberg S T, Batty G D, et al. Job strain as a risk factor for coronary heart disease: a collaborative meta-analysis of individual participant data[J]. Lancet, 2012, 380(9852): 1491–1497.

[68] White J R, Chang C C, So-Armah K A, et al. Depression and human immunodeficiency virus infection are risk factors for incident heart failure among veterans: veterans aging cohort study[J]. Circulation, 2015, 132(17): 1630–1638.

[69] Leeds J S, Hopper A D, Hadjivassiliou M, et al. High prevalence of microvascular complications in adults with type 1 diabetes and newly diagnosed celiac disease[J]. Diabetes Care, 2011, 34(10): 2158–2163.

[70] Neidhardt G, Hauke J, Ramser J, et al. Association between loss-of-function mutations within the FANCM gene and early-onset familial breast cancer[J]. JAMA Oncology, 2017, 3(9): 1245–1248.

[71] Holmqvist F, Kesek M, Englund A, et al. A decade of catheter ablation of cardiac arrhythmias in Sweden: ablation practices and outcomes[J]. European Heart Journal, 2019, 40(10): 820–830.

[72] Jones W S, Mulder H, Wruck L M, et al. Comparative effectiveness of aspirin dosing in cardiovascular disease[J]. The New England Journal of Medicine, 2021, 384(21): 1981–1990.

[73] Ferrara-Cook C, Geyer S M, Evans-Molina C, et al. Excess BMI accelerates islet autoimmunity in older children and adolescents[J]. Diabetes Care, 2020, 43(3): 580–587.

[74] Song M, Emilsson L, Roelstraete B, et al. Risk of colorectal cancer in first degree relatives of patients with colorectal polyps: nationwide case-control study in Sweden[J]. BMJ, 2021, 373: n877.

[75] Park J B, Kim D H, Lee H, et al. Mildly abnormal lipid levels, but not high lipid variability, are associated with increased risk of myocardial infarction and stroke in "statin-naive" young population: a nationwide cohort study[J]. Circulation Res, 2020, 126(7): 824–835.

[76] Huo Y, Li J, Qin X, et al. Efficacy of folic acid therapy in primary prevention of stroke among adults with hypertension in China: the CSPPT randomized clinical trial[J]. JAMA, 2015, 313(13): 1325–1335.

[77] Vetter C, Devore E E, Wegrzyn L R, et al. Association between rotating night shift work and risk of coronary heart disease among women[J]. JAMA, 2016, 315(16): 1726–1734.

[78] Albert C M, Cook N R, Gaziano J M, et al. Effect of folic acid and B vitamins on risk of cardiovascular events and total mortality among women at high risk for cardiovascular disease: a randomized trial[J]. JAMA, 2008, 299(17): 2027–2036.

[79] Giugliano R P, Keech A, Murphy S A, et al. Clinical efficacy and safety of evolocumab in high-risk patients receiving a statin: secondary analysis of patients with low LDL cholesterol levels and in those already receiving a maximal-potency statin in a randomized clinical trial[J]. JAMA Cardiology, 2017, 2(12): 1385–1391.

[80] Hoffmeister M, Jansen L, Rudolph A, et al. Statin use and survival after colorectal cancer: the importance of comprehensive confounder adjustment[J]. Journal of the National Cancer Institute, 2015, 107(6): v45.

[81] Faglia E, Caravaggi C, Clerici G, et al. Effectiveness of removable walker cast versus nonremovable fiberglass off-bearing cast in the healing of diabetic plantar foot ulcer: a randomized controlled trial[J]. Diabetes Care, 2010, 33(7): 1419–1423.

[82] Limaye A P, Kirby K A, Rubenfeld G D, et al. Cytomegalovirus reactivation in critically ill immunocompetent patients[J]. JAMA, 2008, 300(4): 413–422.

[83] Walker R F, Zakai N A, MacLehose R F, et al. Association of testosterone therapy with risk of venous thromboembolism among men with and without hypogonadism[J]. JAMA Internal Medicine, 2020, 180(2): 190–197.

[84] Giral P, Neumann A, Weill A, et al. Cardiovascular effect of discontinuing statins for primary prevention at the age of 75 years: a nationwide population-based cohort study in France[J]. European Heart Journal, 2019, 40(43): 3516–3525.

[85] Bennett T D, DeWitt P E, Greene T H, et al. Functional outcome after intracranial pressure monitoring for children with severe traumatic brain injury[J]. JAMA Pediatrics, 2017, 171(10): 965–971.